Schwägerl, Jorda, Nöllner:
Schwangerschaft & Geburt

D1675110

Ilona Schwägerl
Mag. Beate Jorda
Dr. med. Andrea Nöllner

Schwangerschaft & Geburt

angstfrei und natürlich erleben

VERLAGSHAUS DER ÄRZTE

Impressum

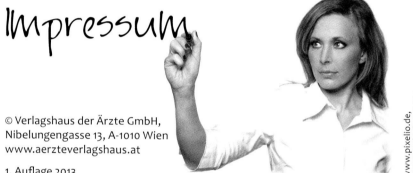

© Verlagshaus der Ärzte GmbH,
Nibelungengasse 13, A-1010 Wien
www.aerzteverlagshaus.at

1. Auflage 2013

www.pixelio.de,
Konstantin Gastmann

ISBN 978-3-99052-038-3

Umschlag & Satz: Grafikbüro Lisa Hahsler, 2232 Deutsch-Wagram
Umschlagfoto: getty images
Projektbetreuung: Hagen Schaub
Druck & Bindung: FINIDR, s.r.o., 73701 Český Těšín

Printed in Czech Republic

Vorwort

Ein ganz anderes Buch zum Thema Schwangerschaft

Bücher über Schwangerschaft und Geburt gibt es wie Sand am Meer. Dieses hier ist anders. Ein Buch von Frauen für Frauen. Es ist kein medizinisches Fachbuch, davon gibt es genug, unserer Meinung nach braucht eine schwangere Frau keine akribische Auflistung von möglichen Fehlentwicklungen, Störfaktoren und Anomalien. Die überwiegende Mehrzahl aller Schwangerschaften läuft ohne größere Probleme ab. Wir möchten Frauen einfach helfen, eine gute Einstellung zu Schwangerschaft und Geburt zu entwickeln, weil wir zutiefst überzeugt sind, dass das die allerbeste Vorbereitung auf eine erfüllte Schwangerschaft und eine schöne Geburt ist. Dieses Buch ist allen Frauen gewidmet, die noch über ihren Körper staunen können, die ihn lieben oder lieben wollen und die Schwangerschaft und Geburt als sinnliches Wunder betrachten.

Wir geben Frauen ihr Selbstbewusstsein zurück, das sie durch die gesellschaftliche Entwicklung der letzten Jahrzehnte leider oft verloren haben. Paradoxerweise haben wir uns viele Rechte erkämpft, gleichzeitig haben wir uns aber auch eine weibliche Domäne sukzessive aus der Hand nehmen lassen: die Geburt. Ohne hochtechnisierte Spitäler, ohne Ärzte, ohne medizinische Instrumente und Medikamente läuft scheinbar gar nichts. Viele Frauen haben heute das Vertrauen verloren, ohne medizinischen Beistand ein Kind zur Welt zu bringen. Wir haben uns tatsächlich einreden lassen, dass wir ohne „Schulmedizin" nicht gebären können. Wir vertrauen Daten und Zentimetern mehr als unserem Instinkt. Dieses kostbare Gefühl als Gradmesser und Kraftquelle wiederzuentdecken, ist ein Ziel des vorliegenden Buches.

Wir wollen Frauen ermutigen, hellhöriger zu werden für die Signale des Körpers. Die Schwangerschaft bietet dazu eine wunderbare Gelegenheit. Frauen sind in dieser Phase ihres Lebens besonders sensibel und offen für neue Erfahrungen. Trotz all der Hektik um uns herum ist die Schwangerschaft eine Zeit des Innehaltens, des Überdenkens der eigenen Wertvorstellungen, der Erinnerung an die eigene Kindheit. Ein Kind im Mutterleib konfrontiert uns mit unserer eigenen Vergangenheit, aus der Auseinandersetzung mit dem Ich wächst die Kraft für die Zukunft, für das werdende, besser gesagt gewordene Kind.

Sie werden in diesem Buch auch Ratschläge und Tipps finden, die Ärzte oftmals gar nicht kennen. Ilona Schwägerl ist in einer Gemeinschaft aufgewachsen, in der die Hebamme noch eine zentrale Rolle spielte und Zugang zu altem Hebammenwissen hatte, das von einer Generation zur nächsten weitergegeben wurde. Von diesem reichen Erfahrungsschatz konnte Ilona profitieren. Sie bezieht ihr Wissen auch vom intensiven Erfahrungsaustausch mit anderen Frauen. Nach ihrer Ausbildung zur Hebamme und einem Jahr im Krankenhaus von Zell am See arbeitete sie zwölf Jahre im Krankenhaus Baden und begleitet seit 1991 Frauen bei Hausgeburten oder in Geburtshäusern.

Viele Frauen wünschen sich heute eine schmerzfreie Geburt und bestehen daher auf einem geplanten Kaiserschnitt. Dass ein Kaiserschnitt aber mit weit größeren Schmerzen – sowohl körperlicher als auch seelischer Natur – verbunden sein kann, wissen sie nicht. Wir versuchen Frauen zu helfen, sich für den Geburtsschmerz zu öffnen. Wir kennen die Ängste und zwiespältigen Gefühle während der Schwangerschaft aus eigener Erfahrung und wissen, dass wir sie nicht wegdiskutieren können und dürfen. Es wäre aber genauso falsch, sich von diesen Ängsten auffressen zu lassen. Wie wir mit ihnen umgehen können, soll dieses Buch zeigen.

Sie erfahren auch, warum alternative Hilfsmöglichkeiten in sehr vielen Fällen besser sind als Medikamente. Wir leben im 21. Jahrhundert und sind froh über den medizinischen Fortschritt. Niemand will zurück ins Mittelalter, glücklicherweise können heute im Notfall Mutter und Kind durch einen Kaiserschnitt gerettet werden. Oft ist ein Kaiserschnitt aber nicht notwendig und könnte damit auch als medizinischer Kunstfehler betrachtet werden. Was hier recht harmlos klingt, bedeutet aber, dass Frauen völlig unnötig operiert und damit gewissen Risiken ausgesetzt werden. Darüber hinaus werden Mutter und Kind einer natürlichen Geburt beraubt, was sehr wohl negative Auswirkungen haben kann. Rund 280 Tage (so lange dauert etwa eine Schwangerschaft) wusste der weibliche Körper genau, wie er mit dem Baby am besten zurechtkommt, warum sollte ausgerechnet am Tag der Geburt der Arzt/die Ärztin besser Bescheid wissen? Frauen können mit diesem Buch wieder berechtigtes Vertrauen in ihren Körper gewinnen und unterscheiden lernen, für welche Situationen sie selbst die Verantwortung übernehmen sollen und in welchen Fällen Ärzte gefordert sind.

Ein großes Kapitel ist dem Thema Hausgeburt gewidmet. Geht eine Frau tatsächlich ungeheure Risiken bei einer Hausgeburt ein? Wir meinen: nein! Gerade heute, wo uns zahlreiche medizinische Kontrollmöglichkeiten zur Verfügung stehen, ist die Hausgeburt mindestens ebenso sicher wie eine Spitalsgeburt. Wir haben Frauen gebeten, über ihre Geburtserlebnisse sowohl zu Hause als auch im Spital zu berichten. Umfassende Informationen sollen Ihnen helfen, den für Sie richtigen Weg zu finden.

Wie kommt eine Lehrerin dazu, ein Buch über Schwangerschaft und Geburt zu schreiben? Ich habe drei Kinder zur Welt gebracht, zwei im Krankenhaus und das dritte zu Hause. Ich besuchte während jeder Schwangerschaft die Geburtsvorbereitungskurse der Hebamme Ilona Schwägerl. Beim ersten Kind war sie noch im Krankenhaus tätig, und es eilte ihr bereits damals ein großer Ruf voraus. Alle meine Freundinnen legten mir ans Herz, ihre Kurse zu besuchen. Und mir war auch bei der ersten Begegnung sofort klar, dass Ilona eine außergewöhnliche Persönlichkeit ist. Ich konnte während meiner drei Schwangerschaften ihre Entwicklung genau verfolgen, und jedes Mal dachte ich: Warum schreibt sie kein Buch? Da ich meine Schwangerschaften sehr bewusst erlebte und auch viel zum Thema Geburt las, wusste ich, welche Bücher es am Markt gab. Ich empfand sehr viele dieser Bücher, so ausführlich und erschöpfend sie auch waren, als unbefriedigend. Entweder war ständig die Rede von Problemen und Krankheiten, was sich nicht gerade positiv auf die Psyche einer werdenden Mutter auswirkt, oder sie liefen auf die Botschaft hinaus: Kümmere dich um nichts, dein Arzt wird schon wissen, was für dich das Beste ist. Diese Art Bücher war zwar auf den ersten Blick beruhigend, weil frau eigentlich gar nichts falsch machen kann, aber insgesamt wenig hilfreich. In keinem Buch fand ich einen Satz über die Würde der Frau und des Kindes, die während der Schwangerschaft und der Geburt nicht verletzt werden dürfen. Nirgendwo fand ich die wertvollen Tipps und Ratschläge, die Ilona den Frauen während der Geburtsvorbereitungskurse gab und immer noch gibt. Durch ihre speziellen Gaben ermöglicht sie es werdenden Müttern, Schwangerschaft und Geburt in einem ganz anderen Licht zu sehen. Dieses Buch soll mehr Frauen die Gelegenheit geben, von ihrem Wissen und ihrer Weisheit zu profitieren.

Während meiner dritten Schwangerschaft wurde bei mir der Wunsch immer stärker, unser Kind zu Hause zur Welt zu bringen. Für meinen Mann und mich war die Hausgeburt, bei der mir natürlich Ilona beistand, ein besonderes Erlebnis. Ein Jahr nach der Geburt unseres dritten Kindes beschäftigte mich das Thema Geburt immer noch intensiv, bis ich Ilona eines Tages fragte, ob sie nicht ein Buch mit mir schreiben wolle. Ilona sagte zu meinem Erstaunen sofort ja. Erst später erfuhr ich, dass sie schon öfter ein derartiges Angebot bekommen, es aber immer abgelehnt hatte. Offensichtlich verband und verbindet uns etwas, das sich nicht mit Worten beschreiben lässt, das aber stark genug ist, um dieses Projekt, das uns beiden am Herzen liegt, voll Vertrauen zu wagen. Ja, so war's. Und jetzt halten Sie es in den Händen und wir wünschen uns von ganzem Herzen, dass Ihnen dabei die Augen aufgehen ...

Gedanken zur zweiten Auflage

Als 1999 die erste Ausgabe dieses Buches erschien, hatte ich das Gefühl, dass unsere Ideen eigentlich schon zu spät kommen. Ich hatte Kontakt zu vielen jungen Frauen, die selbstsicher an das Thema Schwangerschaft und Geburt herangingen. Eine neue Generation schien heranzuwachsen, die für sich und ihr Kind eine natürliche Geburt anstrebte. Heute, mehr als ein Jahrzehnt später, müssen wir leider feststellen, dass diese Entwicklung nicht eingetreten ist. Mehr denn je begeben sich Frauen in die Hände der Schulmedizin, die Geburt ist heute oft ein technischer Vorgang, Komplikationen überlagern die positiven Aspekte einer Schwangerschaft und medizinische Eingriffe stehen auf der Tagesordnung. Bei nahezu jeder Geburt kommt es heute zu medizinischen Interventionen, immer mehr Frauen scheinen Risikopatientinnen zu sein.

Wir erhielten sehr viel positives Feedback zu unserem Buch und wir hoffen, dass auch diese zweite, vollkommen neu überarbeitete Auflage Frauen zu höherer Sensibilität für die Vorgänge rund um die Geburt und zu größerer Kritikfähigkeit gegenüber der gängigen Praxis der Gynäkologie verhilft.

Von der Geburtsbetreuerin zur Lebensbegleiterin:

Werdegang einer Hebamme

Ilona Schwägerl ist seit 1978 Hebamme, hat bisher über 4.000 Geburten, davon mehr als 1.200 Hausgeburten, begleitet und kann daher auf große eigene Erfahrung zurückblicken.

Sie wuchs als sechstes von neun Kindern in Saalbach auf. Ihre Mutter brachte alle Kinder zu Hause zur Welt, fünf davon in der Steißlage. Als Kind erlebte Ilona, dass eine Geburt etwas ganz Natürliches ist, ein Fest für die ganze Familie. Es wurde sehr viel über Schwangerschaft und Geburt gesprochen, jedes Kind wusste genau Bescheid, wie seine Geburt verlief, und es ist in der Tat für jeden Menschen äußerst wichtig zu wissen, unter welchen Umständen er gezeugt und geboren wurde. In der Geburt spiegelt sich die Seele eines Menschen wider, daher ist es nicht egal, wie sie verläuft.

Ilona Schwägerls Vorstellung vom Beruf einer Hebamme wurde in ihrer Kindheit geprägt und unterscheidet sich wesentlich von der heute vorherrschenden Anschauung, der Kontakt zwischen der werdenden Mutter und der Hebamme beschränke sich – wenn es der Dienstplan in einem Krankenhaus überhaupt erlaubt – auf die Dauer der Geburt. Ilona erlebte in ihrer Kindheit und Jugend die Hebamme als Vertraute der Familie, als Freundin, die einem bei kleineren und größeren Wehwehchen zur Seite stand, die immer Rat wusste. Dieses Wissen hat sie auf keiner Schule oder Universität gelernt, sondern von anderen Frauen mitbekommen, aus eigenem Erleben erfahren. Vor allem stand nicht ein medizinisches Problem im Vordergrund, sondern immer der ganze Mensch, bei dem Körper, Geist und Seele einander immer bedingen. Die Hebamme kannte die Frauen, die sie bei der Geburt begleitete, sie konnte daher eventuell auftretende Probleme viel leichter einordnen und lösen. Die Hebamme begleitete die Mädchen und Frauen das ganze Leben hindurch. Als Frau wusste sie, wovon sie sprach, und am meisten lernte sie von den Frauen, die zu ihr Vertrauen hatten und offen über ihre Probleme redeten. All das ist bei den heute weithin üblichen Krankenhausgeburten unter die Räder gekommen.

Als Ilona mit vierzehn Jahren beschloss, Hebamme zu werden, war sie bereits sehr stark vom Berufsverständnis Hebamme aus Saalbach geprägt. Mit zwanzig Jahren besuchte sie die Hebammenschule in Salzburg und wurde erstmals mit der sogenannten Schulmedizin konfrontiert. Wie ein Schwamm sog sie alles auf, was sie dort lernte und erzählte zu Hause stolz über ihre neuen Kenntnisse. Zu ihrem Erstaunen konnte allerdings ihre Mutter diese Begeisterung überhaupt nicht teilen, sondern wunderte sich immer nur, wie kompliziert die „Schulmedizin" an eine Geburt heranging. Sie schüttelte bei Ilonas Erzählungen ungläubig den Kopf und meinte verwundert, entweder stimme etwas nicht mit den jungen Frauen, die ihre Kinder nicht mehr normal zur Welt bringen konnten, oder es stimme etwas nicht mit diesen Ärzten und Hebammen, für die Komplikationen offensichtlich im Vordergrund ihrer Betrachtungen stünden. Ilona erinnert sich an zahlreiche heftige Diskussionen zu Hause rund um das Thema Geburt. Sie konnte ihre Mutter damals noch nicht wirklich verstehen, wurde aber von deren Ansichten in dem Sinn beeinflusst, dass sie nicht alles kritiklos übernahm, was man ihr vermittelte.

Nach ihrem Diplomabschluss ging sie für ein Jahr nach Zell am See. Danach ließ sie sich mit ihrem Mann in einem Ort am Fuße der Hohen Wand nieder und begann ihre Tätigkeit im Krankenhaus Baden. Als sie zum ersten Mal schwanger wurde, riet man ihr aufgrund ihres schmalen Beckens (Kleidergröße 36, 48 kg bei einer Größe von 1,73 m) zu einem Kaiserschnitt. Ilona, das Beispiel ihrer Mutter vor Augen, die trotz eines noch schmäleren Körperbaus neun Kinder problemlos zu Hause zur Welt gebracht hatte, wollte den ärztlichen Ratschlag nicht annehmen und wandte sich an ihren früheren Chef, den Primar der gynäkologischen Abteilung des Krankenhauses in Zell am See, der ihr die Möglichkeit anbot, die Geburt auf natürlichem Weg zu versuchen. Ilona brachte innerhalb kürzester Zeit ohne irgendein Problem ihre Tochter zur Welt, ein Jahr später – wieder in Zell am See – schenkte sie ihrer zweiten Tochter das Leben. Ihre Erfahrung lehrte sie, Vertrauen zu haben in das eigene Gefühl und nicht alles widerspruchslos anzunehmen, was von einem Arzt oder einer Ärztin diesbezüglich empfohlen wird.

Die Geburt ihrer Kinder stellte einen wichtigen Schritt in ihrer Entwicklung als Hebamme dar. Ihre positive Einstellung zur natürlichen Geburt wurde verstärkt und ihre Skepsis gegenüber der Schulmedizin, wie sie vielfach verstanden bzw. ausgeübt wurde und wird, wuchs.

Von 1979 bis 1991 konnte sie im Krankenhaus Baden wertvolle Erfahrungen sammeln und sehr viele ihrer Ideen verwirklichen. Sie setzte sich für eine intensive Geburtsvorbereitung ein und baute so den wichtigen Kontakt zwischen der Schwangeren und der Hebamme bereits vor der Geburt auf. Es zeigte sich deutlich, dass Frauen, die gut vorbereitet sind, die Geburt ihrer Kinder viel besser bewältigen als Frauen, die sich mit dem Thema Geburt wenig auseinandergesetzt haben. Großen Einfluss auf ihr Denken hatten Gynäkologen wie Wolf Jaskulski, Michael Adam und Volker Korbei. Sie alle treten für eine größere Selbstbestimmung der Frau während der Geburt ein, ihre Ansichten leiteten einen großen Umdenkprozess in der österreichischen Geburtshilfe ein, von dem die Frauen heute profitieren. Diesen Ärzten ist es zu verdanken, dass Frauen die Gebärstellung jetzt weitgehend selbst bestimmen können und dass sie ihre Kinder auch im Krankenhaus rund um die Uhr bei sich haben.

Allerdings waren Ilonas Entwicklung im Spital auch Grenzen gesetzt, und sie spürte in zunehmendem Maß, dass sie Frauen anders und vor allem intensiver begleiten wollte. Sie lernte zwar die Frauen während des Vorbereitungskurses kennen, doch dann entschied der Dienstplan, wem sie bei der Geburt beistand. Außerdem riss der Kontakt zu den meisten Frauen nach der Geburt schlagartig ab, was sie auch als unbefriedigend empfand. Es gab zwar einen Rückbildungs-gymnastikkurs, aber auch hier war eine optimale individuelle Nachbetreuung der Frauen nicht möglich. Ihre Vorstellungen, Wünsche und Ansprüche an sich und die Geburtsbedingungen ließen sich im Krankenhaus allmählich nicht mehr verwirklichen, daher ging sie 1991 in die Freipraxis und betreute ab diesem Zeitpunkt nur noch Hausgeburten.

Um für die Frauen noch besser da zu sein, wenn sie den Kontakt wollten oder Rat und Hilfe suchten, eröffnete sie 1992 das Mütterstudio (das dritte in Niederösterreich) in Bad Fischau. Damit war ein Ort der Begegnung geschaffen, wo sie auch mit Frauen Kontakt hat, die ihre Kinder lieber im Krankenhaus zur Welt bringen, vor und nach der Geburt aber doch immer wieder Fragen und Sorgen haben, die über die Aufgaben eines Spitals hinausgehen. All diese Frauen kommen zu Ilona Schwägerl, weil sie wissen, dass sie mit ihren Anliegen ernst genommen werden und in den meisten Fällen wertvolle Hilfe bekommen. Oft nehmen sie einen weiten Weg in Kauf, weil sie sich hier verstanden und geborgen fühlen. Sie treffen sich mit Gleichgesinnten, um Erfahrungen auszutauschen, um sich manchmal auszuweinen, weil ein Baby eben nicht nur euphorisches Glück, sondern auch zahllose schlaflose Nächte bedeutet, um zu erfahren, wie sie ihre Kinder bei bestimmten Beschwerden massieren können, was sie ihnen am besten zu essen geben usw. Ilona Schwägerl bietet in ihrem Mütterstudio immer wieder interessante Vorträge und Kurse an, die weit über das Thema Schwangerschaft und Geburt hinausgehen, weil sie überzeugt ist, dass positive Erfahrungen während dieser Zeit für jede Frau zu einer Kraftquelle werden, die ihnen hilft, ihr Leben umzugestalten. Denn die Geburt jedes Kindes bedeutet Veränderung und Aufbruch und ist damit auch eine Zeit der Krise. Ilona Schwägerl möchte die Frauen und deren Familien während dieser Zeit begleiten, wenn sie das wünschen.

Es war und ist für Ilona Schwägerl persönlich auch wichtig, durch ihr eigenes Leben zu erfahren, dass Familie und Beruf gut vereinbar sind und sich mit Phantasie und gutem Willen viele Probleme lösen lassen.

Die Geburt ist ein Höhepunkt im Leben des Menschen. Aus dieser Überzeugung heraus ist es Ilonas Ziel, dass alle Frauen und deren Familienangehörige diese Reise ins Leben als Fest empfinden können. Mit einer glücklichen Geburt ist nicht alles vorbei, im Gegenteil, jede Geburt ist ein Aufbruch in Unbekanntes. Die körperliche Abnabelung nach der Geburt soll mit großer Sorgfalt und Liebe erfolgen, sie ist der erste Schritt in die Unabhängigkeit. Diesem äußeren Prozess folgt eine lebenslange innere Abnabelung des Kindes, und wer für die Geburt ein gutes Gefühl mitbringt, wird auch später wissen, wann und in welchem Maße die Kinder loszulassen sind. Die richtige Balance zu finden zwischen Eigenverantwortung des Kindes und Kontrolle durch die Eltern ist der Grundpfeiler für eine gute Erziehung und ein positives Verhältnis zwischen Eltern und Kindern. Eine gute Geburt ist daher viel mehr als ein punktuelles Ereignis im Leben, sie ist ein Schöpfungsakt, der ein Menschenleben hervorbringt und dadurch Menschenleben verändert.

Inhalt

4. Das Wochenbett
Eine Königin wird von der Realität eingeholt ... 110

5. Der Einlauf
Ein wertvolles Hausmittel – nicht nur während
Schwangerschaft und Geburt ... 146

13. Bach-Blüten ... 263
Dr. med. Christa Roberts

14. Aromatherapie – Düfte verzaubern ... 266

15. Exkurs in die Geschichte der Geburtsheilkunde ... 273

Nachwort ... 277
Dr. med. Andrea Nöllner

Literaturempfehlungen zum Weiterlesen ... 279

Register ... 281

1. Schwanger werden – ist der Boden bereit?

Viele Frauen wünschen sich Kinder. Das ist eine Tatsache. Es ist ebenso eine Tatsache, dass es Frauen gibt, die keine Kinder bekommen können, und es scheint, als ob die Zahl dieser Frauen zunehmen würde. Woran liegt das? Manchmal sind es körperliche Ursachen, die sich heute durch eine ärztliche Behandlung beseitigen lassen. Es kommt aber gar nicht so selten vor, dass eigentlich niemand weiß, warum es nicht klappt. Es gibt auch Paare, die sich jahrelang bemühen, ein Kind zu bekommen, und wenn sie sich mit ihrer Kinderlosigkeit beinahe abgefunden haben, ist es plötzlich so weit. Warum? Gewöhnlich wird das damit erklärt, dass durch den Wegfall des Druckes, ein Kind zeugen zu „müssen", plötzlich die Voraussetzungen für das Entstehen neuen Lebens gegeben sind. Möglich, sogar wahrscheinlich – und doch scheint es uns keine ausreichende Erklärung zu sein. Die Ursachen liegen unserer Ansicht nach tiefer, viel tiefer: in unserer Seele. Der nur allzu verständliche Wunsch einer Frau: „Ich will ein Kind haben", ist nur die Spitze des Eisberges. Das, was sich darunter befindet, ist entscheidend. Vielleicht will eine Frau in Wahrheit noch gar kein Kind. Der Kinderwunsch hat auch etwas mit Konventionen („weil es halt dazugehört") und auch gesellschaftlichem Druck zu tun („Nur eine Frau, die ein Kind hat, ist eine ‚richtige' Frau."). Bei einem Mann käme niemand auf die Idee, seine Männlichkeit mit der Vaterschaft in Verbindung zu bringen, heute zumindest nicht mehr. Frauen stehen in dieser Hinsicht viel stärker unter „Erfolgszwang". Wir sollten uns dieser Tatsache stärker bewusst sein. Der Gedanke: „Ich will ein Kind haben", hat etwas Zwanghaftes an sich, das hinterfragt werden sollte. Warum eigentlich? Wenn die Antwort etwa in die Richtung geht, dass frau ein Kind empfangen möchte, weil sie zu einer tiefgreifenden Veränderung in ihrem Leben bereit ist, weil sie auf vieles, das jetzt ihr Leben bestimmt, gerne verzichtet, weil ihre Partnerschaft reif ist für neues Leben, dann ist der Boden bereit. Das heißt selbstverständlich nicht, dass diese Veränderungen bedeuten, dass Sie auf Ihren Beruf verzichten sollen, das meinen wir keinesfalls, die Ideologie „Zurück an den Herd!" lehnen wir völlig ab. Wenn sich nach ehrlicher Auseinandersetzung mit Ihrem

Kinderwunsch trotzdem kein Kind einstellt, können Sie durch Ihre Lebensweise sehr viel bewirken. Wir versuchen hier, Tipps zu geben, ohne Ihnen das Gefühl vermitteln zu wollen, jeder einzelne müsste beherzigt werden, damit es dann sofort klappt. Das wäre grundfalsch. Es geht vielmehr darum, gute Bedingungen für einen fruchtbaren Boden zu schaffen.

Was können Sie also tun? Wenn Sie sich ein Kind wünschen, ist es sehr wichtig, ruhiger zu werden, öfter aus der Hektik des Alltags bewusst herauszutreten. Gehen Sie viel und lange spazieren, denken Sie über sich und Ihr Leben nach, gehen Sie geistig in Ihre Kindheit zurück. Was bedeutet das Muttersein für Sie, wie haben Sie Ihre Mutter erlebt? Wenn es möglich ist, sprechen Sie mit Ihrer Mutter über Ihre Beziehung zueinander. Arbeiten Sie an Ihrer Partnerschaft, nehmen Sie sich viel Zeit füreinander, fragen Sie sich, was Ihnen wirklich wichtig ist, setzen Sie Prioritäten, versuchen Sie nicht, alles unter einen Hut zu bringen, vermeiden Sie großen Stress, pflegen Sie Freundschaften, stellen Sie sich den Themen, die Sie bisher vielleicht beiseite geschoben haben, die Sie aber möglicherweise blockieren. All das und noch mehr könnten Sie tun, es fallen Ihnen bestimmt noch viele Dinge ein. Es geht darum, dass Sie sich selbst Zeit und Raum für eine neue Entwicklung schenken. Eine neue Sichtweise kann damit eine Chance erhalten. Durch Wegschauen ist keine Veränderung möglich. Spüren Sie wieder, wer Sie sind. Spüren Sie sich selbst.

Was können Sie noch tun, um die Voraussetzungen für eine Schwangerschaft zu verbessern? Die Ernährung spielt hier zweifellos eine große Rolle. Meiden Sie nicht biologisches Schweine-, Puten und Hühnerfleisch. Nicht Fett und Kalorien sind hier ausschlaggebend, sondern die heutige Massentierhaltung und die barbarischen Schlachtmethoden, die Tiere veranlassen, Hormone auszuschütten, die im begründeten Verdacht stehen, Menschen unfruchtbar zu machen. Es ist auch bekannt, dass die Tiere, um sie „gesund" zu erhalten, mit Antibiotika gefüttert werden, was natürlich auch katastrophale Folgen auf unsere Gesundheit hat. Meiden Sie diese Fleischarten daher, nicht nur vor bzw. während der Schwangerschaft und in der Stillzeit, sondern am besten immer. Fleisch aus biologischer Landwirtschaft ist dagegen sehr zu empfehlen. Es ist selbstverständlich teurer, aber hier können Sie Quantität durch Qualität ersetzen. Ein- bis zweimal pro Woche hochwertiges biologisches Fleisch tut nicht nur Ihrer Gesundheit gut, sondern auch der Umwelt und dem Klima. Einmal pro Woche sollte Fisch auf Ihrem Speiseplan stehen (Forelle und andere heimische Fischarten wie Makrele oder Dorsch). Essen Sie überhaupt bewusster, machen Sie sich Gedanken darüber, was Sie zu sich nehmen und woher es kommt –

wenn Sie das nicht ohnehin schon tun. Die gute Ernährung wird im nächsten Kapitel eingehend behandelt.

Als hilfreich erweist sich das Trinken einer Tasse Storchenschnabeltees täglich. Nach sechs bis acht Wochen legen Sie wieder eine längere Pause ein. Die Nervenkekse der Hildegard von Bingen bewähren sich jetzt ebenso wie in vielen anderen kritischen Situationen.

Nervenkekse der Hildegard von Bingen

3/4 kg Dinkelfeinmehl
1/4 kg Dinkelschrot
1/2 kg Butter
300 g Rohrzucker
4–5 Eier
2 Prisen Salz
1 Packung Weinsteinpulver
45 g Muskatnusspulver
45 g Zimtpulver
10 g Nelkenpulver

Die Zutaten zu einem Teig verkneten und eine Stunde ruhen lassen. Nochmals kurz kneten, dann dünn ausrollen und mit dem Teigroller Rauten ausschneiden. Mit Eiweiß bepinseln und eventuell mit einem Stückchen Mandel verzieren, auf ein eingefettetes Backblech schichten und acht Minuten bei 180 Grad Heißluft backen.

Bitte beachten Sie, dass es sich hier um hochwirksame Substanzen handelt und nicht um harmlose Nascherei. Sie sollten daher nur drei bis fünf kleinere Kekse täglich essen.

Beide Partner können zur allgemeinen Stärkung einmal pro Woche einen Esslöffel norwegischen Dorschlebertran einnehmen.

Probieren Sie es mit Heilfasten, wenn möglich mit ärztlicher Begleitung. Schränken Sie den Konsum von Nikotin und Alkohol weitgehend ein. Weder Männer noch Frauen sollten zu eng sitzende Hosen tragen. Tragen Sie möglichst natürliche und unbehandelte Materialien an Ihrer Haut. Für Männer ist es nicht günstig, eine Sauna zu besuchen, weil die große Hitze Spermien schwächt. Es wäre auch möglich, dass Ihre Schlafstelle nicht ideal ist. Das sind lediglich Vorschläge, wie Sie gute Voraussetzungen schaffen können. Es ist sehr unwahrscheinlich, dass ein einzelner Faktor schuld ist, wenn Sie nicht schwanger werden.

Ein schöner Urlaub könnte auch eine gute Gelegenheit sein, die Empfängnis-
bereitschaft zu erhöhen, eine neue Umgebung, ein anderes Klima, eine entspannte Atmosphäre wirken oft Wunder.

Viele Paare machen den Fehler, dass sie zu oft versuchen, ein Kind zu zeugen.
Es wäre weit besser, den Zyklus der Frau genau zu beobachten und nur die Zeit
um den Eisprung gezielt zu nutzen. Auch dann sollte das Rundherum passen.
Den Geschlechtsverkehr zu funktionalisieren und auf das Zeugen eines Kindes
zu reduzieren, ist nicht der Weg, der zum Ziel führt, weil Mann und Frau in dieser Situation nicht frei sind. Es gibt Frauen, die rund um die Regel und während
der Regel Kinder empfangen können, obwohl sie damit überhaupt nicht rechnen. Zur Unterstützung für Frauen mit Kinderwunsch empfiehlt sich täglich ein
warmes Sitzbad mit Frauenmanteltee und Schafgarbentee oder Steinsalz, in
dem alle wichtigen Mineralstoffe enthalten sind. Nach der Vereinigung ist es
vorteilhaft, liegen zu bleiben und sich ein Polster unter das Becken zu schieben. Eine gute Zeit für die Liebe ist der Morgen, wenn Frauen und Männer vom
Schlaf völlig entspannt und die Spermien des Mannes kräftiger sind. Frauen
mit Kinderwunsch sollten auf die Verwendung von Tampons verzichten und
stattdessen luftdurchlässige Binden ohne Plastikstreifen tragen. Meiden Sie
zu große Anstrengungen (z.B. Sport) während der Regel, weil in dieser Zeit
die Gebärmutter sehr viel Energie braucht, die Sie nicht anderwärtig vergeben
sollten.

Sollte alles nichts helfen, besteht noch die Möglichkeit, die Hilfe eines guten
Therapeuten/einer guten Therapeutin in Anspruch zu nehmen. Sie können
auch die künstliche Befruchtung in Erwägung ziehen, diese Alternative sollte
allerdings nicht Ihr erster Gedanke sein, weil hier viele Frauen erst recht unter massiven Druck geraten, der keine ideale Ausgangslage für eine Schwangerschaft ist. Wofür Sie sich auch entscheiden – versuchen Sie noch einen
anderen Aspekt mit einzubeziehen. Wir wissen heute, dass es eine „richtige"
Erziehung nicht geben kann, weil jedes Kind eine eigene, unverwechselbare
Persönlichkeit ist und eine sinnvolle Erziehung immer auf die jeweiligen Cha-
raktereigenschaften des Kindes eingehen muss. Ferner wissen wir, dass bereits in der Schwangerschaft ein Zusammenspiel von Mutter *und* Kind für das
Wohlergehen beider sehr wichtig ist. Wenn das jetzt auch merkwürdig klingt:
Vielleicht sollten wir dem Kind bereits vor der Schwangerschaft eine Chance
zur Mitbestimmung einräumen und ganz einfach auf es warten können. Oft
nehmen wir einem Kind jahrzehntelang die Möglichkeit zu kommen – und dann
soll es sofort klappen. Das wird in vielen Fällen nicht so sein. Körper, Geist und

Seele werden zuerst *behutsam* auf Empfang gestellt. Wir sind Menschen und keine technischen Geräte, die auf Knopfdruck funktionieren. Die Planbarkeit und Machbarkeit unseres Lebens stößt hier auf natürliche Grenzen. Empfängnis funktioniert nicht auf Befehl, und die Zeit, in der wir nicht schwanger werden, werden wir möglicherweise brauchen. Das Gefühl, „Jetzt tu' ich alles und es geht trotzdem nicht", ist sehr belastend und damit kontraproduktiv. Es gibt Kinder, denen man/frau die größten Barrieren in den Weg legt, und sie kommen dennoch allen widrigen Umständen zum Trotz. Und es gibt Kinder, die nicht kommen wollen. Vielleicht wäre der Gedanke tröstlich, dass das niemandes Schuld ist. Das Leben ist einfach so.

Lassen Sie sich keinen Druck von außen machen. Viel zu häufig wird das Alter von Erstgebärenden überbewertet. Bleiben Sie geduldig und sagen Sie sich: Es ist, wie es ist, und so ist es gut. Sich bereit und offen für ein Kind halten, aber ihm Zeit lassen, wäre eine gute Einstellung. Wir sollten uns auch nicht zu stark darauf fixieren, in einem bestimmten Alter Eltern zu werden. Junge Eltern haben für Kinder Vor- und Nachteile, dasselbe gilt für ältere Eltern. Es gibt sie nicht, die hundertprozentig passenden Umstände, die wir gerne herbeizaubern würden. Wenn wir das ein bisschen mehr beherzigen könnten in unserem Leben und offener für Überraschungen wären, würden viele Zwänge wegfallen, und der Weg würde frei für … was immer es ist.

Ein Kind ist ein *Geschenk*, das wir uns von ganzem Herzen wünschen können, bestellen können wir es allerdings nicht. Ein Geschenk ist ein Geschenk und kein Rechtsanspruch.

2. Schwanger sein – was jetzt?

Sobald Sie wissen, dass ein Kind unterwegs ist, stellt sich möglicherweise – neben zahlreichen anderen Gefühlen – eine gewisse Ratlosigkeit ein. Unabhängig davon, ob das Kind geplant oder ungeplant ist, wollen die meisten Frauen das Bestmögliche tun, um dem Baby einen guten Start zu ermöglichen. Geburtsvorbereitungskurse werden aber erst ab der 25. Schwangerschaftswoche empfohlen, zu einem Zeitpunkt also, an dem die Schwangerschaft bereits weit fortgeschritten ist. Viele Frauen fragen sich aber bereits lange vor dieser Zeit, was sie tun können, damit es ihnen und ihrem Kind möglichst gut geht. Eine gute Ernährung und viel Bewegung an frischer Luft gehören unserer Meinung nach von Anfang an zu einer optimalen Geburtsvorbereitung. Es ist in diesem Zusammenhang zielführend, sich über die bisherige Lebensweise Gedanken zu machen. Oft sind Frauen, die ihr erstes Kind erwarten, in dieser frühen Phase der Schwangerschaft noch ziemlich allein mit der neuen Situation. Vielleicht kann Ihnen dieses Buch helfen, sich rechtzeitig einzustimmen.

Im Kapitel über Geburtserleichterungen erfahren wir, dass die Geburt auch ein Spiegel dafür ist, wie es einer Frau während der Schwangerschaft ging. Eine gute Vorbereitung kann also nicht früh genug einsetzen. An einem Bild lässt sich das vielleicht verdeutlichen: Wenn wir die Geburt mit einem Liebesakt vergleichen, die sie ja auch tatsächlich ist, so kommt der Schwangerschaft die Bedeutung des Vorspiels zu. Jede Frau und jeder Mann weiß, wie wichtig das Vorspiel ist, um Erfüllung zu erfahren. Auf sexuellem Gebiet ist uns das durchaus bewusst. Was auf das Vorspiel zutrifft, gilt im selben Maß für die Schwangerschaft. Es lohnt sich, seine Phantasie und seine Kraft in dieser Zeit besonders einzusetzen. Auch wenn die Schwangerschaft ungeplant und ungewollt eingetreten ist, haben wir neun Monate Zeit, uns einzustellen und vorzubereiten. Man könnte die Schwangerschaft mit einem richtig verstandenen Advent vergleichen, der ja ursprünglich eine stille Zeit der Vorfreude sein sollte, was zugegebenermaßen in unserer Zeit meist vergessen wird. Auch in der Schwangerschaft ist es günstig, sich ein bisschen zurückzuziehen aus all der

Hektik, dem Hickhack des Alltags, den das zwischenmenschliche Klima vergiftenden Banalitäten. Halten wir inne. Kehren wir ein bei uns selbst, um frei zu werden für das neue Lebewesen in uns. Die Ankunft eines Kindes ist eine enorme Veränderung im Leben jedes Paares bzw. jedes Menschen. Nichts wird je mehr so sein, wie es einmal war. Es drängt uns in dieser Situation danach, uns den auftauchenden Fragen zu stellen. Je mehr wir uns auf das Wunderbare und auch Erschreckende einlassen, umso schöner werden wir die Geburt unseres Kindes erleben – auch dann, wenn es eine schwere Geburt ist. Eine Gebärende bringt nicht nur ihr Kind auf die Welt, sie gebiert auch sich selbst neu. Ein bisschen erschafft sie damit die Welt neu. Es gibt nichts „Schöpferischeres" als die Geburt.

Es ist daher wichtig, dass jede Frau besonders in der Schwangerschaft sehr sorgsam mit sich umgeht. Die Kunst des Gebärens und letztlich auch des Lebens besteht darin, im Hier und Jetzt zu sein, sich voll Vertrauen mit sich selbst auseinanderzusetzen, um sich neu zu finden. Schwangerschaft heißt auch, lachenden Herzens hineinzuwachsen in die Verantwortung. Jede Frau kann freudig zur Geburt gehen, wenn sie nur will und wenn man sie lässt. Vergessen wir nicht, dass der übermäßige Einsatz von Technik das Geburterlebnis massiv beeinträchtigen kann.

Die Geburt ist nicht das notwendige Übel, das wir über uns ergehen lassen müssen. Niemand würde so von einem Liebesakt sprechen. Die Geburt gleicht einem Orgasmus, sie ist der Höhepunkt der Schwangerschaft, den wir voll Vorfreude und Vertrauen herbeisehnen. Gebären kann wie ein Liebesakt sein.

Was ist zu tun, werden Sie nun berechtigt fragen, um die Geburt so erleben zu können? Nehmen Sie sich Zeit, Zeit, Zeit. Zeit ist Balsam für die Seele. Es ist uns selbstverständlich bewusst, dass Zeit heute ein sehr kostbares und rares Gut ist, das uns nicht unbegrenzt zur Verfügung steht. Die meisten Frauen sind heute (glücklicherweise) berufstätig, doch das sollte uns keineswegs hindern, Freiräume für uns zu schaffen. Gehen wir einfach sorgsamer mit der uns zur Verfügung stehenden Zeit um. Planen Sie, so oft es geht, einen Spaziergang in Ihren Terminkalender ein. Eigentlich sind wir ja allesamt viel zu beschäftigt, um Zeit zum Spazierengehen zu haben. Nur wenn wir es bewusst einplanen, wird es funktionieren. Sich täglich einen Freiraum zu schaffen, sollte Priorität vor anderen Dingen haben.

In dieser Zeit ist es ganz besonders bereichernd, eine oder mehrere gute Freundinnen zu haben. Reden Sie sich alle Zweifel und Ängste von der Seele. Das verhindert, dass sie zu mächtig werden. Negative Gefühle werden ganz bestimmt dann und wann auftauchen, auch wenn Sie sich nichts sehnlicher wünschen als ein Kind. Bleiben Sie nicht allein mit diesen zwiespältigen Gefühlen, reden Sie mit Ihrem Partner/Ihrer Partnerin darüber. Mit *einem* intensiven Gespräch wird die Sache nicht abgetan sein. Reden bedeutet hier, *immer wieder* zu reden. Glauben Sie bitte nicht, Ihren Partner schonen zu müssen. Geben Sie ihm doch die Chance, Ihre möglicherweise auftretenden Launen besser zu verstehen und darauf mit Rücksichtnahme reagieren zu können. Das ist viel besser, als immer die glückliche Schwangere zu spielen und die Launen, die sich nicht wirklich unterdrücken lassen, trotzdem auszuleben. Es ist viel schwerer, mit unterdrückten Gefühlen, die sich irgendwann doch ein Ventil suchen, umzugehen, weil die Ursachen schwer fassbar sind. Eine schwangere Frau braucht außerdem das Gefühl, sich fallen lassen zu können. Im Berufsleben müssen wir immer perfekt funktionieren, im Privatleben dürfen wir dieses Korsett hoffentlich ablegen.

Vielleicht sollte eine schwangere Frau auch ihre Fernsehgewohnheiten überdenken. Sie tragen jetzt nicht nur für sich, sondern auch für Ihr Kind, das Ihre Gefühle genau spürt, Verantwortung. Angstmachende, bedrohliche, laute und brutale Filme sind jetzt nicht zu empfehlen. Auch wenn Sie diese Filme normalerweise nicht in existenzielle Krisen stürzen, oder Sie ein Horrorfilmfreak sind, sollten Sie sich solche Filme nicht anschauen. Eine Schwangerschaft macht jede Frau wesentlich empfindsamer. Ein Kind im Mutterleib hat keine Chance, sich gegen das zu wehren, was Sie ihm vorsetzen. Aber das spüren die meisten Frauen ohnehin. Ähnliches gilt auch für das Musikhören. Musik kann uns sanft und ruhig machen oder uns aufwühlen oder gar deprimieren. Als ich mit meinem ersten Kind schwanger war, davon aber noch nichts wusste, besuchten mein Mann und ich ein Elton-John-Konzert. Nach zirka zehn Minuten war ich, ohne zu wissen warum, in Tränen aufgelöst. Mein Mann schaute mich fassungslos an, solche Reaktionen war er von mir nicht gewohnt. Wir verließen fluchtartig die Wiener Stadthalle. Erst ein paar Tage später war mir klar, dass dieses mir unerklärliche Erlebnis mit meiner Schwangerschaft zu tun hatte.

Versuchen Sie auszuwählen, was Sie in Ihr Innerstes hineinlassen. Schützen Sie sich ein bisschen. Überlegen Sie, was Ihrem Kind gefallen würde, und Sie wissen genau, was gemeint ist.

Jede Frau stellt während der Schwangerschaft große Veränderungen an sich fest. Seien Sie offen für diese neuen Seiten an sich. Viele Frauen reagieren plötzlich ganz heftig auf bestimmte Gerüche. Es kann leicht sein, dass Sie Ihr

Lieblingsparfum plötzlich ekelerregend finden. Lassen Sie es einfach weg und heben Sie es sich für später auf, für viel später. Babys mögen nämlich auch keine Parfums, sie empfinden sie wie Schranken, die sie vom geliebten Geruch der Mutter fernhalten.

Seien Sie auch auf Veränderungen in Ihrem Liebesleben gefasst. Viele Frauen staunen über Ihre Träume und entdecken ganz neue Facetten an sich, die Ihrem Partner möglicherweise sehr entgegenkommen. Es kann natürlich auch sein, dass frau allgemein wenig Lust auf Sex verspürt. Das ist ebenso normal wie die Scheu vieler werdender Väter vor sexuellem Kontakt während der Schwangerschaft.

Vergessen Sie bitte die immer wiederkehrenden Bedenken, Geschlechtsverkehr könnte eine Fehlgeburt auslösen. Sollte das einer Frau tatsächlich passieren, kann sie sicher sein, dass Ihr Kind in jedem Fall gegangen wäre. Es gibt Kinder, die nicht kommen können. So traurig und schlimm das ist, es sollte keinesfalls ein Gefühl der Schuld entstehen. Wir werden ja für unsere Liebesfähigkeit nicht bestraft, sondern reich beschenkt. Jedes Kind entsteht aus einem Liebesakt und trotzdem wird, sobald ein Kind unterwegs ist, die Sexualität tabuisiert. Damit gehen viele Chancen auf neue Impulse, Erkenntnisse und besonders Gefühle verloren, vor allem aber die Möglichkeit, eine in jeder Hinsicht erfüllte Schwangerschaft zu erleben.

Bei der künstlichen Befruchtung steht nicht der körperliche Liebesakt im Vordergrund, sondern der seelische, der keinesfalls geringer geachtet werden darf. Was Paare oft auf sich nehmen, um neues Leben zu ermöglichen, verdient höchste Wertschätzung. Es macht keinerlei Unterschied, ob ein Kind auf natürlichem Weg oder mit Hilfe künstlicher Befruchtung gezeugt wurde.

Nochmals betonen wir, wie wichtig der Partner oder auch die Partnerin – sofern es einen/eine gibt – während der Schwangerschaft ist. Er/sie sollte seiner Frau, Lebenspartnerin oder Freundin so oft wie möglich das wertvollste Geschenk machen, das es gibt: sich Zeit und sich immer wieder Zeit nehmen. (Im folgenden Text wird wegen der leichteren Lesbarkeit und der Tatsache, dass es sich in der Mehrheit der Fälle doch um heterosexuelle Paare handelt, auf die Doppelformen verzichtet. Das soll bitte nicht als Wertung verstanden werden.) Nur so hat der Partner eine Chance, so viel wie möglich von den Veränderungen, die eine Schwangerschaft mit sich bringt, zu verstehen. Wenn ihm auch manche Launen und Empfindsamkeiten auf die Nerven gehen, durch Flucht aus der Partnerschaft wird alles nur schlimmer. Wenn er die Umstände genauer kennenlernt, wird er begreifen, dass sich viele Aggressionen und Verletzungen nicht gegen ihn persönlich richten, sondern Folgen großer Veränderungen im Leben seiner Partnerin sind. Damit wird er auch besser umgehen können, es wird ihm leichter fallen, behutsam und geduldig zu sein.

Ein kleiner Tipp am Ende dieses Abschnitts: Überlegen Sie sich genau, wem Sie wann von Ihrer Schwangerschaft erzählen. So verständlich der Wunsch ist, die meist freudige Nachricht in die Welt hinauszuposaunen, behalten Sie dieses schöne Geheimnis noch einige Zeit für sich. Diese erste Zeit der Schwangerschaft ist eine sensible Phase, in der man/frau das wachsende Kind besonders schützen sollte vor Neid, Missgunst und anderen negativen Gedanken, die leider auch oft zur Stelle sind. In seltenen Fällen kann es in dieser ersten Zeit auch zu einem Abortus kommen.

Wenn Sie dann den für Sie richtigen Zeitpunkt gefunden haben, um Ihre Umgebung über die Schwangerschaft zu informieren, werden Sie höchstwahrscheinlich mit den verschiedensten Reaktionen konfrontiert sein. Gut gemeinte Tipps und Ratschläge (in diesem Wort steckt das Wort „Schläge"!) von Mutter, Schwiegermutter, Tanten, Schwestern, Schwägerinnen usw. können tatsächlich zur Belastung werden. Ein altes Sprichwort sagt: Gut gemeint ist das Gegenteil von gut. Es gibt Frauen, die selbst schlechte Erfahrungen mit der Geburt ihrer Kinder gemacht haben oder auch nur über sieben Ecken Horrorgeschichten gehört haben und unter dem Zwang stehen, diese negativen Erlebnisse bzw. Gedanken an Schwangere weiterzugeben. Bitte haben Sie hier den Mut, dies sofort zu unterbinden. Es ist nicht nur erlaubt, sondern in höchstem Maße erwünscht, negative Energie nicht an sich heranzulassen. Diese negativen Erlebnisse sollten in einer Therapie zur Sprache kommen, keinesfalls bei einer schwangeren Frau abgeladen werden, für die sie eine große Last bedeuten.

Ein relativ neues Phänomen ist das Internet. Ist es Fluch oder Segen oder etwa beides? Wir meinen, dass die positiven Seiten doch überwiegen. Noch nie war es so einfach, sich Informationen zu allen möglichen Themen zu holen. Wir sind heute viel mündiger und nicht mehr zu 100 % der alleinigen Meinung einzelner Ärzte und Ärztinnen ausgeliefert. Gleichzeitig birgt die Informationsbeschaffung via Internet natürlich Gefahren. Wo genau hole ich mir Informationen? Wie verlässlich sind sie? Verliere ich mich im Dschungel der medizinischen Fachausdrücke, die mich abermals wieder verunsichern? Jede Frau muss hier für sich den richtigen Mittelweg finden, wie sie das Internet nutzen kann, ohne Schaden zu nehmen.

2.1. Gut essen – sinnvolle Tipps statt Ideendschungel der Ernährungsideologien

Es ist ja keine neue Erkenntnis, dass eine gesunde Ernährung für das Wohlergehen eines Menschen sehr wichtig ist, und doch gibt es – wie es scheint – immer weniger Menschen, die sich ausgewogen und vernünftig ernähren. „Gut essen" heißt beispielsweise, deutlich zwischen Wochen- und Feiertag zu unterscheiden. Täglich Mehlspeisen zu essen, ist äußerst ungesund. Gegen ein Stück Kuchen am Wochenende ist selbstverständlich nichts einzuwenden. Ebenso sollte nur ein- bis zweimal pro Woche Fleisch in Bioqualität auf dem Speiseplan stehen. Ideal ist es, jeden Tag ein Getreidegericht zu essen (Müsli, Suppe, Vollkornbrot, ...). Vor einer süßen Hauptspeise ist es empfehlenswert, eine Suppe zu essen. Salat eignet sich bestens als Vorspeise. Trinken Sie viel Wasser, am besten Leitungswasser, falls es die Qualität in Ihrem Wohngebiet zulässt.

„Essen und Trinken halten Leib und Seele zusammen" – das sollte wieder unser Motto werden. Essen ist nicht nur Nahrungsaufnahme, sondern ein sinnliches Vergnügen. Diese Einsicht kommt leider heute etwas zu kurz, weil Kalorienzählen, übertriebene Vitaminzufuhr und Fertignahrung im Vordergrund unseres Denkens stehen. Dabei müsste doch jedem Menschen einleuchten, dass das nicht der Weisheit letzter Schluss sein kann. Ich kann mich, obwohl ich die „richtige" Anzahl an Kalorien zu mir nehme, trotzdem höchst ungesund ernähren und damit meinem Körper Schaden zufügen. Hinter der krankhaften Jagd nach Vitaminen steckt sehr viel Geschäftemacherei. Der gesunde Menschenverstand muss einem doch sagen, dass es heute in unserer im Überfluss lebenden Gesellschaft keinen Vitaminmangel geben kann, wenn man/frau auf frische Produkte in guter Qualität setzt. Angesichts hungernder Menschen ist es geradezu obszön, von Mangelernährung in unseren Breiten zu sprechen. Zusätzliche Vitaminpräparate einzunehmen, ist wenig sinnvoll und kann sogar schädlich sein. Zu oft werden nämlich Mischpräparate verschrieben bzw. gekauft. Die darin enthaltenen künstlichen Vitamine kann der Körper nicht erkennen und daher auch nicht aufnehmen.

Was die angesprochenen Fertiggerichte angeht, so ist es natürlich praktisch, sie zu haben, um ab und zu schnell etwas auf den Tisch zaubern zu können. Trotzdem lohnt es sich, die Liste der Inhaltsstoffe dieser Produkte genau durchzulesen (siehe unsere Empfehlungen zum Weiterlesen: Die Suppe lügt auf Seite 279). Sehr oft vergeht uns dann ohnehin der Appetit. Hinter Geschmacksverstärkern, Farb- und Konservierungsstoffen verstecken sich oft gesundheitsschädliche Substanzen. Wenn Fertigprodukte die Grundlage unserer Ernährung bilden, kann sich das nicht positiv auf die Gesundheit auswirken. Das heißt nicht, dass wir stundenlang kochen müssen, um uns gut zu ernähren. Das geht heute gar nicht, weil in Beziehungen meistens beide berufstätig sind. Und doch kann man/frau mit etwas Phantasie und Planung gesundes Essen auf den Teller zaubern, ohne stundenlang am Herd zu stehen.

Eine Schwangerschaft ist für viele Frauen der Anlass, sich erstmals bewusst mit Ernährungsfragen auseinanderzusetzen, weil ihnen bewusst wird, dass gutes Essen auch ihrem Kind zugutekommt und schlechtes Essen dem Kind schaden kann. Die Schwangerschaft bietet somit einen Anreiz und damit eine große Chance zum Umdenken und zu einer positiven Veränderung. Was sollte dabei beachtet werden? Grundsätzlich ist es günstig, beim Kauf von Lebensmitteln nicht nur auf den Preis zu schauen. Sparen ist notwendig und wichtig, aber bitte nicht beim Essen. Bevorzugen Sie Lebensmittel, die in Ihrer Nähe geerntet oder erzeugt wurden. Je länger beispielsweise eine Frucht unterwegs ist, umso größer ist die Wahrscheinlichkeit, dass sie mit bestimmten Substanzen behandelt wurde, um sie haltbar zu machen. Wir finden in unserer Umgebung jahraus jahrein genügend Obst und Gemüse, um uns gesund zu ernähren. Es ist absolut nicht günstig, den ganzen Winter Orangen, Mandarinen und Kiwis zu essen, auch nicht, wenn uns die Werbung vorgaukelt, wir bräuchten sie, um genügend Vitamin C aufzunehmen. Besonders Kinder können auf diese Früchte heftig reagieren, auch für Erwachsene sind sie nicht so gesund, wie man uns glauben machen will. Es wäre viel besser, öfter einen Apfel zu essen. Das ist weniger spektakulär, aber bestimmt gesünder und bekömmlicher. Produkte aus der Region sind nicht nur aus gesundheitlichen Gründen vorzuziehen, sondern auch aus Umweltschutz-, Klima- und Nachhaltigkeitsgründen. Achten Sie beim Kauf heimischer Produkte auf deren biologische Qualität. Meiden Sie gespritzte und gedüngte Obst- und Gemüsesorten und kaufen Sie, wenn möglich, Ware von einem Biobauern, dem Sie vertrauen. Auch beim Fleisch sollte Ihnen die Herkunft nicht egal sein. Ein mit Hormonen und Antibiotika gefüttertes Huhn aus der Massentierhaltung kann nicht gesund sein. Es geht nicht darum, eine neue unsinnige Ernährungsideologie anzubieten, sondern wir wollen Sie in diesem Kapitel nur ermuntern, mit Hausverstand und Gefühl an die Ernährung heranzugehen. Auf dem Speiseplan sollte täglich mindestens ein Stück Obst und eine Gemüsesorte oder/und eine Salatportion stehen. Essen und Trinken sind zu wichtig, um sie beiläufig zwischen Tür und Angel zu „erledigen". Nehmen Sie sich Zeit dafür! Essen Sie mit Muße. Mit Phantasie, ein bisschen Energie und viel Liebe zubereitetes Essen ist heilsam. Entdecken wir wieder die Kräfte der

Natur, aber bitte nicht in Form von Kapseln und Pillen. Jede/r wird für sich das „Richtige" und Passende finden, es gibt keine allgemein gültige ideale Ernährungsweise. Essen Sie mit Verstand und Herz, was Ihnen guttut. Wenn wir von Verstand sprechen, so gilt es, ein paar Dinge zu bedenken:

Zucker

Zu viel Zucker ist äußerst schädlich für jeden Menschen. Es wird immer davon gesprochen, wie schlecht Rauchen für das Kind im Mutterleib ist, was natürlich stimmt. Übermäßiger Zuckerkonsum kann aber für Mutter und Kind ebenso schädlich sein, davon ist jedoch nur selten die Rede. Hier eine kurze Übersicht, was übermäßiger Zuckerkonsum bewirken kann:

Er kann eine spätere Zuckerkrankheit nicht nur bei der Mutter, sondern möglicherweise auch beim Kind auslösen. Es können massive Konzentrationsschwierigkeiten auftreten. Die Zahnanlage des Kindes kann beeinträchtigt werden. Zu viel Zucker schadet dem Gewebe der Frau, was zu verstärkten Blutungen bei der Geburt führen kann und die Gefahr eines Dammrisses vergrößert. Der Stoffwechsel wird negativ beeinflusst, was in Extremfällen einerseits eine Frühgeburt auslösen oder andererseits ein deutliches Überschreiten des Geburtstermins bedingen kann. Übermäßiger Zuckerkonsum ist auch schlecht für das Blutbild, weil er starken Eisenmangel verursachen kann. (Zucker ist der größte Vitamin-B-Räuber. Vitamin B$_{12}$ und der Vitamin-B-Komplex werden benötigt, um den Zucker umzuwandeln. Muss zu viel Zucker umgewandelt werden, entsteht Eisenmangel.) Welch negative Auswirkungen zu viel anscheinend harmloses Naschen haben kann, ist leider allgemein noch nicht genügend bekannt.

Setzen Sie Zucker eher als Gewürz ein und meiden Sie größere Mengen an Süßigkeiten und Fruchtsäften. Die Alternative sollten aber keine künstlich gesüßten Säfte sein, sie sind ebenfalls schädlich. Wenn Sie Durst haben, trinken Sie ungesüßten Tee oder ganz einfach Wasser, falls das Wasser an Ihrem Wohnort Trinkwasserqualität hat. Wenn Sie sich das angewöhnen und auch Ihre Kinder mit normalem Leitungswasser aufwachsen, tragen Sie wesentlich zur Gesundheit – nicht nur der Zähne – bei.

Salz

Die meisten Menschen kaufen handelsübliches Industriesalz, das sich aufgrund der chemischen Bearbeitung und Raffinierung auf den Körper weniger positiv auswirkt als unbehandeltes Natursalz. Viele haben das erkannt und setzen auf Himalaya-Salz. Im Sinne der Nachhaltigkeit ist das natürlich nicht, warum sollte dieses Salz rund um die Welt fliegen, wo wir doch in Österreich in der glücklichen Lage sind, hochwertiges Steinsalz, das unbehandelt über viele Mineralien und Spurenelemente verfügt, kaufen zu können. Naturbelassenes Steinsalz hat eine rötlich-braune Farbe, weil viel Eisen darin enthalten ist, was sich besonders günstig auf schwangere Frauen auswirkt.

Prinzipiell sollte man/frau natürlich sparsam mit der Verwendung von Salz umgehen, sehr oft kann es durch frische Kräuter optimal ersetzt bzw. ergänzt werden. Im Sommer, wenn wir viel schwitzen, vertragen wir auch mehr Salz. Besonders gesundheitsschädlich ist das in Wurst, Schinken und Räucherwaren enthaltene Pökelsalz. Auch Hartkäse sollte wegen des hohen Salzgehaltes nicht zu viel gegessen werden. Mineralwasser ist ebenfalls zu salzhaltig, um ständig getrunken zu werden. Trinken Sie lieber Tafelwasser oder Trinkwasser.

Gewürze

Durch die vielfältige Verwendung der in der Natur vorkommenden Gewürze kann man/frau Salz sparen und heilsame Effekte erzielen (besonders gesund sind Majoran, Kümmel, Thymian, Anis, Fenchel, Oregano, Liebstöckl, Schnittlauch, Petersilie, Bärlauch, Basilikum, Curry, Kerbel, Safran, Salbei, ...). Verwenden Sie in Ihrer Küche Quendel, Galgant, Ysop oder Brennnessel? Es lohnt sich wirklich, sich mit Gewürzen näher zu beschäftigen. Sie werden staunen, wie viel Abwechslung und Geschmacksvielfalt Sie durch Gewürze erzielen können, und welch angenehme und gesunde Nebenwirkungen sie haben. In der Schwangerschaft und in der Stillzeit sollten besonders folgende drei Gewürze zum Einsatz kommen: ein Hauch Muskatnuss hebt die Stimmung bei schlechter Laune und vertreibt Müdigkeit und Lustlosigkeit. Etwas Zimt ist günstig bei großer Unzufriedenheit und Unruhe. Zimt wärmt Körper und Seele. Nelken verringern die Schmerzempfindung, sie können während der Geburt sehr dienlich sein. Diese drei Gewürze finden sich in den Hildegard-Keksen, von denen Sie ab der 34. Schwangerschaftswoche täglich drei essen könnten, um sich die Geburt zu erleichtern (Rezept siehe Kapitel 1).

Fleisch

In den letzten Jahren sind viele Menschen aus verschiedenen Gründen Vegetarier geworden, was zweifellos gut ist, wenn man/frau sich damit intensiv auseinandersetzt und dabei bestimmte Regeln beachtet. Gänzlich auf Fleisch zu verzichten, ist vom gesundheitlichen Standpunkt nicht notwendig. Allerdings wird im Allgemeinen viel zu viel Fleisch gegessen. Ein- bis maximal zweimal die Woche wäre optimal, und dann sollte Fleisch nur einen kleinen Teil des Tellers bedecken, sollte also eher Beilage sein. Oberstes Gebot bei Fleischkonsum sollte die hochwertige Qualität sein. Dafür müssen wir unsere „Geiz-ist-geil"-Mentalität ablegen und biologisches Fleisch, das natürlich wesentlich teurer ist, kaufen. Schweinefleisch ist eher ungünstig, nicht etwa wegen des hohen Fettgehaltes, wie viele glauben, sondern wegen der Massentierhaltung und -schlachtung. Wir essen die Todesangst der Tiere mit, und das muss Auswirkungen auf den Menschen haben. Glücklicherweise gibt es heute schon Fleischhauer, die sich darauf spezialisiert haben, nur Fleisch von Bauern zu kaufen, die ihre Tiere gut behandeln. Seien Sie auch beim Kauf von Fleisch sehr kritisch und fragen Sie nach, woher es kommt. Zu empfehlen ist neben gutem Rindfleisch auch Wild, Lamm, Schaf, Hase und Ziege. Qualitativ hochwertiges Hühnerfleisch und Truthahn sind sehr schwer zu bekommen. Verzichten Sie im Zweifelsfall darauf. In der Schwangerschaft ausdrücklich verboten sind rohes Fleisch und roher Fisch, weil dadurch Toxoplasmose übertragen werden kann, eine Krankheit, die bei der Schwangeren nur als grippaler Infekt wahrgenommen wird, die Gesundheit des Kindes aber massiv schädigen kann.

Fisch

Fisch, der nicht roh gegessen wird, ist selbstverständlich gesund. Er sollte allerdings aus einem einigermaßen sauberen Gewässer kommen, was sich ja bei Meeresfischen vollkommen unserer Kontrolle entzieht. Panierte Fischstäbchen aus der Tiefkühltruhe des Supermarktes sollten auf Ihrem Speiseplan eher die Ausnahme bilden. Es wäre gut, viel öfter auf heimische Süßwasserfische, wie beispielsweise Forellen und Makrelen, zurückzugreifen. Selbstverständlich ist es auch bei Fisch wichtig, auf die biologische Qualität zu achten.

Kuhmilchprodukte

Vegetarier sollen viele Kuhmilchprodukte essen, um genügend tierisches Eiweiß und Fett zu sich zu nehmen. Für Fleischesser allerdings sind sie nur dann gesund, wenn sie *selten* gegessen werden. Zu viel tierisches Fett und Eiweiß sind für den ganzen Organismus ungesund. Es wäre z.B. kontraproduktiv, Milch als Durstlöscher zu verwenden. 1 Liter Milch entspricht einem durchschnittlichen Menü! Leider gibt es noch immer zu viele Ärzte/Ärztinnen, die schwangeren Frauen das Milchtrinken wegen des hohen Kalzium- und Magnesiumgehalts besonders empfehlen. Auch die Werbung bläst in ein ähnliches

Horn, nicht nur Frauen, auch Kindern wird Milch, oft sogar in Form einer Nascherei, empfohlen.

Um unseren Bedarf an Kalzium und Magnesium zu decken, ist Vollwertgetreide weit besser geeignet. Falls es in Ihrer Familie Allergien gibt, dann sollten Sie unbedingt auf Milch, Joghurt, Topfen und Molke verzichten. Ab und zu Sauerrahm oder Schlagobers (Sahne) zu essen, ist hingegen kein Problem.

Wenn man/frau logisch überlegt, kann Kuhmilch für den Menschen gar nicht so gesund sein. Kuhmilch ist für ein Kalb ideal, das bei seiner Geburt um ein Vielfaches schwerer ist als ein neugeborenes Kind. Kuhmilch ist für den Menschen viel zu ausgiebig und fett und enthält zu viele Wachstumshormone, die in diesem Ausmaß für den Menschen nicht gesund sind.

Ziegen- und Schafmilch hingegen können uneingeschränkt genossen werden. Als Alternative bieten sich auch Soja-, Reis- und Mandelmilch an.

Getreide

Getreide kommt leider heute noch immer viel zu kurz, außer bei Menschen, die sich der Vollwertkost verschrieben haben. Dabei ist biologisches Getreide so wertvoll und bietet viele Möglichkeiten, um geschmackvolle Speisen zuzubereiten und Abwechslung auf den Speiseplan zu bringen. Wenn Sie wenig Erfahrung mit den Verwendungsmöglichkeiten von Getreide haben, raten wir Ihnen, sich ein gutes Kochbuch zuzulegen und sich ein bisschen damit zu beschäftigen. Kukuruz (Mais) ist äußerst wichtig für die Zahnanlage, Hafer strafft und stärkt das Gewebe, was im Fall einer schwangeren Frau besonders wichtig ist, weil dadurch die sogenannten Schwangerschaftsstreifen gemildert auftreten und der Damm höhere Elastizität erhält. Hafer ist ein ausgesprochener Energiespender. (Wenn jemand überaus kraftvoll agiert, sagt man/frau in Österreich: „Den sticht der Hafer!") Sehr temperamentvolle, heißblütige Menschen sollten Hafer eher meiden. Für müde, passive und eher antriebslose Menschen ist der Hafer ein ideales Lebensmittel.

Hirse enthält viel Kieselsäure und stärkt damit Haut, Haare und Nägel. Nicht vergessen werden darf der hohe Eisengehalt von Hirse. Auch auf Leinsamen und Sesam sollten Sie besonders in der Schwangerschaft nicht verzichten, sie helfen bei der Verdauung und wirken schleimfördernd. Wichtig für die gute Verdauung ist es, dass Sie viel trinken, sonst erzielt man mit Leinsamen eine gegenteilige Wirkung: nämlich Verstopfung. Sie brauchen sich aber nicht mit Überlegungen stressen, neuartige Speisen mit Leinsamen zuzubereiten, es genügt völlig, ihn beispielsweise in Saucen und Salatmarinaden zu geben. Mit Leinsamen lassen sich etwa auch Fische panieren. Viele Speisen lassen sich durch die Zugabe von Leinsamen aufwerten.

Gerste stärkt Haut, Haare und Nägel und kann als Nervenfutter bezeichnet werden, sie hilft unruhigen und nervösen Menschen, ihre Gelassenheit wiederzufinden. Bei großer innerer Unruhe empfiehlt es sich, in einigen Litern Gerstensud zu baden. Kochen Sie eine Schale biologische Gerste in 5 bis 7 l Wasser auf, lassen sie die Gerste 7 Stunden auf niedriger Stufe köcheln. Seihen Sie die Gerste ab und leeren Sie den Sud (Rest) ins Badewasser. Das bewährt sich sehr bei trockener Haut oder Hautausschlägen.

Ein besonders wertvolles Getreide ist der Dinkel, der heute glücklicherweise wieder in Mode kommt. Dinkel enthält alles, was dem Organismus guttut: Vitamine und Spurenelemente. Er wirkt sich äußerst positiv auf Gesundheit und Gemüt aus. Eine Dinkelsuppe sollte die erste Nahrung für jeden Menschen sein, der krankheitsbedingt lange wenig gegessen hat. Er wird im Nu seine Kraft wiedergewinnen und sich wohlfühlen. Aufzuzählen, was der Dinkel noch alles vermag, würde den Rahmen dieses Buches sprengen. So hilft er auch bei Magen- und Darmerkrankungen, Nierenleiden u.a.

Auch Roggen stärkt den Organismus. Reis, besonders Vollwertreis, sollte oft gegessen werden, ebenso Grünkern. Weizen ist selbstverständlich ebenfalls sehr gesund. Eine gute Gelegenheit, genug Getreide zu essen, ist das morgendliche Müsli, in dem Sie mehrere Getreidesorten mischen können. Selbstverständlich ist es nur ungezuckert wirklich gesund, der Geschmack kann durch Obst und Nüsse aufgebessert werden.

Obst

Ein englisches Sprichwort sagt: „One apple a day keeps the doctor away." (Essen Sie jeden Tag einen Apfel und Sie werden keinen Arzt brauchen.) Eine einfache Aussage, der wir Beachtung schenken sollten. Die beste Zeit, einen Apfel zu essen, ist der Vormittag. Essen Sie heimische ungespritzte Äpfel, die sich vielleicht nicht durch Schönheit, aber durch Qualität auszeichnen. Durch seine gute Lagerfähigkeit ist der Apfel *das* Herbst- und Winterobst. Grundsätzlich gilt für Obst und Gemüse: Sie sollen am besten zu der Zeit gegessen werden, in der sie frisch geerntet werden. Dann sind sie am bekömmlichsten und am gesündesten. Erdbeeren im Jänner sind paradox! Essen Sie einfach das, was frisch und hoffentlich ungespritzt in Ihrer Nähe gerade geerntet wurde.

Sehr empfehlenswert ist auch ein Kompott. Dünsten Sie das Obst Ihrer Wahl ohne Zucker. Verfeinern Sie den Geschmack mit Zimt und Nelken. Ein Kompott ist wesentlich bekömmlicher als rohes Obst.

Gemüse

Bohnen aller Art sollten öfter auf Ihrem Speiseplan stehen, weil sie den Darm gut reinigen. Durch das Würzen mit Bohnenkraut können schmerzhafte Blähungen verhindert werden. Linsen entwässern den Körper. Ein- bis zweimal pro Woche ist eine Kohlart anzuraten: Kraut, Brokkoli, Kohlsprossen (Rosenkohl), Kohl, Kohlrüben und Karfiol (Blumenkohl) sind sehr gesund, weil sie viel Vitamin K enthalten, das für die Blutgerinnung äußerst wichtig ist. Außerdem sind diese Gemüsesorten besonders schmackhaft. Bei der Zubereitung ist es vorteilhaft, dem Kohlgemüse viel Kümmel beizumengen, um es bekömmlich zu machen. Kümmel wirkt gegen Blähungen. Zum Gemüse könnten Sie auch nicht allzu frisches Fenchelbrot essen, das einen ähnlichen Effekt wie Kümmel hat. Neben den bereits genannten Gemüsesorten sind außerdem noch folgende besonders zu empfehlen: Rote Rübe, Sellerie, Fenchel, Kürbis, Zucchini, Mangold, Spinat, Karotten, Fisolen sowie grüne und gelbe Erbsen. Auch hier ist es wichtig, auf Bioqualität und Regionalität zu achten.

Salat

Bei der Zubereitung der Marinade sollten nur kaltgepresste Öle (z.B. Olivenöl, Rapsöl) und hochwertiger Essig verwendet werden. Besonders gesund ist es, immer zwei Salate zu servieren, von denen einer unter der Erde (Erdäpfel/Kartoffel, Rüben, Zeller, Karotten, Rettich) und einer oberhalb der Erde (grüne Salate, Bohnen, Fisolen, Karfiol/Blumenkohl, Gurken, Paradeiser/Tomaten, Kukuruz/Mais) gewachsen ist.

Beilagen

Die Beilagen sollten eigentlich den Hauptteil eines Gerichtes ausmachen. Essen Sie viele Nudelgerichte (wenn möglich Dinkel- oder Hirseteigwaren), Naturreis und ab und zu Erdäpfel. Denken Sie bei den Beilagen auch an die verschiedenen Getreidearten.

Trinken

Wie bereits erwähnt, ist es am besten, gutes Leitungswasser oder eventuell Tafelwasser zu trinken. Alkohol sollte während der Schwangerschaft unbedingt vermieden werden. Wenn Sie gerne Kaffee trinken, müssen Sie auch in der Schwangerschaft nicht darauf verzichten, wenn Sie wenig davon trinken. Statt Milch sollten Sie allerdings Schlagobers in den Kaffee geben, weil durch Milch das Koffein im Darm gebunden wird und zu lange im Körper bleibt. Ausgesprochen günstig ist es, Malzkaffee zu trinken.

Zum Abschluss noch einige Teeempfehlungen, auf die Sie – falls es notwendig ist – zurückgreifen können. Grundsätzlich sollte uns bewusst sein, dass Kräutertees Heiltees sind und eine bestimmte Wirkung haben. Sie sind daher nicht für den täglichen Bedarf gedacht, sondern für zirka sechswöchige Kuren bei auftretenden Problemen. Wenn Sie einfach gerne Kräutertee trinken, sollten Sie die Zusammensetzung oft wechseln und nicht immer den gleichen Tee trinken.

In der Schwangerschaft empfiehlt es sich, öfter Kümmel-Fenchel-Anistee zu trinken, weil diese Mischung für den Darm gut ist. Wenn Sie unter Krampfadern leiden, fügen Sie Ihrem Tee Grapefruitsaft bei.

Tee zu gleichen Teilen aus Baldrian, Hopfen und Melisse hilft bei Schlafstörungen, bei innerer Unruhe und Ängstlichkeit. Probieren Sie den Tee ein paar Tage lang und schauen Sie, ob er bei Ihnen wirkt. Wichtig ist auch, dass er Ihnen einigermaßen schmeckt. Wenn Sie ihn nur widerwillig trinken, lassen Sie es lieber. Frauen, denen oft kalt ist, können ein wenig Zimt in den Tee streuen.

Majorantee stärkt die Abwehrkräfte. Lavendeltee, eventuell vermischt mit Melisse, hilft bei großer Unruhe, Verspannungen und gereizten Nerven.

In diesem Buch wird noch einmal von gesunder Ernährung die Rede sein, wenn es gilt, das Baby allmählich von der Muttermilch auf „normale" Kost umzustellen. Lesen Sie dazu bitte Kapitel 4.3.

Wir sollten dem Essen wieder eine größere Bedeutung beimessen und uns genügend Zeit dafür nehmen. Essen ist auch ein Gemeinschaftserlebnis, dem wir eine größere Aufmerksamkeit und innere Bereitschaft schenken sollten. Die Festlichkeit des Essens und Trinkens sollte sich nicht nur auf zwei- oder dreimal im Jahr beschränken. Auch im Alltag soll das Essen ein sinnliches Erlebnis sein und Freude machen.

Vegetarische Ernährung für Schwangere und Stillende

Besonders für Schwangere, Stillende, Kinder und Jugendliche, die sich vegetarisch ernähren, ist es wichtig, sich intensiv mit Ernährungslehre zu beschäftigen, da die Gefahr besteht, dass Mangelerscheinungen auftreten.

Für schwangere Vegetarierinnen ist es unerlässlich, ausreichend Vitamine und Mineralstoffe aufzunehmen. Die Versorgung mit den Vitaminen B_1, B_2, Niacin, Folsäure, Vitamin C und A gilt in der Schwangerschaft allgemein als problematisch. Besonders ab dem zweiten Schwangerschaftsdrittel erhöht sich der Bedarf an Proteinen, Kalzium, Magnesium, Eisen, Jod, Zink und den meisten Vitaminen.

Bei veganer Ernährung sollte besonders auf eine vielseitige Nahrungsmittelauswahl geachtet werden, um eine ausreichende Versorgung zu gewährleisten. Es wird eine tägliche Eisenzufuhr von 30 mg empfohlen. Um genügend Vitamin A zu sich zu nehmen, sollten Karotten, Grünkohl, Feldsalat, Mangold und Spinat auf dem Speiseplan stehen.

Um die Vitamin-D-Zufuhr zu gewährleisten, sollten sich schwangere Vegetarierinnen so häufig wie möglich im Freien aufhalten und in den sonnenarmen Monaten verstärkt auf Vitamin-D-haltige Lebensmittel wie Milch, Ei oder/und Pilze zurückgreifen. Der erhöhte Bedarf an Vitamin B_1 ab dem vierten Schwangerschaftsmonat kann durch Vollkornprodukte, Hülsenfrüchte und Erdäpfel gedeckt werden. Folsäure kann dem Körper durch folgende Nahrungsmittel zugeführt werden: grünes Blattgemüse wie beispielsweise Spinat und Endivie, Spargel, Broccoli, Paradeiser, Hülsenfrüchte, Erdäpfel, Vollkornprodukte und besonders Petersilie.

Während der Stillzeit brauchen Frauen besonders viele Proteine Magnesium, Zink, die Vitamine A, D, B_1, B_2 B_{12} und Folsäure. Studien haben ergeben, dass eine langfristige vegetarische Ernährung vor der Schwangerschaft dazu beitragen kann, die Schadstoffbelastung der Muttermilch um einiges zu reduzieren.[1]

2.2. Ultraschall: Wie vermessen, alle 14 Tage ein Kind zu vermessen!

Seit Anfang der achtziger Jahre werden vermehrt Ultraschallgeräte in den Arztpraxen eingesetzt, um möglichst früh und möglichst oft das ungeborene

---

1   Elisabeth Wilfinger: Vegetarier beissen nicht immer ins Gras. So bleiben Sie fit und gesund. Diplomarbeit für die Gesundheits- und Krankenpflegeschule. Neunkirchen 2008, S. 29–32

Kind anzuschauen. Zweifellos eine große medizinische Errungenschaft, die allerdings – Sie erraten es schon – auch Nachteile hat. In den seltenen Fällen, wo eine schwere Erkrankung des Kindes festgestellt werden kann, gibt es wieder nur einen kleinen Bruchteil von Krankheiten, die pränatal behandelt werden können. Für diese Fälle lässt sich das Ultraschallgerät optimal einsetzen. Um diese wenigen Fälle zu erfassen, rät der Mutter-Kind-Pass in Österreich zu zwei Ultraschalluntersuchungen: Die erste sollte möglichst zwischen der 7. und 10. Schwangerschaftswoche, die zweite im achten Schwangerschaftsmonat (30. bis 34. Woche) durchgeführt werden. Bis heute konnten durch diese Untersuchungen zwar keine schädlichen Wirkungen auf das Ungeborene nachgewiesen werden, wobei jedoch niemand Aussagen über die psychischen Auswirkungen auf das Kind machen kann. In der ersten Euphorie über die Erfindung der Ultraschallgeräte meinten die meisten Gynäkologen/innen, sich so ein Gerät für ihre Praxis anschaffen zu müssen. Dass die Anschaffung dieser technischen Geräte eine große finanzielle Belastung darstellt, steht außer Zweifel. Ein Ultraschallgerät macht in einer Arztpraxis aber nur Sinn, wenn es auch oft verwendet wird. Und spätestens hier regt sich Unbehagen. Wir wollen niemandem unterstellen, dass er/sie aus finanziellen Motiven Ultraschalluntersuchungen durchführt. Aber da das Gerät in der Praxis steht, will er/sie es verständlicherweise auch einsetzen. Besonders Privatpatientinnen geraten dann in Einzelfällen etwas häufiger als Kassenpatientinnen in den „Genuss" vieler Ultraschallaufnahmen ihres Kindes. Sie erfahren besondere „Betreuung" durch besondere Überwachung. Und viele Frauen sind von diesen Möglichkeiten auch begeistert. Sie meinen wirklich, dass viele Ultraschalluntersuchungen sinnvoll sind, sie sind geradezu süchtig danach, alle drei bis vier Wochen eine photographische Bestätigung über den guten gesundheitlichen Zustand ihres Kindes zu bekommen. Das ist eine bedenkliche Entwicklung. Die jeweiligen Maße ihres Kindes, die Länge, das Gewicht, der Kopfumfang wird die schwangere Frau immer nur im Moment beruhigen. In Wirklichkeit leiden Frauen in solchen Fällen unter einem mangelnden Gespür für ihr Kind. Dieses Defizit sollte frau nicht auf die leichte Schulter nehmen und unbedingt Hilfe in Anspruch nehmen. Das Ultraschallgerät wird ihr dabei sicher nicht helfen.

Der kanadische Regisseur Robert Lepage meinte einmal über seine Film- und Theaterarbeit: „Die Beziehungen zwischen den Menschen sind heutzutage immer durch die Technologie gefiltert. Wir filtern die Menschen längst, wir versuchen, durch sie hindurchzusehen, denn wir können einander nicht mehr vertrauen – oder sollten wir einander etwa vertrauen? Wir leben in einer total geröntgten Welt, werden überall durchsucht und befragt. Aber so findet man keine Wahrheit, nur mechanische und chemische Körperreaktionen."[2] Dieses Zitat lässt sich durchaus in gewissem Umfang auf die moderne Schulmedizin übertragen und trifft auch auf die Ultraschalluntersuchungen zu! Wir meinen auch, diese Geräte zu brauchen, um dem Kind in uns vertrauen zu können.

Zurück zum medizinischen Aspekt der Ultraschalluntersuchung. Michael Adam, Renate Daimler und Volker Korbei gehen in ihrem Buch *Kinder kriegen* noch einen entscheidenden Schritt weiter und raten vom routinemäßigen Einsatz sogar ab, solange es keine ausreichend gesicherte Forschung zum Verhältnis von Nutzen und Schaden des Ultraschalls gibt. Ihrer Meinung nach sollte eine Ultraschalluntersuchung nur in folgenden Fällen durchgeführt werden[3]:

- wenn der Termin der letzten Regel oder der Empfängnis nicht bekannt ist,
- bei Blutungen und Schmerzen,
- bei unklarem Tastbefund,
- gegen Ende der Schwangerschaft, zwischen der 32. und 35. Woche, bei Verdacht auf Lagewidrigkeiten des Kindes und des Mutterkuchens und Entwicklungsstörungen des Ungeborenen (nur in Verbindung mit einer Plazentahormonbestimmung),
- wenn es Anzeichen für Mehrlinge gibt,
- wenn die Herztöne nicht zu hören sind,
- wenn sich das Kind längere Zeit nicht bewegt,
- bei Verdacht auf Missbildungen,
- vor der Durchführung einer Fruchtwasserpunktation durch die Bauchdecke (Amniozentese) zur Lagebestimmung des Kindes.

Recht häufig bewirkt eine falsche Interpretation der Ultraschalluntersuchung gegen Ende der Schwangerschaft ein unnötiges und schädliches Eingreifen in die Natur. Gewicht und Größe des Kindes dürften nahezu keinerlei Rolle spielen. Traurigerweise werden hier geschätzte Werte, die sich dann im Nachhinein noch als falsch erweisen, oft überbewertet. Aufgrund von Größe und Gewicht werden Geburten eingeleitet, weil man meint, das Kind sei „voll ausgereift" – was immer das heißen mag und wer immer sich einbildet, das beurteilen zu können! Manchmal werden sogar Kaiserschnitte durchgeführt, weil das Kind angeblich „zu groß" ist, um auf natürlichem Wege zur Welt zu kommen. In

---

2   „Die Presse" Schaufenster Nr. 1, 2. Januar 1998, Robert Lepage S. 5
3   Michael Adam u.a.: Kinder kriegen. Köln 1986, S. 44

dieser Hinsicht kann der Ultraschall nachweislich Schaden anrichten. Betont werden muss natürlich immer wieder, dass alle medizinischen Geräte nur so gut sind wie ihre Bediener/innen. Das medizinische Personal muss schon sehr viel Fingerspitzengefühl und Erfahrung mitbringen, um das Ultraschallgerät optimal einzusetzen. Wenn ein Arzt/eine Ärztin über dieses Gespür verfügt, braucht er/sie das Gerät aber auch viel weniger.

Ultraschalluntersuchungen sind Messungen, nicht mehr und nicht weniger. Sie können Tastuntersuchungen durch Gynäkologen/innen keinesfalls ersetzen. Übernehmen Sie bitte nicht alles, was man Ihnen sagt, ohne es zu hinterfragen oder ohne im Zweifelsfall noch weitere Fachmeinungen einzuholen. Es ist bestimmt nicht notwendig, bei jeder Untersuchung automatisch eine Ultraschalluntersuchung zu machen. Aus unserer Erfahrung sind zwei bis drei Ultraschalluntersuchungen während der Schwangerschaft normalerweise völlig ausreichend. Es gibt einfach Dinge, deren Auswirkungen niemand kennt, auch Ihr Arzt/ihre Ärztin nicht. Sie selbst sollten daher stets die Verantwortung dafür übernehmen, was Sie mit sich machen lassen. Sie können versuchen, sich so gut wie möglich zu informieren und sich stärker auf Ihr Gefühl verlassen. Lassen Sie sich nicht durch medizinische Daten blenden, auch wenn diese Ihnen das Gefühl vermitteln, Sie seien keine Expertin. Um ein Kind zur Welt zu bringen, müssen Sie keine medizinische Expertin sein, Sie brauchen nur ein gutes Gefühl für sich selbst.

2.3. Nackenfaltenmessung, Organ-Screening

Die Nackenfaltenmessung, die während der 11. und 14. Schwangerschaftswoche durchgeführt wird, stellt fest, ob ein Kind möglicherweise ein Down-Syndrom oder eine andere genetische Abweichung aufweist. Das Ultraschallgerät misst die Dicke der Flüssigkeitsfalte im Nacken, die auf mögliche Erkrankungen hinweist. Sie ist sinnvoll, weil in den seltenen Fällen, in denen Missbildungen festgestellt werden, der Geburtsort dementsprechend sorgfältig ausgewählt werden kann. Es ist allerdings zu bedenken, dass diese Untersuchung oft keine zuverlässigen Ergebnisse bringt, sodass weitere Untersuchungen notwendig sind. Diese Unsicherheit über einen längeren Zeitraum hinweg und die Tatsache, dass diese Ergebnisse nicht hundertprozentig verlässlich sind, stürzen angehende Eltern in große Konflikte.

Das Organ-Screening (auch Feinultraschall oder Organ-Ultraschall genannt) kann in der Regel zwischen der 19. und 22. Schwangerschaftswoche durchgeführt werden. Mit dieser Untersuchung können eventuelle Entwicklungsstörungen ausgeschlossen oder festgestellt werden. Da es auch hier nicht einfach ist, zu klaren Ergebnissen zu kommen, sollten nur erfahrene Ärzte/Ärztinnen diese Untersuchung durchführen. Die Zeit des Wartens auf verlässliche Ergebnisse stellt eine große psychische Belastung für die schwangere Frau und ihren Partner dar.

2.4. Fruchtwasseruntersuchung – Babys auf dem Prüfstand

Neben den routinemäßig durchgeführten Blutbildtests und Antikörperbestimmungen macht Sie Ihr Arzt/Ihre Ärztin auch auf die Möglichkeit einer Fruchtwasseruntersuchung (Amniozentese) aufmerksam. Wenn Sie über 35 Jahre sind, wenn es in Ihrer Familie an Down-Syndrom erkrankte Mitglieder gab oder gibt oder wenn es in einer vorangegangenen Schwangerschaft zu Missbildungen des Kindes kam, wird Ihnen der Arzt/die Ärztin sogar dazu raten. Was kann diese Untersuchung – und ist sie wirklich notwendig? Sind damit Risiken verbunden? Wie wird sie durchgeführt?

Die Fruchtwasserpunktation wird meist zwischen der 13. und 18. Schwangerschaftswoche angesetzt. Unter örtlicher Betäubung wird eine hohle Nadel durch die Bauchdecke und die Gebärmutterwand gestochen. Dann wird eine kleine Menge Fruchtwasser abgesaugt und auf Anomalien untersucht. Dieser Vorgang nimmt ein bis zwei Wochen Zeit in Anspruch. Erst dann kann festgestellt werden, ob das Kind unter bestimmten Erbgutschäden wie Trisomie 21 (Down-Syndrom) oder Missbildungen der Wirbelsäule leidet.[4] Zudem kann das Geschlecht des Kindes festgestellt werden.

Ob Sie diese Untersuchung durchführen lassen, ist Ihre ganz persönliche Entscheidung. Viele Paare glauben, mit dieser Untersuchung hätten sie eine Garantie in der Hand, ein gesundes Kind zu bekommen. Diese Annahme ist falsch. Zudem stellt der Eingriff ein gewisses, wenn auch relativ geringes Risiko dar.

---

4   Christa van Leeuven, Bartholomäus Maris: Schwangerschafts-Sprechstunde. Urachhaus 1995, S. 215

In 0,5 bis 1 Prozent der durchgeführten Fruchtwasseruntersuchungen kommt es nach dem Eingriff zu einer Fehlgeburt.[5] Die davon betroffenen Frauen machen sich dann oft Vorwürfe. Überhaupt stellt die Untersuchung eine psychische Belastung für die Mutter und auch das Kind dar. Schließlich bedeutet sie ein bis zwei Wochen angstvolles Warten für Mutter und Kind. In dieser Zeit muss die schwangere Frau mit sehr ambivalenten Gefühlen fertig werden. Die Vorfreude auf das Kind muss sie sich gewissermaßen versagen, weil sie ja noch nicht weiß, ob sie dieses Kind auch behalten wird. In dieser Phase des bangen Wartens auf das Untersuchungsergebnis versuchen viele Frauen, die Schwangerschaft einfach zu ignorieren.[6] Was das für das Kind im Mutterleib bedeutet, wissen wir nicht, es ist aber schwer vorstellbar, dass sich ein Kind in dieser Zeit vor dem „Urteil" gut fühlt. Dem Kind wird vermittelt: Du darfst nur bleiben, wenn mit dir alles in Ordnung ist und du vollkommen gesund bist. Es ist möglich, dass eine derartige Belastung des Kindes im Mutterleib später psychische Auswirkungen haben kann, die schwer zu fassen sind.

Die Fruchtwasseruntersuchung ist ein chirurgischer Eingriff mit gewissen Risiken. Sie sollten sich vor diesem Eingriff gut informieren und ihn nur dann durchführen lassen, wenn Sie fest entschlossen sind, die Schwangerschaft im Falle einer festgestellten Krankheit oder Besonderheit des Kindes abbrechen zu lassen. Die Untersuchung sozusagen sicherheitshalber machen zu lassen und sich erst dann die Konsequenzen zu überlegen, wäre nicht ratsam. Wenn wir davon ausgehen, dass ein Kind die Gefühle und Gedanken der Mutter spüren kann, so muss so eine Untersuchung eine schwere Krise in einem Lebewesen auslösen, die man nur dann in Kauf nehmen sollte, wenn man sicher ist, mit einem kranken Kind nicht leben zu können. Es wäre hilfreich, sich schon vor der Schwangerschaft mit der Möglichkeit auseinanderzusetzen, dass ein Kind auch krank auf die Welt kommen kann, auch wenn das Risiko sehr gering ist und sich selbstverständlich alle ein gesundes Kind wünschen. Sprechen Sie mit Ihrem Partner eingehend darüber.

Die Chorionzottenuntersuchung ist eine zweite Möglichkeit, Erbgutschäden frühzeitig festzustellen. Chorionzotten sind ein Bestandteil des Mutterkuchens, die mit einem dünnen Schlauch abgesaugt werden. Ein Vorteil dieser Untersuchung ist, dass sie früher (zwischen der 9. und 12. Woche) durchge-

5　Van Leeuwen, S. 216
6　Adam Michael u.a.: Kinder kriegen. Köln 1986, S. 44

führt werden kann.[7] Der Nachteil ist, dass sie ein etwa doppelt so großes Risiko einer Fehlgeburt birgt.[8]

Seien Sie bitte darauf gefasst, dass Ihnen Ihr Arzt/Ihre Ärztin unter bestimmten Umständen zu einer Fruchtwasseruntersuchung raten wird. Manche Frauen fühlen sich in dieser Situation unter Druck gesetzt. Wenn das bei Ihnen der Fall ist, sprechen Sie mit ihm/ihr darüber und wechseln Sie den Frauenarzt/ die Frauenärztin, wenn Sie sich nicht verstanden fühlen. Es steht ihm/ihr lediglich zu, Sie zu informieren, aber nicht, Sie in irgendeine Richtung zu drängen. Leider leben wir in einer Zeit, in der ein starker gesellschaftlicher Druck herrscht, nur gesundes Leben sei lebenswert. Die pränatale Diagnostik bietet heute die Möglichkeit, sehr früh schwere Krankheiten festzustellen. Doch diese medizinische Leistung hat zweifellos gravierende Schattenseiten. Eine schwangere Frau und ihr Partner fühlen sich mit einem möglicherweise ungünstigen Befund alleingelassen und überfordert. Viele suchen daher Rat bei ihrem Arzt/ ihrer Ärztin, dem/der so eine schwerwiegende Entscheidung aber keinesfalls zusteht. Er/sie kann und darf nicht über das Leben Ihres Kindes entscheiden.

2.5. Muss, kann, darf, soll der Mann bei der Geburt dabei sein?

Solange Geburten vorwiegend zu Hause stattfanden, war es eine Selbstverständlichkeit und manchmal auch notwendig, dass der Mann seiner gebärenden Frau zumindest teilweise beistand. Während und nach dem Zweiten Weltkrieg wurde es dann üblich, im Spital zu gebären. Mit einem Schlag war der werdende Vater vom Geburtsgeschehen total ausgeschlossen. In alten Filmen kann man sie noch sehen, die Männer, die vor den Kreißsälen – mit einem Blumenstrauß bewaffnet – ruhe- und rastlos auf und ab gehen und auf die erlösende Botschaft der Schwester oder des Arztes warten. So komisch das in Filmen wirken mag, so furchtbar müssen sich viele Männer gefühlt haben: nutzlos, überflüssig, ohnmächtig, ausgeliefert, vollkommen ausgeschlossen von einem der wichtigsten Momente in ihrem Leben. Sie waren Opfer einer Gynäkologie, die Technik und Fachwissen über den Menschen und die Natur

---

7   Michael Adam u.a.: Kinder kriegen. Köln 1986, S. 45

8   Christa van Leeuven, Bartholomäus Maris: Schwangerschafts-Sprechstunde. Urachhaus 1995, S. 217. www.eltern.de/schwangerschaft/praenataldiagnostik

stellte. In dieser Zeit waren alle Opfer: Frauen, Kinder und Männer, denen jedes Recht auf Miterleben abgesprochen wurde.

Und heute? Heute läuft auf den ersten Blick alles ganz anders, nämlich viel freier ab. Umgekehrt traut sich heute ein Mann kaum noch zuzugeben, dass er bei der Geburt seines Kindes lieber nicht dabei sein will. Allein das Aussprechen dieses Ansinnens macht ihn schon fast zu einer „Unperson". Und das sollte uns zu denken geben. Wir fallen nämlich von einem Extrem in das nächste. Ständig lassen wir uns von den jeweils geltenden gesellschaftlichen Normen bestimmen und vergessen dabei, dass wir uns eigentlich stets von neuem frei entscheiden können und auch sollen, um nicht Marionetten des Zeitgeistes zu werden. Welcher Mann darf sich heute ehrlich mit dieser Frage auseinandersetzen, ohne gleich als altmodisch oder rücksichtslos abgestempelt zu werden? Wir sind davon überzeugt, dass es keine endgültige Antwort auf die Frage geben kann, ob ein Mann bei der Geburt seines Kindes dabei sein soll oder nicht. Leider wird die Anwesenheit von Vätern bei der Geburt heute überbewertet. Es scheint fast, als ob ein Mann, der – aus welchem Grund auch immer – bei der Geburt seines Kindes nicht dabei war, keine Chance mehr hätte, ein positives Verhältnis zu seinem Kind aufzubauen. Das ist natürlich vollkommen absurd. Er wird noch viele Gelegenheiten haben, sich als guter und liebender Vater zu erweisen. Umgekehrt ist es ebenso unsinnig zu glauben, ein Mann, der bei der Geburt des Kindes dabei war, wäre automatisch ein guter Vater. Wir möchten an jede Frau appellieren, nicht auf der Anwesenheit ihres Mannes zu bestehen. Er soll sich wirklich frei entscheiden können. Wenn schon unsere Gesellschaft diese Freiheit nicht bietet, schenken Sie sie Ihrem Mann, Partner oder Freund. Er soll sich ehrlich mit dieser Frage auseinandersetzen und nicht einfach tun, was alle tun. Das würde seine Anwesenheit dann auch entwerten, weil er ja gar keine Wahl hatte. Reden Sie eingehend und oft über dieses Thema und versuchen Sie, den für Sie und Ihren Mann besten Weg zu finden. Der beste Weg ist nicht unbedingt der, den alle gehen. Haben Sie Mut zu Ihrer Individualität. Vor allem sollte der Mann genug Vertrauen haben, um über seine Ängste zu sprechen und sich die Möglichkeit offen lassen zu können, während der Geburt in einen anderen Raum zu gehen, ohne sich deswegen als Versager zu fühlen. Überlegen Sie als Frau auch, welche Menschen Ihnen sehr nahe stehen und wen Sie sich bei der Geburt als Begleiter/in wünschen. Denken Sie dabei eventuell auch an Ihre Mutter, Schwester oder Freundin. Viele Frauen machen mit diesen Menschen wunderbare Erfahrungen und öffnen Tore für eine neue Dimension in der gegenseitigen Beziehung.

Die Anwesenheit einer Vertrauensperson, sei es der Mann oder eine andere nahestehende Person, ist besonders im Krankenhaus von großer Wichtigkeit. Sie kann der Frau das Gefühl der Geborgenheit vermitteln, sie trösten und ihr gut zusprechen, ihr durch Massieren die Geburt erleichtern und – was entscheidend sein kann – ihr Sprachrohr sein. Sie sollte der Frau das Gefühl geben, mit dem Geburtsteam gut reden zu können, um – falls es notwendig sein sollte – der Frau zu helfen, ihre Wünsche auch im Spital weitgehend durchzusetzen. Im Wehenschmerz stellt sich bei manchen Frauen eine gewisse Gleichgültigkeit ein, sie lassen sich dann vielleicht Dinge einreden, die sie eigentlich ablehnen. Die Vertrauensperson wird in solchen Situationen zum Anwalt/zur Anwältin der Gebärenden und hat genug Energie, um Probleme im Sinne der Gebärenden zu lösen. Voraussetzung dafür sind selbstverständlich zahlreiche Gespräche *vor* der Geburt, damit die Begleitperson die Wünsche der Frau überhaupt kennt.

Manche Männer, die bei der Geburt dabei sind, sind nachher enttäuscht, weil sie so wenig helfen konnten. Vielleicht sollten Sie sich mit dieser Möglichkeit schon vorher auseinandersetzen. Viele Hebammen bieten heute schon Vorbereitungskurse für Paare an, um Männern zu zeigen, welche Möglichkeiten sie haben, bei der Geburt hilfreich zu sein. Das stärkt das Selbstvertrauen und reduziert Angstgefühle. Es kann tatsächlich so sein, dass sich eine Frau in ihrem Wehenschmerz sehr auf sich konzentriert und alles rundherum „vergisst" oder dass Sie auf jede Zuwendung aggressiv reagiert. Hinter diesen Reaktionen steckt natürlich keine Lieblosigkeit, sondern es ist ihre Art, mit der Situation fertig zu werden, und das muss unbedingt respektiert werden. Nicht jede Frau will – selbst wenn sie sich das vorher so vorstellt – gestreichelt oder massiert werden. Für viele ist eine Berührung während der Wehe eher unangenehm oder gar unerträglich. Alles ist möglich, keine Frau weiß vorher, wie sie sich während der Geburt verhält. Sie selbst und auch die Begleitperson sollten darauf eingestellt sein. Wenn beide die notwendige Offenheit mitbringen, wird das kein Problem darstellen.

2.6. Schwangerschaftsbeschwerden – was jetzt?

Bei vielen Frauen treten während der Schwangerschaft kleinere oder manchmal auch größere Probleme auf, die doch recht lästig sein können. Wir beschreiben in diesem Kapitel die am häufigsten auftretenden Beschwerden und versuchen, Ihnen gute Tipps zu geben, wie Sie sich am besten helfen können. Unser Hauptanliegen ist es auch hier, möglichst sanfte Lösungen anzubieten.

Oft bekommen Frauen, die unter verschiedenen Beschwerden leiden, die nur wenig tröstlichen Worte zu hören: „Nach der Geburt sind alle Wehwehchen weg." Mag sein, aber bis dahin ist es oft ein weiter Weg. Ständige Schmerzen machen jedem Menschen zu schaffen, sie beeinträchtigen unsere Lebensqualität. Es ist daher nicht ratsam, alles nur tapfer durchzustehen, denn es gibt vielfältige sanfte Methoden, die alle möglichen Beschwerden lindern oder sogar verschwinden lassen. Und es ist sehr schade, wenn Frauen aus Unwissenheit – oder weil sie nicht oder nicht gut beraten werden – unnötig leiden. Schließlich soll sich jede schwangere Frau so wohl wie möglich fühlen.

2.6.1. Übelkeit

In den ersten zwölf Schwangerschaftswochen kommt es bei Frauen zu einem großen Energieverlust, der nicht messbar, aber leicht nachvollziehbar ist. Das heranwachsende Kind nimmt sich auf körperlicher und psychischer Ebene alles, was es braucht. Diese erste Phase wird von Frauen ganz verschieden erlebt, dabei spielen sicher die eigenen Anlagen und bestimmte Familienmuster eine Rolle. Manche Frauen haben ein flaues Gefühl im Magen, andere leiden an heftiger Übelkeit, die bis zum Erbrechen führen kann.

Bei psychischen Problemen haben sich Bachblüten und homöopathische Mittel bewährt. Bitte konsultieren Sie aber Experten und Expertinnen und sehen Sie von einer Selbstmedikation ab. Wichtig ist es, Gespräche mit vertrauten Personen zu führen, die Beschwerden zu artikulieren und sie zuzulassen.

Bei Übelkeit hilfreich ist eine **Suppe aus Gerste und Hafer**, die lange bei niedriger Temperatur gekocht wird. Essen Sie täglich mehrmals ein paar Löffel mit Steinsalz und Majoran (stärkt das Immunsystem und hat eine antibakterielle Wirkung) gewürzte Suppe. Übelkeit kann auch durch den Verzehr von **Gerstenbrei** behandelt werden. Dabei wird Biogerste in Milch weich gekocht und eine Messerspitze Malz hinzugefügt. Die süße Gerste beruhigt die Nerven. Sie können auch öfter einen **Steinsalzstein** abschlecken, der zwischen 84 und 96 Mineralstoffe enthält, und damit die nötigen Mineralstoffreserven auffüllen. Bereiten Sie sich einen halben Liter **Tee** zu gleichen Teilen aus **Pfefferminz und Kamille** zu und trinken sie ihn warm oder kalt über den ganzen Tag verteilt.

Scheuen Sie sich nicht, ein paar Tage zu Hause zu bleiben und einfach auszuruhen. Viele Frauen trauen sich das nicht, weil sie üble Nachrede befürchten.

Niemand kann beurteilen, wie es um Ihre Energiereserven bestellt ist, nur Sie wissen, wie stark oder schwach Sie sich fühlen, stehen Sie dazu und holen Sie sich die Ruhe, die Sie jetzt brauchen. Selbstverständlich gibt es heute auch Zäpfchen und Tabletten, die helfen können, Übelkeit zu bekämpfen. Das muss natürlich mit dem Arzt/der Ärztin besprochen werden.

Unterschätzen Sie auch die Wirkung von Frischluft nicht. Ausgedehnte **Spaziergänge**, das bewusste tiefe Durchatmen, der Duft von Wald- und Wiesenluft wirken sich äußerst positiv auf das Gemüt aus und lassen Übelkeit oft verschwinden. Versuchen Sie, das häufige Abendritual, also essen, fernsehen und lange sitzen, zu durchbrechen, indem Sie dazwischen spazieren gehen.

Sehr häufig tritt die sogenannte Morgenübelkeit auf, die auch mit Erbrechen einhergehen kann. Stellen Sie schon abends eine Thermoskanne **Tee und trockene Kekse** auf Ihr Nachtkästchen. Wenn Sie morgens aufwachen, trinken und essen sie Tee und Kekse noch noch vor dem Aufstehen. Bleiben Sie noch kurze Zeit liegen. Manchmal hilft es schon, die Zahnpaste zu wechseln, weil Frauen in der Schwangerschaft plötzlich einen anderen Geruchs- und Geschmackssinn entwickeln. Wenn Sie in sich hineinhören, spüren Sie, was Ihnen guttut und was schadet.

Häufiges Erbrechen sollten Sie keinesfalls unterschätzen. Ein Elektrolytmangel kann heftige Kreislaufbeschwerden auslösen. In Extremfällen müssen Frauen im Krankenhaus mit Elektrolytinfusionen behandelt werden. In diesen Fällen ist absolute Ruhe wirklich notwendig.

Glücklicherweise verschwinden die meisten Übelkeitsbeschwerden mit der 12. oder 13. Schwangerschaftswoche. In seltenen Fällen bessert sich die Situation nicht, dann sollte sich keine Frau scheuen, in Krankenstand zu gehen, um die nötige Ruhe zu finden.

2.6.2. Schlaf- bzw. Einschlafprobleme

Wenn Sie Schwierigkeiten haben, ein- oder durchzuschlafen, gibt es vielleicht etwas, das Ihnen Sorgen macht. Versuchen Sie, im Gespräch mit einem Ihnen sehr vertrauten Menschen die Gründe für Ihre Einschlafprobleme herauszufinden. Nehmen Sie ein entspannendes Bad und lassen Sie den Abend nach Möglichkeit ruhig ausklingen. Einfache Entspannungsübungen, Autogenes Training, Meditation, Tiefenentspannung bzw. Hypnose können ebenfalls sehr hilfreich sein. Versuchen Sie es vor dem Schlafengehen mit einer Runde Spazierengehen.

Sehr bewährt hat sich auch eine **einwöchige Teekur**. Überbrühen Sie dazu einen gehäuften Esslöffel Tee (**Hopfen, Melisse und Baldrian** zu gleichen Teilen gemischt) mit ¼ Liter kochendem Wasser, lassen Sie den Tee fünf bis sechs Minuten ziehen (nicht länger, sonst wird er zu bitter). Trinken Sie diesen Tee eine Woche lang (nicht länger) eine halbe Stunde vor dem Schlafengehen.

Viele Frauen schlafen während der Schwangerschaft deshalb so schlecht, weil Sie in der Nacht mehrmals auf die Toilette gehen müssen. Das ist vollkommen natürlich, aber trotzdem lästig, weil sie dann oft lange nicht einschlafen können. Hier raten wir Ihnen, tagsüber zwar viel zu trinken, aber ab ungefähr 16.00 Uhr sparsamer mit Getränken umzugehen, damit Sie Ihren Schlaf nicht allzu oft unterbrechen müssen. Schlafschwierigkeiten können auch andere Gründe haben: Das Schlafzimmer ist zu warm oder zu kalt, die Matratze ist schlecht, Sie brauchen mehr Sauerstoff. Manchmal hilft es auch, die Füße höher zu lagern als den übrigen Körper oder auf einem Schaffell zu schlafen.

Helfen diese Tipps alle nicht, sollten Sie es mit **Kinesiologie** versuchen. Darunter versteht man/frau eine Technik, bei der man aus dem Zustand und vor allem der Reaktion bestimmter Muskeln auf äußere Reize Rückschlüsse auf den Zustand einer Person ziehen kann.

Verspannungen, Schmerzen und Krankheiten sollen nicht als Fehler der Natur gewertet, sondern als an uns gerichtete Botschaften verstanden werden.

2.6.3. Verstopfung

Was können Sie neben einer ausgewogenen und gesunden Ernährung noch tun, um das Problem Verstopfung zu beheben? Nehmen Sie jeden Tag einen Teelöffel einer Mischung aus Sesam- und Leinsamenöl zu sich oder essen Sie vermehrt Sesam- und Leinsamenkörner. Außerdem sollten Sie viel trinken, vor allem Wasser oder/und ungezuckerten Tee. Fruchtsäfte sollten Sie unbedingt meiden, auch ungesüßte natürliche Fruchtsäfte enthalten Fruchtzucker, der das Problem Verstopfung noch verschlimmern kann. Sauerkraut ist sehr gesund und regt die Verdauung an. Es sollte daher möglichst oft auf Ihrem Speiseplan stehen. Trinken Sie gleich nach dem Aufstehen ein Glas warmes Wasser, dem eine Messerspitze Steinsalz hinzugefügt wurde. Ebenso hilfreich ist es, Sesam, Leinsamen und Flohsamen zu gleichen Teilen in Wasser oder Joghurt quellen zu lassen und dann zu essen. Verdauungsfördernd wirken auch Birnen-, Apfel- und Zwetschkenkompotte.

Viel Bewegung, Schwimmen und Spazierengehen regen ebenfalls die Verdauung an. Wenn das auch banal klingt, ist es doch wichtig, sich stets genug Zeit für den Gang auf die Toilette zu nehmen. Auch ab und zu ein Einlauf mit einer Teemischung aus Kümmel, Fenchel und Anis schafft Abhilfe. In diesem Fall sollten Sie nur einen und nicht – wie sonst üblich – drei Einläufe machen.

Mit einer Fußreflexzonenmassage oder Craniosacral-Osteopathie (nähere Informationen finden Sie in dem entsprechenden Kapitel, siehe Seite 234 ff.) kann man die Darmtätigkeit ebenfalls sehr positiv beeinflussen. Sehr oft wird die Verstopfung durch die Einnahme bestimmter Eisenpräparate ausgelöst oder verschlimmert. Überlegen Sie, ob das bei Ihnen der Fall sein könnte. Eisenmangel während der Schwangerschaft ist nichts Ungewöhnliches und kann meistens auch ohne Vitaminpräparate durch natürliche Mittel behoben werden. Lesen Sie dazu die Tipps gegen Eisenmangel, die Sie in diesem Kapitel finden (siehe Seite 57).

2.6.4. Rückenschmerzen

Durch die Schwangerschaft verändert sich die Haltung der Schwangeren und damit die Form ihrer Wirbelsäule. Dieser Umstand bereitet vielen Frauen Rückenprobleme. Nehmen Sie bei Kreuzschmerzen öfter ein Entspannungsbad. Allein das warme Wasser wirkt Wunder. Danach lassen Sie sich das Kreuz mit Johanniskrautöl oder Kreuzschmerzöl massieren. Eine ausgesprochen gute Übung zur Entlastung des Kreuzes ist der „Adler". Legen Sie sich dazu auf eine weiche Unterlage auf den Boden, stellen Sie die Beine auf, strecken Sie die Arme von sich, wobei die Handflächen nach oben schauen. Atmen Sie ruhig ein, halten Sie den Atem eine kurze Pause lang an. Beim Ausatmen drehen Sie den Kopf nach rechts und gleichzeitig die Knie nach links. Halten Sie kurz die Luft an und verbleiben Sie in dieser Position. Beim Einatmen gehen Sie mit dem Kopf und den Knien wieder zur Mitte zurück. Mit der Ausatmung wenden Sie diesmal den Kopf nach links und die Knie nach rechts usw. Wiederholen Sie den „Adler" mehrmals.

Rückenschmerzen treten auch häufig in Verbindung mit Verstopfung auf. Oft genügt es, dieses Problem zu lösen, damit die Rückenschmerzen vergehen.

Die beste Vorsorge gegen Rückenschmerzen beginnt zu Hause. Wenn der Partner seine Frau oder Freundin liebevoll massiert und ihr möglichst viel Arbeit abnimmt, ist das oft schon genug, um die Schmerzen zu lindern.

Es ist ebenfalls ratsam, sich schonend und behutsam zu bewegen und sich beispielsweise nicht zu bücken. In die Hocke zu gehen, ist aus mehreren Gründen wesentlich gesünder. Sehr gut bewähren sich auch verschiedene Massagetechniken wie Fußreflexzonenmassage, Akupunktmassage, Akupressurmassage, Shiatsu, Osteopathie und Holistic Pulsing (Dabei handelt es sich um eine sanft ausgeführte, intensiv wirkende manuell-energetische Methode. Während einer Sitzung wird der Körper durch aufeinander abgestimmte Griffe in leichte, pulsierende Schwingungen versetzt, die vom Kopf bis zu den Füßen wirken und zu einer tiefen Entspannung führen. Dieser Rhythmus entspricht dem Herzschlagrhythmus eines Fötus. Die Zellen erinnern sich zurück, werden wieder jung und lebendig. – Infos unter www.fuehldichgut.at/produkte/holistic-pulsing/) Weitere Optionen sind Chiropraktik und die Zilgreimethode (eine einfach zu erlernende Haltungs- und Atemtherapie).

Rückenschmerzen können auch von alten Narben herrühren (z.B. von einem Kaiserschnitt oder einer Blinddarmoperation). Hier könnte eine Narbenentstörung mit APM (Akupunktmassage) Abhilfe schaffen. Auch das Schröpfen kann helfen. Ein häufiger Grund für Rückenschmerzen ist ein Mineralstoffmangel. Verwenden Sie in der Küche hochwertiges Salz und achten Sie auf gesunde Ernährung.

2.6.5. Wadenkrämpfe

Wadenkrämpfe treten häufig nachts auf und weisen auf einen Magnesium-, Kalium- oder Kalziummangel hin. Abhilfe verschaffen allabendliche Wechselduschen der Beine bis übers Knie. Versuchen Sie bedächtig, gute und langsame Bewegungen zu machen. Hetzen und ruckartige Bewegungen sollten Sie vermeiden. Essen Sie über einen längeren Zeitraum (maximal 14 Tage lang) täglich zwei Bananen und eine halbe Grapefruit. Nehmen Sie viel grünes Gemüse, getrocknete Marillen und Weintrauben zu sich. Halten Sie die Beine warm, nehmen Sie warme Fußbäder und lagern Sie die Beine so oft wie möglich hoch, in der Nacht sollten sie höher liegen als der übrige Körper. Jede Art von Stress verbraucht Kalium und Kalzium. Am Abend können Sie eine Venenmassage durchführen (siehe Seite 65). Lagern Sie die Beine zunächst zehn Minuten hoch, bevor Sie mit einer etwa dreiminütigen Massage pro Bein beginnen. Verwenden Sie dazu ein gutes Massageöl (Frauen, die unter Krampfadern leiden, verwenden am besten ein Venenöl – siehe Kapitel 14 –, Frauen ohne Krampfadern massieren die Beine mit Johanniskrautöl). Bei Krampfadern und Krämpfen sind Stützstrümpfe sehr empfehlenswert. Lagern Sie so oft wie möglich die Beine hoch. Homöopathische Tipps finden Sie ab Seite 237.

2.6.6. Taube Gefühle oder „eingeschlafene Arme"

Dieses Problem geht fast immer von der Halswirbelsäule aus. Auch hier helfen Wechselduschen, das tägliche Einreiben bzw. Massieren mit Venen- oder Johanniskrautöl und das oftmalige Hochlagern der Beine. Machen Sie jeden Tag den Adler. Probieren Sie es mit Shiatsu, Osteopathie, Holistic Pulsing oder Lymphdrainagen.

Wenn die Beine von dem Phänomen Kribbeln betroffen sind, ist die Lendenwirbelsäule betroffen. Greifen Sie zu den gleichen Methoden wie bei Taubheitsgefühl in den Händen.

2.6.7. Krampfadern

Essen Sie so wenig Zucker wie möglich, machen Sie viel Bewegung. Rosskastaniensalbe oder -kapseln können die Beschwerden ebenfalls lindern. Sie können auch Kastanien und Maroni essen.

Tragen Sie eine Stützstrumpfhose und machen Sie täglich die Venenmassage (siehe Seite 65) mit Venenöl (siehe Seite 266 ff.) oder mit einer ärztlich verschriebenen Venensalbe. Duschen Sie die Beine jeden Tag kalt ab und essen Sie ab und zu eine Wacholderbeere, allerdings erst ab der 25. Schwangerschaftswoche, weil Wacholderbeeren treibend wirken. Was die Ernährung betrifft, gelten dieselben Regeln wie bei Hämorrhoiden (siehe nächster Punkt).

2.6.8. Hämorrhoiden

Reduzieren Sie Kuhmilchprodukte, besonders Molkegetränke. Erlaubt sind Schlagobers (Sahne), Sauerrahm, Ziegenmilch und Schafmilch. Essen Sie viele Getreideprodukte, um genügend Kalzium und Magnesium aufzunehmen. Es empfiehlt sich, nichts Stopfendes zu essen und relativ kühle Sitzbäder zu nehmen. Geben Sie Eichenrindenextrakt, Salbeitee und drei Esslöffel Meersalz ins Wasser. Ein- bis dreimal täglich kann frau sich Magertopfen (Quark) vermischt mit Eichenrindenextrakt und Salbeiblättern auflegen. Statt einer Salbe können Sie Johanniskraut- oder Venenöl auf die schmerzenden Stellen geben. Gute Erfolge werden auch mit der Homöopathie erzielt.

2.6.9. Mattigkeit und Erschöpfung

Diese Beschwerden sind völlig natürlich und kein Grund zur Beunruhigung. Der Körper braucht jetzt sehr viel Energie. Ab der 14. Schwangerschaftswoche sollte sich das Problem lösen.

Trinken Sie eine Woche lang täglich folgende Mischung: 1/8 Liter roter Rübensaft, 1/8 Liter Karottensaft, Saft einer Orange, 1 Kaffeelöffel Weizenkeimöl. Diese Mischung bewährt sich auch bestens bei häufigen Verkühlungen und einer verminderten Abwehrkraft des Körpers. Spazierengehen, Mittagsruhe, wenig Zucker, viel Gemüse und Vollkornprodukte steigern das Wohlbefinden ebenfalls. Trinken Sie dreimal pro Woche ein Glas warmes Wasser mit einer Messerspitze Steinsalz, einem Esslöffel Apfelessig und einem Kaffeelöffel Honig in der Früh.

2.6.10. Entzündetes Zahnfleisch und/oder Zahnfleischbluten

Dieses Problem ist meist auf Vitaminmangel zurückzuführen, wobei es bei Problemen mit dem Zahnfleisch empfehlenswert ist, Apfelkompott zu essen. Vitamin C können Sie auch in Form von Acerolakirschen (auch in Kapselform erhältlich) zu sich nehmen. Zinkmangel können Sie durch den Verzehr von Wildleber und hochwertigem Fleisch ausgleichen. Essen Sie Vollkorngetreide (Roggen, Gerste, Hirse und Dinkel) und viel Petersilie (eventuell gemischt mit Salbei und anderen frischen Kräutern). Bereiten Sie sich einen Tee, der zu gleichen Teilen aus Eibisch und Salbei, etwas Zitronensaft und einer Prise Steinsalz besteht, und spülen Sie den Mund zweimal täglich aus. Diese Flüssigkeit können Sie auch in die Mundusche geben oder als Spülmittel beim Zähneputzen verwenden. Homöopathisch helfen können Sie sich mit Arnica D6, von dem Sie drei bis fünf Globuli 14 Tage lang ein- bis zweimal täglich unter der Zunge zergehen lassen.

2.6.11. Symphyseschmerzen

Schwangere leiden oft unter mehr oder minder heftigen Schmerzen im Bereich der Schambeinfuge. Das ist jener Knorpel, der den vorderen Beckenring zusammenhält. Die Übung der „Adler" (siehe Seite 69) stellt hier wieder eine bewährte Hilfe dar. Häufig wird übersehen, dass die Schmerzen auf Probleme mit dem Kreuzbein zurückzuführen sind. Kreuzbeinmassagen mit Johanniskraut- oder Kreuzschmerzöl oder auch das Tragen eines Schwangerschaftsmieders können das Problem oft sehr schnell lösen.

2.6.12. Sodbrennen

Sodbrennen bedeutet immer eine Übersäuerung. Nehmen Sie täglich zwei Kapseln Basenpulver ein, das Sie in der Apotheke erhalten. Streichen Sie Zucker von Ihrem Speiseplan und trinken Sie öfter einmal Salzwasser. Meiden Sie Stress, auch er macht „sauer".

Beobachten Sie, welche Nahrungsmittel Sodbrennen auslösen, und meiden Sie diese. Grundsätzlich sollten Sie fünf bis sechs kleinere Mahlzeiten pro Tag einnehmen, nicht drei große. Saure Speisen wirken sich ungünstig aus und sollten daher gemieden werden. Apfelkompott ist besser verträglich als frische Äpfel. Drei bis fünf ungeschälte Mandeln mehrmals täglich gekaut wirken meistens gut gegen Sodbrennen. In der Nacht sollten Sie auf möglichst vielen Polstern schlafen. Die Aromatherapie hat Sandelholzöl anzubieten, um das Leiden zu lindern. Ein Eierbecher voll Honig wird mit sieben Tropfen Sandelholzöl gemischt. Essen Sie immer dann eine Messerspitze davon, wenn Bedarf besteht. Zwischendurch verschaffen einige Bissen von einer altbackenen Semmel (einem Brötchen) Erleichterung.

Homöopathie, Akupunktur und Kinesiologie helfen in besonders hartnäckigen Fällen.

2.6.13. Hautprobleme

Sie treten in der Schwangerschaft hauptsächlich in zwei Arten auf:

Bei trockener Haut hilft eine öfter durchgeführte Massage mit kaltgepresstem Olivenöl, das Sie auch – eventuell mit etwas Honig – ins Badewasser geben können.

Bei Hautausschlag, der jucken kann, ist es günstig, auf eine milde und ausgewogene Ernährung umzustellen und folgende Zutaten ins Badewasser zu geben: Lindenblüten- und Lavendeltee, 250 Gramm Meersalz und fünf Tropfen Teebaumöl. Nach dem Bad sollten Sie Jojobaöl hauchdünn auf die Haut auftragen.

Bei trockener Haut und bei juckendem Hautausschlag sollten Sie sich in der Apotheke norwegischen Dorschlebertran besorgen und eine Woche lang täglich einen Esslöffel davon einnehmen. Es gibt auch Lebertrankapseln in der Apotheke. Gut bewährt hat sich auch eine dreiwöchige Kur mit Mariendisteltee nach Hildegard von Bingen.

2.6.14. Kalte Füße

Nehmen Sie täglich einmal ungefähr zehn Minuten lang ein warmes Fußbad, in das Sie Honig, Zimt-, Nelken- und Ingweröl hineingeben (je ein Tropfen Öl wird mit einem Esslöffel Honig vermischt). Ebenso empfehlenswert sind tägliche Wechselduschen und das Tragen von Schafwollsocken.

Lassen Sie sich von Ihrem Partner die Füße massieren, machen Sie viel Bewegung, vermeiden Sie enge Schuhe oder/und massieren Sie sich die Füße mit Wollfett ein.

2.6.15. Kreislaufbeschwerden

In diesem Fall ist eine ärztliche Kontrolle angezeigt.

2.6.16. Niedriger Blutdruck

Oft sind Kreislaufbeschwerden auf einen niedrigen Blutdruck zurückzuführen. Das beeinträchtigt das Wohlbefinden, ist aber nicht besorgniserregend. Um sich besser zu fühlen, trinken Sie öfter Steinsalzwasser, machen Sie zehn Minuten Gymnastik täglich, tanzen Sie oder gehen Sie ins Fitnesscenter. Trinken Sie Apfelsaft mit Salz und Zucker, Traubenzucker oder Honig. Bei großer Hitze bewährt sich ein Fächer, der übrigens auch ein unerlässlicher Begleiter von Frauen in den Wechseljahren ist und den Einsatz von Hormonen weitgehend überflüssig macht.

Was können Sie noch tun, um Kreislaufbeschwerden zu lindern? Viel spazieren gehen, viel trinken und warm-kühle Wechselduschen machen. Eine Tasse schwarzen Tees mit Rosmarintee gemischt, schluckweise auf den ganzen Tag verteilt, trinken. Auch ein bis zwei Tassen Kaffee pro Tag helfen bei niedrigem Blutdruck. Es wäre nur besser, den Kaffee mit Schlagobers (Sahne) anstelle von Milch zu trinken. Akupunktur und Homöopathie helfen in hartnäckigen Fällen.

2.6.17. Hoher Blutdruck

Bei hohem Blutdruck ist es besonders wichtig, diesen sehr häufig zu messen, um entscheiden zu können, ob es sich um echten und behandlungsbedürftigen oder um einen durch den Arztbesuch hervorgerufenen Hochdruck handelt.

Ideal ist es, den Blutdruck über einen längeren Zeitraum täglich zur gleichen Zeit zu messen. Bevor Sie Bluthochdruck mit Tabletten behandeln, sollten Sie zuerst natürliche Mittel ausprobieren.

Reduzieren Sie den Konsum von Zucker und Salz auf ein Minimum. Verzichten Sie völlig auf Pökelsalz, das in Wurst, Speck, Schinken und Geräuchertem enthalten ist. Ein- bis zweimal pro Woche sollten Sie einen Apfel-Brot-Tag einlegen: Essen Sie nur altbackenes Brot oder Knäckebrot, dazu Äpfel oder ungezuckertes Apfelkompott – und zwar so viel Sie wollen. Trinken Sie viel Wasser oder ungesüßten Tee. Halten Sie, wenn möglich, Mittagsruhe, gehen Sie spazieren, schonen Sie sich und legen Sie sich am Abend früh schlafen. Dass Stress generell weitgehend vermieden werden sollte, versteht sich von selbst.

Ihr Frauenarzt/ihre Frauenärztin muss sofort handeln, wenn drei Probleme gemeinsam auftreten: Bluthochdruck, Eiweiß im Urin und Wasser in Beinen und Händen. Dann droht eine Gestose (im Volksmund fälschlicherweise Schwangerschaftsvergiftung genannt).

2.6.18. Scheidenpilz

Wenn Sie unter Juckreiz in der Scheide leiden, besteht der Verdacht auf Scheidenpilz, der unbedingt ärztlich behandelt werden muss, weil er zu einem vorzeitigen Blasensprung oder zu Wehen führen kann. Außerdem besteht während der Geburt für das Baby höchste Ansteckungsgefahr.

Die ärztliche Behandlung sollte mit einer Änderung der Lebensweise einhergehen. Es ist sehr wichtig, auf eine gesunde ausgewogene Ernährung zu achten, auf Zucker zu verzichten, Algen zu essen und alles zu vermeiden, was den Körper sauer macht. Versuchen Sie Stress abzubauen und genügend lange zu schlafen.

Was die Körperhygiene betrifft, sollten Sie unbedingt eine ph-neutrale Seife für den Intimbereich verwenden. Nehmen Sie zweimal täglich ein Sitzbad (zwei Schalen Meersalz in die 15 cm mit Wasser gefüllte Badewanne geben, dazu kommt 1/16 Liter Eichenrindenextrakt).

Hier möchten wir Sie auf Kapitel 5 verweisen. Reduzieren Sie auch hier den Zuckerkonsum und nehmen Sie eine Woche lang dreimal täglich drei bis fünf Globuli Borax D12.

2.6.19. Eisenmangel

Sehr viele Frauen sind von diesem Problem betroffen. Mit ganz wenigen Aus-nahmen lässt sich Eisenmangel *ohne* medizinische Präparate beheben. Was können Sie alles tun?

- Eine Woche lang täglich einmal folgende Saftmischung trinken: 1/8 l roter Rübensaft, 1/8 l Karottensaft, Saft einer Orange, ein Teelöffel Weizenkeimöl.
- 14 Tage lang täglich ein Teelöffel norwegischen Dorschlebertran (aus der Apotheke) zu sich nehmen.
- Vollwertgerichte (Dinkel!), Frischgemüse (bittere Salate wie Radicchio oder Endiviensalat, Löwenzahn- und Brennnesselblätter, Bärlauch, Sellerie), Obst nach Jahreszeit, zweimal pro Woche hochwertiges Fleisch, ab und zu Schaf-, Ziegen- oder Rehleber. Viel Sesam, Hirse, Leinsamen zur Nahrung geben.
- Wenig Zucker konsumieren, denn Zucker ist der größte Vitamin-B_{12}- und B-Komplex-Räuber. Diese Vitamingruppe ist unerlässlich für die Eisenbildung.
- 14 Tage lang täglich eine Schale Brennnesseltee trinken. Fügen Sie eine Mes-serspitze Steinsalz hinzu.
- Auch ins Lindenblütenbad Brennnesseltee geben.
- Mischen Sie in ein Glas lauwarmes Wasser einen Esslöffel Apfelessig und ei-nen Kaffeelöffel Honig. Trinken Sie dieses Gemisch in der Früh, es hilft auch gegen Müdigkeit.
- Kräuterblutsäfte trinken.
- Roten Rübensaft trinken. Nicht erschrecken! Nach dem Trinken dieses Saf-tes können Urin und Kot rot sein – kein Problem!
- Aufbaukalk essen (in der Apotheke erhältlich).
- Viel an der frischen Luft spazieren gehen.

2.6.20. Hoher Puls

Er soll vom Arzt/von der Ärztin kontrolliert werden. Helfen können Baldrian-tropfen oder eine Mischung aus Baldrian- und Lavendeltee. Trinken Sie von die-sem Tee täglich eine Schale über einen Zeitraum von ein bis zwei Wochen.

2.6.21. Haarausfall

Dabei spielt immer Zinkmangel eine Rolle, der mit Zinkkapseln behoben wer-den kann. Geben Sie Brennnesseltee in die letzte Spülung der Haare. Achten

Sie auf eine ausgewogene und gesunde Ernährung und essen Sie Aufbaukalk aus der Apotheke.

2.6.22. Nabelbrennen

Brennen des Nabels entsteht durch die starke Überdehnung der Bauchmuskulatur. Reiben Sie die schmerzende Stelle mehrmals täglich mit Johanniskrautöl ein. Sie könnten auch das Tragen eines Schwangerschaftsmieders überlegen.

2.6.23. Nabel- und Leistenbruch

Bei Nabel- und Leistenbruch empfiehlt sich das Tragen eines Schwangerschaftsmieders oder Stützgürtels.

2.6.24. Herpes

Herpes kann häufig homöopathisch behandelt werden. Wenn das der Fall ist, kann die Geburt auch auf natürlichem Wege erfolgen. Aber das muss selbstverständlich mit dem Arzt/der Ärztin besprochen werden.

2.6.25. Blasenentzündung

Trinken Sie viel naturbelassenen Preiselbeersaft und Blasentee, den Sie in der Apotheke erhalten. Wenden Sie sich an einen/eine TCM-Arzt/Ärztin (TCM = Traditionelle Chinesische Medizin).

Homöopathie und Kinesiologie erzielen bei der Behandlung von Blasenentzündung gute Erfolge.

2.6.26. „Verstopfte" Ohren

Wenn Sie das Gefühl haben, Ihre Ohren seien ständig zu oder verstopft, lassen Sie bitte den Blutdruck öfter kontrollieren.

2.7. Das Bedürfnis, sich etwas Gutes zu tun: Körperpflege, Brust- und Dammpflege, Massage, Schwangerschaftsgymnastik

Sobald Sie wissen, dass Sie schwanger sind, versuchen Sie einfach, vermehrt in sich hineinzuhorchen. Erspüren Sie, was Sie brauchen. Wenn Sie sich dafür ein bisschen Zeit nehmen, werden Sie die Signale Ihres Körpers zu deuten wissen. Deckt sich eine Frau dagegen mit Arbeit zu und nimmt keine Rücksicht auf ihr Inneres, verdrängt sie die Schwangerschaft so perfekt, dass sie weniger spürt. Wo immer eine Frau zum Zeitpunkt des Eintritts der Schwangerschaft steht: Sie sollte nun innehalten, ihre Lebenssituation neu überdenken und sich möglichst viele Freiräume schaffen. Wenn ihr Körper sich nach Ruhe sehnt, sollte sie auch als berufstätige Frau nicht davor zurückschrecken, diesem Bedürfnis nachzugeben. Notfalls können Sie sich krankschreiben lassen. Eine schwangere Frau darf ruhig egoistisch sein, weil es ja auch um ihr Kind geht. Manche Frauen fühlen sich in den ersten drei Schwangerschaftsmonaten müde und unsicher. Wenn es sich einrichten lässt, sollten Sie täglich ein Mittagsschläfchen machen, sich viel in der frischen Luft bewegen und gut essen. Dann wird sich diese Niedergeschlagenheit bald geben und neue Energien werden wach.

So viel Bewegung wie möglich in der frischen Luft ist eine gute Basis für eine angenehme Schwangerschaft. Jede Frau weiß selbst am besten, was ihr guttut und wo ihre ganz persönlichen Grenzen liegen. Für die Zeit der Schwangerschaft ideal sind folgende sportliche Aktivitäten: schwimmen, ausgedehnte Spaziergänge und leichte Gymnastik. Diese Tätigkeiten sind nicht zu anstrengend und können psychische Anspannung, innere Blockaden und Stress lösen. Wichtig ist, dass nicht Hochleistungssport betrieben wird, sondern maßvoller Ausdauersport. Viele Frauen vertrauen auf Yoga oder Autogenes Training.

Auch im Bereich der Körperpflege gibt es positive Auswirkungen auf eine schwangere Frau, schon allein deshalb, weil sie sich Zeit für sich selbst nimmt. Ein entspannendes Bad mit ph-neutralen, natürlichen und duftenden Zusätzen wirkt oft Wunder und hebt die Stimmung enorm. Geben Sie Honig, kaltgepresstes Öl und ein ätherisches Öl nach eigener Wahl (besonders wohlduftend ist echtes Rosenöl) in das Badewasser. Sollten Sie unter Schlafproblemen leiden, empfiehlt sich ein Hopfen- und Melissenbad. Sehr angenehm und wohltuend wirkt sich auch ein Lindenblütenbad aus.

Wir sollten wieder eine Badekultur entwickeln, die uns in unserer hektischen Zeit abhanden gekommen ist. Baden ist mehr als reinigen, es ist ein Eintauchen in das Urelement Wasser. In der Badewanne liegend können Sie sich gut vorstellen, wie es Ihrem Kind geht, das geborgen im warmen, weichen, wohligen Nass in der Fruchtblase schwimmt. Schließen Sie genussvoll die Augen und erzählen Sie Ihrem Kind Geschichten. Sie werden es beide auskosten und genießen.

Es könnte sein, dass eine Frau vor allem während des letzten Teiles der Schwangerschaft das Gefühl hat, besonders zu schwitzen. Sehen Sie das einfach als natürliche Begleiterscheinung, die sich ganz sicher wieder gibt. Steigen Sie öfter unter die Dusche und lassen Sie sich vom Wasser erfrischen.

Wenn Sie Schwangerschaftsstreifen fürchten, können Sie den Bauch regelmäßig mit Öl massieren und leicht zupfen. Auch hier brauchen Sie nicht zur teuren Spezialcreme greifen, ein gutes Massageöl hilft mindestens ebenso gut. Manche Frauen empfinden das Eincremen als unangenehm. Wenn das der Fall ist, lassen Sie es einfach sein und trösten Sie sich damit, dass Eincremen zwar vieles lindern kann, aber keinerlei Garantie gegen das Auftreten von Schwangerschaftsstreifen darstellt. Es ist eher so, dass man mit der Eitelkeit gute Geschäfte machen kann. Ob die Haut einer Frau nach der Schwangerschaft Streifen aufweist oder nicht, hat viel eher etwas mit erblicher Veranlagung und mit der eigenen Ernährung zu tun. Hafer, Hirse und Gerste stellen sicher eine wesentlich bessere, weil von innen kommende Vorbeugung gegen Schwangerschaftsstreifen dar. Eine schwangere Frau verändert sich, Körper, Geist und Seele verändern sich. Das gilt es anzunehmen. Wir können nicht die Reife einer Frau haben, die geboren hat, und gleichzeitig den Körper einer Vierzehnjährigen. Das Geheimnis eines tieferen Glückes liegt im Annehmen der Veränderung.

Eine Schwangerschaft kostet Kraft und Energie, sie verleiht aber auch Kraft. Das heißt selbstverständlich nicht, dass wir uns total gehen lassen sollen, weil es ohnehin egal ist, wie wir aussehen. Wir sollen uns nur etwas von diesem unnötigen Stress und der falschen Vorstellung befreien, dass nur die Figur eines magersüchtigen Models begehrenswert ist. Eine schwangere Frau, die zu ihrem runden Bauch ja sagt, kann oft weit begehrenswerter und weiblicher sein, auch wenn die Werbung uns etwas anderes vorgaukelt. Begehrenswert ist eine Frau immer dann, wenn sie mit ihrem Inneren versöhnt ist.

Wenn Sie wollen, können Sie Ihre Brust schon jetzt auf das Stillen vorbereiten, um wunden Brustwarzen vorzubeugen. Massieren Sie die Brustwarzen öfter mit Jojoba- oder Dammöl (siehe Kapitel 14) oder mit einem guten, parfumfreien Fett (Melkfett, Vasiline) ein.

Eine wunderbare Gelegenheit, die Schwangerschaft genussvoll auszukosten, ist die Partnermassage. Vorausschicken möchten wir, dass manche Männer Probleme mit dieser Art der Zuwendung haben, während die meisten Frauen von der Partnermassage begeistert sind. Männern mangelt es oft an Geduld, Einfühlungsvermögen und Hingabe. Eine mögliche Erklärung dafür ist, dass sie selbst in ihrer Kindheit zu wenig körperliche Zuwendung bekommen haben. Manchmal sind einige Gespräche notwendig, um einen Mann positiv zu motivieren. Erzwingen lässt sich seine Bereitschaft selbstverständlich nicht.

Partnermassagen können Sie ein ganzes Leben lang begleiten, stellen sie doch eine sinnvolle Gesundheitsvorsorge dar, die Sie zu Hause anwenden und bei der Sie das Angenehme mit dem Nützlichen verbinden können. Sie tun dabei Ihrem Körper und Ihrer Seele etwas Gutes. Vom Partner/der Partnerin Zeit und Zuwendung geschenkt zu bekommen, tut sehr wohl. Viele Männer fragen sich während der Schwangerschaft ihrer Partnerinnen oft, was sie eigentlich für ihr Kind tun können. Sie beklagen manchmal, dass ihnen der gefühlsmäßige Zugang zum Kind in dieser Zeit verwehrt ist und fühlen sich dadurch ausgeschlossen. Die Partnermassage ist eine wunderbare Gelegenheit, gegen diese Defizite Abhilfe zu schaffen. Ein Mann massiert nicht nur seine Frau oder Partnerin, er massiert dabei auch das Kind mit. Was der werdenden Mutter guttut, genießt auch das Kind. Der Weg zum Kind führt somit über die Mutter.

Im Idealfall besuchen Sie gemeinsam einen Partnermassagekurs bei einer Hebamme, die auch Geburtsvorbereitung anbietet. Sie können dann gleich die verschiedenen Möglichkeiten ausprobieren. Falls so ein Kurs für Sie nicht in Frage kommt, stellen wir Ihnen hier einige Möglichkeiten vor, wie Sie einander erstens während der Zeit der Schwangerschaft etwas Gutes tun können und zweitens, wie Ihr Partner Sie während der Geburt wirkungsvoll unterstützen kann. Viele Frauen klagen über Rückenbeschwerden. Würden sie von ihren Partnern regelmäßig massiert werden, könnten sie sich bei der Geburt unnötige Schmerzen ersparen. Eine Massage ist nie vergeblich.

Vereinbaren Sie gemeinsam einen Termin, an dem Sie wirklich Zeit für einander haben. Zwischen zwei Fernsehsendungen schnell eine Partnermassage einzulegen, macht nicht viel Sinn. Lassen Sie einen Abend schön ausklingen. Schließen Sie die Tür hinter sich ab und sorgen Sie dafür, dass Sie von keinem Telefonanruf oder anderweitig gestört werden.

Was Sie brauchen, ist ein gutes, kaltgepresstes Öl (Sesam-, Arnika-, Jojoba- oder Johanniskrautöl, wenn Sie einander etwas besonders Gutes tun wollen, fügen Sie noch einen Tropfen Rosenöl bei), und Ihre innere Bereitschaft. Je nach Lust und Laune könnte man/frau gemeinsam duschen oder baden. Wichtig ist, dass Ihnen angenehm warm ist. Sie sollen weder kalte Hände noch kalte Füße haben. Suchen Sie sich einen bequemen Ort, sei es ein Bett, ein gemütliches Sofa, ein Gymnastikball oder eine weiche Unterlage auf dem Fußboden.

Wenn Sie sich fragen, mit welcher Geschwindigkeit massiert werden soll, so gilt grundsätzlich für alle Massagen, dass Sie Ihren eigenen Rhythmus entwickeln. Ihr Wohlbefinden entscheidet über die Geschwindigkeit der Bewegung. Alle Massagen bis auf zwei – die Massage des Dammes und die Fußreflexzonenmassage – können auch von der Frau am Mann durchgeführt werden.

2.7.1. Entspannungsmassagen

Diese sind besonders wohltuend für die gesamte Rückenmuskulatur und können bei jeder Art von Rückenschmerzen angewandt werden. Bei allen hier geschilderten Massagen nimmt die Frau die sogenannte Vierfüßler-Stellung ein.

Die Frau kniet sich dabei mit leicht gegrätschten Beinen auf eine angenehm weiche Unterlage und stützt sich nach vorne mit durchgestreckten Armen auf ihre Handflächen. Zur Erleichterung dieser Stellung und zur Entlastung ihrer Schulterpartie kann sich die Frau auch mit dem Oberkörper auf einen Gymnastikball oder auf eine bequeme Sofalehne legen. Der Mann kniet sich direkt hinter die Frau. Vor jeder Massage verteilt er großzügig Öl auf ihrem Rücken und auf seinen Handinnenflächen. Grundsätzlich sollen alle Bewegungen mit genügend Druck erfolgen. Die Massage soll der Frau angenehm sein und den Mann nicht zu sehr ermüden. Probieren Sie es einfach aus und reden Sie über die Empfindungen miteinander. Massieren Sie nicht nur mit sanften Händen, sondern mit dem ganzen Herzen.

2.7.1.1. Herz-Lungen-Massage

Der Mann legt beide Handflächen ungefähr in der Nierengegend nebeneinander auf den Rücken der Frau. Dann streicht er die Handflächen parallel den Rücken hinauf bis in die Höhe der Schulterblätter. Dort bewegen sich die Handflächen auseinander, über die Schultern und die Seiten hinunter und schließen sich wieder über der Hüfte. Die Linien dieser Bewegung beschreiben die Umrisse eines Herzens. Anschließend streichen die Handflächen über das Gesäß hinunter und verlassen den Körper in einer sanften Bewegung nach außen. Dann werden die Handflächen wieder in der Nierengegend auf den Rücken gelegt und die Massage wird wiederholt.

Günstig ist diese Massage auch bei beginnenden Wehen. Dann wird mit stärkerem Druck massiert, um die Frau vom Schmerz abzulenken.

2.7.1.2. Blasen-Meridian-Massage

Zeigefinger und Mittelfinger beider Hände werden gespreizt. Eine Hand wird knapp unterhalb der Halswirbelsäule auf den Rücken der Frau gelegt, wobei Zeige- und Mittelfinger links und rechts des Wirbelkammes zu liegen kommen. In kurzen, nur wenige Zentimeter langen Bewegungen gleiten nun die Handflächen beider Hände abwechselnd (!) den Rücken hinunter. Die Massage endet im Kreuzbein. Besonders wichtig dabei ist, den jeweils angenehmen Rhythmus der kurzen, aufeinanderfolgenden Streichbewegungen zu finden.

Diese Übung dient auch dem Aufmuntern und Beleben; verloren geglaubte Energie, Wohlbefinden und Lebendigkeit kehren zurück.

2.7.1.3. Schulterblattmassage

Die Handflächen werden unter den Schulterblättern auf den Rücken gelegt. Dann massieren Sie ungefähr sieben Mal in kreisenden Bewegungen die Schulterblätter und streichen anschließend über die Oberarme aus.

2.7.1.4. Horizontalmassage

Die Handflächen des Partners werden mit den Fingerspitzen zueinander auf den Rücken gelegt (die Handflächen liegen dadurch horizontal). Dabei werden die Finger der einen Hand in die Zwischenräume der anderen Hand geführt. Dann streichen die Hände von der Mitte des Rückens nach außen. Diese Bewegungen werden mehrmals wiederholt, beginnend auf Schulterhöhe bis hinunter ins Kreuzbein.

2.7.1.5. Kreismassage

Die Finger beider Hände werden auf Höhe der Schulterblätter links und rechts der Wirbelsäule aufgelegt. In kreisförmigen Bewegungen (Durchmesser ca. fünf Zentimeter) massieren sie den Rücken hinunter bis zum Gesäß. Dort streichen die Handflächen das Gesäß hinunter und über die Oberschenkel aus.

2.7.1.6. Diagonalmassage

Diese Massage ist speziell geeignet bei Kreuzbein- oder Ischiasschmerzen.

Die rechte Handfläche wird auf die linke Hüfte gelegt. Dann streicht sie quer über das Kreuzbein und die rechte Gesäßhälfte. Über den rechten Oberschenkel wird die Handfläche ausgestrichen. Diese Bewegung wird ungefähr fünf- bis siebenmal wiederholt, dann die andere Seite mit der anderen Hand massiert. Wenn es der Frau angenehmer ist, kann auch jedesmal gewechselt werden.

2.7.1.7. Große Beckenmassage

Diese Massage zeichnet sich dadurch aus, dass dabei die Hände nie den Körper der Frau verlassen. Die Frau öffnet im Vierfüßlerstand die Beine, der Mann kniet sich zwischen ihre Unterschenkel und beugt sich tief über die Frau.

Dann greift er hinunter und legt die Handflächen auf die Innenseiten der Oberschenkel, knapp über den Knien. Beide Handflächen streichen hinauf bis in die Leisten, über die Hüften, dann werden die Handflächen über dem Kreuzbein zusammengeführt, wobei die Daumen einander berühren. Schließlich werden die Handflächen wieder auseinander- und über das Gesäß und über die Oberschenkel hinuntergeführt; knapp oberhalb der Kniekehle streichen die Handflächen wieder auf die Innenseite der Oberschenkel und damit in die Ausgangsstellung zurück.

2.7.1.8. Kreuzbeinmassage

Eine Handfläche massiert in kreisenden Bewegungen das Kreuzbein. Ob dabei die linke oder rechte Hand verwendet wird, ob die Bewegung im Uhrzeiger- oder Gegenuhrzeigersinn erfolgt, hängt vom Wohlgefühl von Mann und Frau ab.

2.7.1.9. Knöchelmassage

Der Mann ballt beide Hände zu Fäusten und massiert in kleinen kreisförmigen Bewegungen (Durchmesser ca. fünf Zentimeter) mit den Knöcheln oder den Fingergelenken das Areal rund um das Kreuzbein. Besonders wichtig dabei: Die Bewegung der Fäuste muss ganz locker aus den Handgelenken kommen, und die Haut sollte sehr gut eingeölt sein.

2.7.1.10. Kleine Kreuzbein-Dehnmassage

Diese Massage läuft ähnlich wie die Horizontalmassage ab. Die Handflächen des Mannes werden mit den Fingerspitzen zueinander auf das Kreuzbein (!) gelegt (die Handflächen liegen dadurch horizontal). Dabei werden die Finger der einen Hand in die Zwischenräume der anderen Hand geführt. Dann streichen die Hände mit sanftem Druck von der Mitte des Kreuzbeins nach außen und werden über Gesäß und Oberschenkel ausgestrichen.

2.7.1.11. Kleine Kreuzbein-Herzmassage

Die Handflächen werden nebeneinander an den Beginn der Gesäßfalte gelegt. Dann streichen sie hinauf bis zum Kreuzbein und kehren in einem kleinen Bogen in die Ausgangsstellung zurück. Dabei beschreiben die Hände die Umrisse eines Herzens.

2.7.1.12. Schüttelmassage

Eine Handfläche wird auf das Kreuzbein gelegt, die andere mit Druck daraufgesetzt. Die oben liegende Hand bewegt die andere in kurzen, vibrierenden Bewegungen („schütteln").

Dies ist auch eine äußerst hilfreiche Massage während der Geburt, wenn das Kind im Becken noch nicht die richtige Startposition eingenommen hat. Der Kopf des Kindes wird sich dadurch besser einstellen können. Die Massage ist natürlich nur zu empfehlen, wenn sie von der Frau positiv aufgenommen wird. Was der Frau während der Geburt guttut, kann nur sie bestimmen. Seien Sie als Mann darauf gefasst, dass Ihre Partnerin Sie barsch zurückweist, obwohl Sie die „ideale" Massage für eine bestimmte Situation kennen. Nehmen Sie das nicht persönlich. Die Geburt ist eine Ausnahmesituation und darf es wohl auch sein.

2.7.1.13. Venenmassage

Diese Massage ist eine hochwirksame Übung vor allem für Frauen mit Krampfadern und/oder Besenreißern und für Frauen, denen die Beine wehtun und die an geschwollenen Beinen leiden. Die Venenmassage kann und soll sich die Frau täglich selbst machen, wann immer sie das Gefühl hat, ihre Beine seien schwer, wenn sie lange gesessen oder gestanden ist. Allerdings ist die Massage noch wirkungsvoller, wenn sie von einem anderen durchgeführt wird.

Die Frau begibt sich in die Rückenlage (bei Bedarf legen Sie sich Polster unter). Die Beine werden locker an die Wand gelegt. Dabei sind sie durchgestreckt, leicht geöffnet und zeigen möglichst senkrecht nach oben. Bevor mit der Massage begonnen wird, sollten die Beine ungefähr zehn Minuten in dieser Stellung gelagert werden. Die Handflächen des Mannes werden links und rechts an die Kanten eines Fußes gelegt. Sie streichen das Bein hinunter, erst hinter die Knöchel (über die Achillessehne), dann über Unter- und Oberschenkel. Dabei umfassen die Handflächen das Bein. Schließlich gleitet eine Hand über die Leiste, die andere über das Gesäß und beide treffen einander am äußeren Hüftknochen. Für ein Bein werden ungefähr drei bis fünf Minuten aufgewandt, dann wird das andere massiert.

2.7.2. Besondere Massagen für Schwangere

2.7.2.1. Bauchmassage

Die Frau sitzt bequem auf dem Boden und lehnt sich mit dem Rücken an eine Wand an. Der Mann setzt sich mit gespreizten, angewinkelten Beinen der Frau direkt gegenüber. Sie legt ihre geöffneten, abgewinkelten Beine über seine Oberschenkel.

Der Mann legt beide Handflächen über dem Nabel auf den Bauch, streicht hinauf bis zu den Rippen und führt die Handflächen in einem Bogen nach außen hinunter bis in die Leisten. Sie schließen sich über dem Schambein. Die Hände beschreiben dabei wieder die Umrisse eines Herzens.

Aber bitte achten Sie darauf, dass Sie nur sanft massieren. Es sollte kein Druck auf den Bauch ausgeübt werden! (Die Frau, die dabei zu großen Druck genießt, gibt es noch nicht!) Besonders angenehm empfinden Frauen diese Massage, wenn sich der Bauch hart anfühlt. Auch in den Wehenpausen während der Geburt wirkt diese Massage entspannend und angenehm. Wenn es von Ihrer Partnerin gewünscht wird, können Sie noch leicht um den Nabel herum massieren. Aber Achtung! Der Nabel ist ein sehr empfindsamer und heikler Teil unseres Körpers, was ja eigentlich nicht verwunderlich ist, wenn man/frau bedenkt, dass er die unmittelbare Verbindung zu unserer Mutter war und das Symbol für den Anfang unseres Seins darstellt. Übrigens trägt jeder noch ein Zeichen seiner ersten Lebenswochen im Mutterleib an sich: die Form der Ohrmuschel erinnert an unsere ursprüngliche Form als Embryo. So tragen wir bis zu unserem Tod unseren Anfang in uns.

2.7.2.2. Geburtserleichterung

Diese Kombination von Akupressur und Fußreflexzonenmassage dient der Geburtserleichterung und kann ab der vollendeten 34. Schwangerschaftswoche angewandt werden. Vor allem die Geburtsmuskulatur wird dadurch besser durchblutet.

Die Frau nimmt auf einem bequemen Sofa Platz, der Mann sitzt auf einem Sessel gegenüber. Die Füße der Frau müssen warm sein. Bei der Massage sollte das Geburtsöl (siehe Seite 268) verwendet werden.

■ Ist die Frau Rechtshänderin, legt sie zuerst das linke Bein auf den rechten Oberschenkel des Mannes. Der Fuß zeigt dabei nach außen.

■ Der Mann legt seine Hand sanft auf den Fußrücken der Frau und den Daumen der Hand mit sanftem Druck in die Mitte einer gedachten Linie zwischen dem Innenknöchel und der Fersenspitze. Dann streicht der Daumen parallel zur Fußkante in Richtung Zehen; etwa in der Mitte des Fußes ändert der Daumen die Richtung um 90 Grad und streicht über die Fußkante bis in die Mitte der Fußsohle. Schließlich ändert sich die Richtung wieder im rechten Winkel und der Daumen streicht – immer mit sanftem Druck! – bis über die große Zehe hinaus. Die gesamte Bewegung des Daumens soll natürlich nicht ruckartig, sondern fließend erfolgen. Immer geht die Hand mit dem Daumen mit und übt auf den Fußrücken ebenfalls einen sanften Druck aus.

■ Der Mann umfasst mit beiden Händen den Fuß der Frau, sodass beide Daumen unter dem Innenknöchel zu liegen kommen. Dann werden sie links und rechts um den Knöchel herumgeführt, bis sie parallel oberhalb des Knöchels wieder zusammentreffen. Anschließend streichen sie am inneren Rand des Schienbeines entlang, ungefähr ein Drittel des Unterschenkels hinauf.

■ Der Mann massiert das Areal rund um den äußeren Knöchel mit den Daumen in kleinen, rhythmischen Kreisen, die rund um den Knöchel ausgeführt werden.

■ Das Fußgelenk ist ganz locker. Der obere Fuß zwischen den beiden Knöcheln wird mit den Daumen rhythmisch massiert. Nach ein paar Minuten werden die beiden Hände fest entlang des Fußes über die Zehen ausgestrichen.

2.7.2.3. Dammmassage

Die Dammpflege sollte ab der 34. Schwangerschaftswoche viermal pro Woche durchgeführt werden, da sie helfen kann, einen Dammschnitt oder -riss zu vermeiden. Außerdem kann durch die Massage während der Schwangerschaft der Dehnungsschmerz während der Geburt gemildert werden. Es erübrigt sich wohl zu betonen, dass diese Massage nur für Frauen geeignet ist. Falls es keinen Partner gibt, der die Dammmassage durchführt, kann die Frau sich auch selbst massieren, das ist zwar etwas schwieriger, aber die Mühe lohnt sich.

Falls Sie bereits einen Dammschnitt oder -riss von einer früheren Geburt haben, empfiehlt es sich, zur Massage eine Kupfersalbe (Cuprum 0,4 %) zu verwenden. Wenn das bei Ihnen nicht der Fall ist, verwenden Sie ein gutes, kaltgepresstes Öl: Sesam-, Arnika-, Jojoba-, Johanniskraut- oder ein speziell zusammengestelltes Dammöl.

Zwischen Scheideneingang und After befindet sich der Damm, der durch regelmäßige Massage gestärkt und unempfindlicher gemacht werden soll. Der Mann massiert mit dem eingeölten Daumen, die Frau mit dem Mittelfinger. Es gibt insgesamt drei Dammmassagen, die jeweils ungefähr eine Minute durchgeführt werden sollten. Insgesamt dauert das also nicht länger als fünf Minuten. Kein großer Aufwand, wenn man bedenkt, was sich die Schwangere alles ersparen kann!

Bei der ersten Massageart massiert der Mann den Damm mit dem Daumen in kreisenden Bewegungen, zunächst ganz sanft, dann etwas stärker. Durch mehrmaliges Wiederholen wird die Frau weniger druck- und damit auch weniger schmerzempfindlich.

Als weitere Möglichkeit kann der Mann seinen Daumen in Öl tauchen und damit eine Minute lang einmal links und einmal rechts den Damm hinauf in Richtung der Schamlippen streifen.

Bei der dritten Variante werden zwei Finger ein wenig in die Scheide eingeführt und mit dem Daumen am Damm sanft gezupft. Diese Übung wird von den Frauen zunächst als unangenehm empfunden, überzeugt aber rasch durch ihre Effektivität.

2.7.2.4. Wehenmassage

Diese Massage dient der Entspannung und Schmerzlinderung während der Wehen und sie ist hochwirksam. Ob sie direkt während der Wehen oder der Wehenpausen angewandt wird, richtet sich nach dem Wohlgefühl der Frau.

Die Gebärende nimmt im Bett die Seitenlage ein (gleichgültig welche, in unserem Fall wählen wir zur Beschreibung die rechte Seite). Sie winkelt die Beine an und legt sich ein Polster zwischen die Knie. Ihr Partner sitzt oder kniet hinter dem Gesäß der Frau. Er legt zunächst die rechte Handfläche auf das Kreuzbein, führt die linke Hand zwischen die Beine der Frau und legt den Handballen auf das Schambein. Dann führt er mit beiden Händen sanfte, kleine Schaukelbewegungen durch (links und rechts, nicht nach oben und unten). Sind der Frau diese Schaukelbewegungen unangenehm, dann genügt es auch, wenn der Partner seine Hände nur auflegt.

2.7.3. Schwangerschaftsgymnastik

Abschließend noch einige Tipps für eine besonders effiziente Schwangerschaftsgymnastik. Die Geburt wird durch eine regelmäßig durchgeführte Dehnung der Symphyse erleichtert, also jener Knorpel, die eine Erweiterung des Beckens ermöglichen machen.

- Strecken Sie sich. Machen Sie sich selbst so lang wie möglich und vergessen Sie den alten Aberglauben, das Strecken schade dem Kind. Atmen Sie tief ein und aus und kreisen Sie dabei mit Ihren Armen.
- Stellen Sie sich breitbeinig hin und gehen Sie in die tiefe Hocke. Wichtig ist, dass Ihre Fußsohlen ganz auf dem Boden bleiben. Die tiefe Hocke ist eine wunderbare Geburtsvorbereitung für jede Erstgebärende. Eine Frau, die bereits Kinder hat, macht wohl genug Hocken, freiwillig und unfreiwillig. Sie sollte dabei aber immer auf die richtige Ausführung achten.
- Gehen Sie in die Hocke, stützen Sie sich auf Ihre Hände, winkeln Sie abwechselnd ein Bein an, während sie das andere ausstrecken.
- Gehen Sie wieder in die tiefe Hocke; die Fersen sind dabei auf dem Boden. Drücken Sie mit Ihren Ellbogen beim Ausatmen die Knie auseinander. Beim Einatmen lassen Sie wieder locker.

Um eine bessere Konzentrationsfähigkeit zu erlangen, können Sie folgende Übung durchführen: Gehen Sie in den Vierfüßlerstand. Strecken Sie das rechte Bein und die linke Hand gleichzeitig von sich. Dann machen Sie es umgekehrt.

Eine wohltuende Übung, die uns noch öfter begegnen wird, ist der „Adler". Legen Sie sich auf den Rücken, strecken Sie die Arme von sich (Handflächen schauen nach oben), drehen Sie Kopf und Beine gleichzeitig diagonal von der Mitte weg und atmen Sie dabei aus. Beim Einatmen kehren Sie langsam wieder zur Mitte zurück. Die Übung beruhigt, beugt Kreuzschmerzen vor und hilft vor allem auch Frauen, deren Mutterbänder schmerzen.

Um die Bauchmuskulatur einer Mehrgebärenden zu stärken, empfiehlt es sich, sich hinzuknien und sich beim Ausatmen auf die rechte Seite zu setzen. Beim

Einatmen geht die Frau wieder hoch, beim Ausatmen setzt sie sich auf die linke Seite usw.

Vielen Frauen helfen Yogaübungen bei der Geburtsvorbereitung. Falls das für Sie in Frage kommt, finden Sie bestimmt einen entsprechenden Kurs in Ihrer Nähe. Ebenso empfehlenswert sind Kurse, die von Hebammen in Mütterstudios angeboten werden. Hier kann frau sich über allerlei Wissenswertes rund um Schwangerschaft und Geburt informieren und auf die Geburt einstimmen.

In diesem Kapitel haben wir versucht, Ihnen verschiedene Möglichkeiten aufzuzeigen, wie Sie sich optimal auf die Geburt vorbereiten können. Das waren Anregungen und Empfehlungen, die Sie aufgreifen können, wenn Sie möchten. Falls Sie keinerlei Lust verspüren, sich aktiv auf die Geburt vorzubereiten, ist das genauso gut. Jede Frau geht ihren eigenen Weg. Vielleicht ist aber doch der eine oder andere Tipp dabei, der für Sie wertvoll ist. Sie sollten keinesfalls den Eindruck gewinnen, Schwangerschaft zwinge Sie zu ständiger Aktivität. Am wichtigsten ist und bleibt Ihre innere Einstellung.

2.8. Schwangerschaftswehen – kein Grund zur Panik

Eine schwangere Frau darf ihre Schwangerschaft spüren. Die Gebärmutter leistet während dieser Zeit Unglaubliches. Es ist völlig normal, wenn es da oder dort zwickt, zieht und manchmal auch etwas schmerzt. Ihr erster Gedanke sollte nicht sein: „Oh je! Was ist los mit mir? Stimmt etwas nicht?" Versuchen Sie sich stattdessen vor Augen zu führen, was in der Schwangerschaft passiert: Die Gebärmutter dehnt sich auf ein Vielfaches ihrer Größe aus, es wäre eher verwunderlich, wenn Sie von diesen enormen Veränderungen gar nichts mitbekommen würden. Vom Moment der Einnistung des befruchteten Eies beginnt die Gebärmutter sich „aufzulockern", um dem wachsenden Kind genug Raum zu geben. Hier verspüren Sie meist die ersten Wachstumswehen, die Ihnen nur zeigen, dass die Gebärmutter auf Hochtouren arbeitet. Während der ganzen Schwangerschaft können Sie diese Arbeit immer wieder als ein mehr oder minder starkes Ziehen spüren. Es ist nicht notwendig, dass Sie mit Furcht und Verzweiflung darauf reagieren. Haben Sie einfach Freude an dem Wunder, das sich in Ihnen vollzieht. Diese Wachstumswehen können Sie von der Einnistung bis zur Geburt begleiten; meist treten sie aber in drei großen Schüben auf:

- Zwischen der 8. und 12. Schwangerschaftswoche (nur ein ungefährer Richtwert!):

  Jetzt verspüren viele Frauen Schmerzen, die sich wie leichte Menstruationsbeschwerden anfühlen können, oder sie bemerken ein Ziehen im Rücken. Bei vielen Frauen tritt auch eine leichte Blutung auf. Sollte das bei Ihnen der Fall sein, ziehen Sie bitte Ihren Arzt/Ihre Ärztin zu Rate. Zu Panik besteht keinerlei Anlass. Es ist fast nie nötig, der schwangeren Frau in dieser Zeit Hormone zu spritzen. Am besten ist es, auf das Auftreten von Schmierblutungen oder Schwangerschaftswehen mit größtmöglicher Ruhe zu reagieren und natürlich ärztlichen Rat einzuholen. Durch Reduzieren des Alltagsstresses ist die Blutung nach zwei oder drei Tagen meist beendet. Leider gibt es noch immer viele Ärzte/Ärztinnen, die in solchen Fällen zur Curettage (Ausschabung der Gebärmutter) raten, was selbstverständlich das Ende der Schwangerschaft bedeutet. Lassen Sie sich Zeit zum Überlegen. Wir empfehlen Ihnen, in solch einem Fall eine zweite Ärztemeinung einzuholen, um ganz sicherzugehen. Für eine Curettage ist es noch immer früh genug, wenn die Blutung allzu heftig wird und überhaupt nicht mehr aufhören will. Auch hier gilt wieder als oberstes Gebot: abwarten, schonen, kontrollieren und geduldig sein.

  Bis zur zwölften Woche sind dann alle Organe des Kindes angelegt und die Gebärmutter kommt etwas zur Ruhe.

- Zwischen der 16. und 24. Schwangerschaftswoche:

  Jetzt spüren Sie zum ersten Mal Ihr Kind. Vor allem bei der ersten Schwangerschaft entgehen uns diese Momente manchmal, so zaghaft sind die Kindsbewegungen. Es ist, als ob uns ein kleiner Vogel leicht und kaum wahrnehmbar streift, nein, streicheln würde, oder als ob wir einen Schmetterling in uns flattern spürten. Mit jedem Tag werden die Bewegungen des Kindes eindringlicher, unüberhörbarer und fordernder. Im letzten Schwangerschaftsdrittel können sie richtig lebhaft und stark sein. Während Sie also die ersten Kindsbewegungen wahrnehmen oder auch nicht, kann es vorkommen, dass sich Ihre Gebärmutter mehrmals täglich kurz anspannt, was sich als Hartwerden des Bauches bemerkbar macht. Bei meiner ersten Schwangerschaft spürte ich diese Wachstumswehen sehr früh und sehr deutlich. In einem Schwangerschaftsratgeber hieß es, dass das zu diesem Zeitpunkt ein Alarmsignal sei (wie beruhigend!). Meine Frauenärztin meinte nur, die Gebärmutter übe, und ich bräuchte keine weiteren Gedanken daran zu verschwenden. Glücklicherweise gibt es auch solche Frauenärzte und -ärztinnen!

Verstärkt wird das Hartwerden des Bauches durch zu viel Arbeit, Stress und seelische Anspannung. Das ist völlig normal, da wir uns ja während der Schwangerschaft nicht unter einen Glassturz stellen und jede Aufregung vermeiden können. Versuchen Sie lediglich, wenn die Anspannung der Gebärmutter für Sie unangenehm ist, sich ein paar Minuten irgendwohin zurückzuziehen, die Beine hoch zu lagern, die Augen zu schließen und ein bisschen zu träumen. Das wird nicht immer möglich sein, vor allem, wenn Sie berufstätig sind. In so einem Fall könnten Sie sich aber zumindest auf eine Toilette zurückziehen und alle Sorgen und alle Hektik für ein paar Minuten bewusst aussperren. Es gibt sicher angenehmere Orte zum Entspannen, aber im Notfall tut's die Toilette auch.

Manche Frauen glauben bereits vor der 16. Schwangerschaftswoche die ersten Kindsbewegungen spüren zu können. Auch das ist möglich – lassen Sie sich von niemandem einreden, das gäbe es nicht.

■ Zwischen der 28. und 32. Schwangerschaftswoche:

Wie groß hier der Entwicklungsschub ist, zeigt folgende Überlegung: Früher, als die Frühgeborenen-Intensivmedizin noch kaum entwickelt war, hatte ein in der 28. Schwangerschaftswoche zur Welt gekommenes Baby praktisch keine Überlebenschancen, während ein in der 32. Woche geborenes sich oft auch ohne medizinische Apparate gut entwickeln konnte. In diesen vier Wochen tut sich also Entscheidendes, das Sie auch spüren können. In dieser Phase der Schwangerschaft kann es sein, dass Sie sehr müde sind, Ihr Blutbild wegen des Eisen-, Kalzium- und Magnesiummangels nicht optimal ist, dass Sie vielleicht in der Nacht Wadenkrämpfe haben, dass sich der Gebärmutterhals verkürzt, dass Sie ein Ziehen in der Leistengegend, im Unterbauch und/oder im Rücken spüren. Die Gebärmutter wächst jetzt sehr schnell, das Kind wiegt in der 28. Schwangerschaftswoche ungefähr (!) 700 bis 900 Gramm und einen Monat später bereits zwischen 1,70 und 2,20 kg! Wie sollten Sie das nicht spüren? In dieser Zeit holt sich das Kind alles, was es für seine Entwicklung braucht, und es holt sich alles von Ihnen. Kein Wunder, wenn Ihre Reserven allmählich erschöpft sind. Aber keine Sorge, Sie füllen all Ihre Kraftdepots durch eine gute Ernährung wieder auf. Es handelt sich in dieser Zeit um einen temporären „Notstand", der im Plan der Natur durchaus vorgesehen ist. Wenn Sie jetzt Ihr Blutbild untersuchen lassen, nehmen Sie das Ergebnis gelassen hin und lassen Sie sich nicht zu viele Tabletten verschreiben. Achten Sie aber auf eine gesunde Ernährung.

In dieser Phase der Schwangerschaft darf sich die Gebärmutter sieben- bis zehnmal pro Tag anspannen. Sie verspüren vielleicht ein Ziehen, das Frauen, die schon einmal geboren haben, oft glauben lässt, es handle sich bereits um Senkwehen. Auch leichte Schmierblutungen sind jetzt möglich. Viele Frauen leiden unter Kurzatmigkeit. Wie können Sie auf all diese Signale reagieren? Mit Kürzertreten, dem Einlegen einer Mittagsruhe, gutem Essen, frühem Schlafengehen und allgemeiner Schonung. Vielleicht sollten Sie sich zwischendurch immer wieder krankschreiben lassen. Das hat in dieser Situation nichts mit Drücken vor der Arbeit zu tun. Wenn Sie jetzt Ruhe brauchen, und Ihr Körper deutet Ihnen dieses Bedürfnis an, schenken Sie sich und Ihrem Kind diese Ruhe.

- Ab der 34. Schwangerschaftswoche kommen zu den Wachstumswehen Senkwehen. Darunter versteht man einen Druck nach unten, der sich durch ein Ziehen im Schambeinbereich, in den Oberschenkeln oder/und in der Scheide bemerkbar macht. Dieses Ziehen kann regelmäßig oder unregelmäßig auftreten. Jede Frau hat vor der Geburt Senkwehen, auch wenn sie diese vielleicht nicht spürt. Es kann sich (muss aber nicht) dadurch der Bauch sicht- und spürbar nach unten senken. Durch die Senkungswehen macht sich das Kind startbereit für die Geburt. Der Bauch wird öfter hart, es sind ein- oder beidseitige Leistenschmerzen möglich, die als Krampf empfunden werden können. Es mehren sich die Zeichen der nahenden Geburt. Achten Sie jetzt auf eine gute Bauchpflege und schützen Sie Ihre Beine, indem Sie diese so oft wie möglich hoch lagern. Spätestens jetzt beginnen die meisten Frauen mit einer intensiven Geburtsvorbereitung und stimmen sich so körperlich, geistig und seelisch auf die Geburt ein. Frauen, die bereits geboren haben, haben oft das Gefühl, es könnte schon losgehen. Wie können Sie herausfinden, ob es wirklich schon so weit ist? Ganz einfach: Nehmen Sie ein Entspannungsbad und warten Sie ab. Wenn es noch nicht so weit ist, werden die Wehen durch das Bad wieder vergehen, wenn nicht, dann wissen Sie ebenfalls Bescheid. Auch ein Einlauf wäre jetzt eine Möglichkeit, um festzustellen, ob es ernst wird oder ob es sich um einen Fehlalarm handelt. Machen Sie sich keine Sorgen, dass Sie auf diese Weise eine Geburt auslösen könnten, die nicht ohnehin unmittelbar bevorstünde.

3. Die Geburt – kann ich den Geburtsverlauf beeinflussen? Eine sinnvolle Geburtsvorbereitung

Ja, Sie können den Geburtsverlauf beeinflussen. Es ist eindeutig erwiesen, dass Frauen, die sich auf die Geburt ihres Kindes gut vorbereitet haben, viel besser mit der Geburt zurechtkommen. Es zahlt sich also wirklich aus, sich mit dem auseinanderzusetzen, was in Ihrem Körper vorgeht. Je selbstbewusster und emotional sicherer eine Frau ist, umso leichter wird ihr das Gebären fallen. Damit kein Missverständnis aufkommt: Auch der beste Vorbereitungskurs kann eine Geburt nicht schmerzfrei machen, aber er kann das Verständnis für den Ablauf der Geburt intensivieren und damit in gewissem Sinn die Geburt erleichtern. Etwa ab der 20. Schwangerschaftswoche (Halbzeit!) ist es günstig, mit einer Hebamme Kontakt aufzunehmen. Viele Frauen besuchen einen Geburtsvorbereitungskurs nur bei der ersten Schwangerschaft und meinen dann, ohnehin schon alles zu wissen. Das stimmt bis zu einem gewissen Grad – und stimmt auch wieder nicht. Erstens gibt es immer wieder etwas Neues zu erfahren, da jede gute Hebamme ständig dazulernt und immer neue Erfahrungen in den Kurs einbringt. Es geht aber oft gar nicht so sehr um das Wissen, um etwas Technisches. Es geht um die Zeit, die Sie sich nur für sich und Ihr Kind nehmen. Sie haben Kontakt zu anderen werdenden Müttern, und der Erfahrungsaustausch mit diesen könnte sehr wichtig sein. Hätten wir Schwangerschaft und Geburt in unser Leben wirklich integriert, wäre wertvolles Hebammenwissen Teil unseres Allgemeinwissens, und eine Generation könnte es an die nächste weitergeben, wie es früher einmal war. Doch wir leben in einer anderen Zeit, die Generationen vor uns haben durch verschiedene, zum Teil auch verständliche Umstände diese Wissenskette abreißen lassen. Eine intensive Geburtsvorbereitung ist also heute besonders wichtig, auch wenn eine Frau bereits Kinder geboren hat. Der Ablauf der Geburt liegt nicht nur in den Händen der Mutter. Jedes Kind agiert und reagiert anders und hat ein gewichtiges Wörtchen mitzureden. Jede neuerliche Schwangerschaft ist auch ein neues Ringen um eine gute Beziehung, die nur glücken kann, wenn wir ihr die Chance geben, das heißt, wenn wir uns auf sie einlassen.

Frauen, die sich gedanklich zu sehr auf einen bestimmten Geburtsverlauf fixieren, haben oft große Schwierigkeiten, weil sie nicht gemeinsam mit ihrem Kind gehen. Jedes neue Lebewesen bedarf der gleichen Aufmerksamkeit und Zuwendung.

3.1. Die „sanfte" Geburt

Die sogenannte sanfte Geburt ist ein wunderbarer Begriff, der heute in aller Munde ist. Er wurde von dem französischen Gynäkologen Frédéric Leboyer in den 1980er-Jahren geprägt. Leboyer war der erste, der die Würde der Frau zum Thema machte und den Rückzug der Technik und des medizinischen Personals während der Geburt forderte. So positiv der Begriff der sanften Geburt ist, er birgt Gefahren in sich. Er könnte nämlich Frauen zu der irrigen Annahme verleiten, sie würden lächelnd gebären. Das soll zwar vorkommen, aber es ist eindeutig die Ausnahme. Fast jede Geburt ist schmerzhaft, im positiven Sinn hochdramatisch (im positiven Sinn), erschöpfend und schöpferisch. Das Geheimnis des Gebärens liegt in der Erkenntnis und in dem Gefühl, dass in diesem Schmerz ein ganz tiefes Glück verborgen ist. Jede Frau, die gebiert, darf einen Blick machen in das Geheimnis des Universums. Sie hat Anteil an der Schöpfung und wird zur Schöpferin. Jedes Neugeborene hat diesen geheimnisvollen, weisen Ausdruck, der von weit, weit herkommt. Manche meinen, die Babys seien hässlich und erschrecken förmlich beim ersten Anblick. Neugeborene haben etwas Greisenhaftes, das uns zutiefst irritiert. Es scheint, als würden sie alles wissen. Doch ein paar Tage später, oft schon ein paar Stunden nach der Geburt, verlöscht dieser „alte" Blick und das Kindliche, Ahnungslose, Hilfsbedürftige, das uns so berührt und rührt, tritt in den Vordergrund. Staunen über ein Neugeborenes – das ist ein großes Geschenk. Sanft gebären heißt nicht, Schmerzen aussparen, sondern für einen großen Schmerz bereit zu sein, für den sinnvollsten Schmerz der Welt offen zu sein. Die Geburt selbst ist nicht sanft, sie ist ein gewaltiger Akt; sanft soll die Einstellung der Frau sein und sanft die Umgebung, in die das Kind hineingeboren wird. Mildes Dämmerlicht, vielleicht auch Musik, ein schönes Zimmer, alle Wohlgerüche der Welt sind sehr, sehr wichtig, aber für eine sanfte Geburt nicht genug. Eine liebende Mutter und herzliche Menschen, die die Würde des Kindes in jedem Moment der Geburt achten, sind noch viel wichtiger. Wir meinen damit, dass wir dem Kind nicht misstrauen sollten, indem wir es ständig überwachen, kontrollieren, belästigen, sondern es voll Vertrauen auf seinem Weg ins Leben begleiten sollten, ohne dass sich irgendjemand wichtig macht und allzu schnell eingreift, wie das leider bei manchen Ärzten und Ärztinnen noch immer der Fall ist. Fakten, Zahlen, Werte sind genormt, dem Kind wird jede Individualität genommen. Alles muss nach bestimmten Vorstellungen ablaufen. Es wird viel zu schnell Macht am Kind und an der Frau ausgeübt, das medizinische Personal hat nicht mehr die Geduld, Gelassenheit und das Vertrauen, Dinge geschehen zu lassen. Die Angst der Geburtsbegleiter/innen überträgt sich auf die Frau und das Kind. Damit sind die Probleme vorprogrammiert. Angst ist allerdings eine schlechte Begleiterin bei der Geburt. Aus Angst entsteht Überreaktion. Statt Zuversicht und einfühlsamer Begleitung wird zum Schaden der gebärenden Frau und des Kindes panisch überagiert. Oft ist dann im Kreißsaal die Rede vom „Kaiserschnitt bei gutem Wind". Was bitte ist darunter zu verstehen? Der Kaiserschnitt ist für den Notfall die optimale Lösung. Einem Kind wird manchmal bei einer Geburt regelrecht Gewalt angetan. Das sind starke Worte, aber nur starke Worte machen uns hellhörig und sensibel. Wer fragt danach, was in der Seele eines Menschen vor sich geht, der ohne Not mit Vakuum, Zange oder Kaiserschnitt auf die Welt geholt oder besser gesagt gezwungen wurde? Was spürt ein Kind, wenn die Wehen künstlich erzeugt werden, nur weil der Geburtstermin deutlich überschritten ist und es daher vor seiner Zeit aus der Gebärmutter getrieben wird? ...

Eines muss allerdings auch klar sein: Vakuum, Saugglocke und Kaiserschnitt sind Mittel der sanften Geburt, wenn es dem Kind schlecht geht. Immer müssen die Sicherheit des Kindes und der Mutter im Zentrum stehen. Ein Kind, dem es schlecht geht, wird auch dankbar sein für den medizinischen Eingriff, weil es aus einer Notlage befreit wird. Die normale Geburt ist für das Kind zwar Schwerstarbeit, aber keine Notlage. Es braucht uns nicht leid zu tun, es liebt die Herausforderung Geburt und sehnt sich nach dem Licht des Lebens. Manche Babys marschieren kraftvoll und zügig durch den Geburtskanal und manche zögern, rasten, tasten sich dann wieder ein wenig weiter, ehe sie Mut fassen, das Licht der Welt zu erblicken. Die meisten kommen auf ganz natürlichem Wege zum Ziel, wenn man sie nur lässt. Warum wollen wir das nicht begreifen und meinen, immer nachhelfen zu müssen? Geburtsbegleiter/innen sollten sehr demütig sein und Respekt vor der Natur haben, dann würden sie nicht leichtfertig über Frauen und Kinder bestimmen. Die zur Geburt notwendige Sensibilität kann man wohl auf keiner Universität lernen. Der Ort, wo Ihr Kind zur Welt kommt, sollte nicht überbewertet werden, viel wichtiger sind Ihre Einstellung und die Haltung Ihres Geburtsteams. Erkundigen Sie sich daher vor der Geburt, in welchem Krankenhaus die Wünsche der Frauen respektiert werden und welchen Stellenwert Ihr Kind hat. Es gibt leider auch Spitäler, die Ihnen alles versprechen, was Sie wollen. Hier sollten Sie ein bisschen skeptisch sein. In einem Krankenhaus sind viele Dinge aufgrund der dort herrschenden Strukturen nicht möglich. Sprechen Sie auch mit Frauen über ihre Erfahrungen mit bestimmten Krankenhäusern.

Es ist für eine gute Geburt sehr wichtig, sie nicht als Leistungsschau zu betrachten. Es geht nicht darum, perfekt, schnell und problemlos zu gebären. Wir brauchen niemandem die hundertprozentige Frau und Mutter vorspielen. Liebe klammert Fehler nicht aus. Sie sind immer für Ihr Kind die beste und einzige Mutter. Vor dem Geburtsteam die Starke zu spielen, sollte endgültig der Vergangenheit angehören. Seien Sie gesund egoistisch. Der Ausdruck „sanfte Geburt" könnte Frauen unbewusst unter Druck setzen und den Geburtsschmerz verharmlosen. Damit ist niemandem gedient. Es wäre so, als ob wir den Liebesakt nur unter dem Aspekt der Zärtlichkeit sehen wollten. Er ist auch dynamisch, vital, kraftvoll und leidenschaftlich. Ganz wie die Geburt.

Sanft gebären heißt in Geborgenheit, Sicherheit und Würde gebären, auf die Weisheit der Natur vertrauen, mit gesunder Gelassenheit der Geburt entgegenschauen, die Mutter in sich entdecken, guter Hoffnung sein, offen sein für Ihren ganz persönlichen Weg, der Geburt ihr Geheimnis lassen, fein und behutsam mit dem Kind umgehen und sich um inneren Frieden bemühen. Für das Geburtsteam heißt es, eine Frau liebevoll zu begleiten statt anmaßend zu be*herr*schen.

3.2. Atmen hilft

In der Schwangerschaft ist es wichtig, innerlich ehrlich ruhig zu werden. Dabei kann Ihnen eine Atemtechnik (eigentlich das falsche Wort in diesem Zusammenhang) helfen, die sich auch bei der Geburt bewährt. Nun ist diese Atmung keineswegs so schwierig zu erlernen, dass Sie schon in der Schwangerschaft damit beginnen müssen, trotzdem empfehlen wir Ihnen, sich bereits vor der Geburt mit der meditativen und intensiven Atmung auseinanderzusetzen, und zwar aus zwei Gründen. Erstens hilft Ihnen das, sich in der Schwangerschaft immer wieder zu entspannen und Ihre innere Ruhe zu finden, und zweitens haben Sie diese Atemtechnik bis zur Geburt dann so weit automatisiert, dass sie Ihnen jederzeit, ohne dass Sie erst nachdenken müssen, zur Verfügung steht. Sie haben sie dann vollständig integriert.

Wie können Sie sich also vorbereiten? Wählen Sie eine Lage, in der Sie sich wirklich wohlfühlen. Schließen Sie die Augen und atmen Sie mit der Nase oder dem Mund, ganz wie es Ihnen angenehm ist, langsam und ruhig ein. Schicken Sie den Atemzug gedanklich zu Ihrem Kind, und er ist weit mehr als nur Teil einer Atemtechnik. Halten Sie den Atem kurz an, um ihn dann spürbar und hörbar aus sich herauszulassen. Kurze Pause. Atmen Sie wieder sanft ein, halten inne und atmen dann durch den Mund wieder aus. Stellen Sie sich vor, Sie atmen Ruhe ein und lösen sich beim Ausatmen kraftvoll von allem, was Sie anspannt und blockiert. Diese Atmung ist für beide ein Gewinn: für Mutter und Kind. Sie ist kein mechanischer Vorgang, sondern eine Atmung mit Gefühl. Jeder Atemzug in der Schwangerschaft oder bei der Geburt bedeutet einerseits eine optimale Sauerstoffversorgung für die Frau *und* das Kind, andererseits ist er ein Geschenk an das Leben.

Entspannungsübungen dieser Art werden in jedem Geburtsvorbereitungskurs gemacht. Aber auch außerhalb dieser Kurse sollten Sie immer wieder auf die bewusste Atmung achten. Sie stellt wirklich eine wertvolle Hilfe in allen schwierigen Lebenssituationen dar. Wenn Sie unter großer nervlicher Anspannung stehen, wenn Sie vor einem bestimmten Ereignis Angst haben, wenn Sie zerstreut sind, wenn Ihre Kinder Sie „auf die Palme bringen", wenn Sie ein wichtiges Gespräch führen müssen, in das Sie optimal hineingehen wollen, vor einer schweren Prüfung, bei großen Schmerzen: Bewusst atmen hilft Ihnen ganz bestimmt. Je schlechter Sie sich fühlen, umso lauter und kraftvoller atmen Sie aus. Wir sprechen dann nicht mehr von der meditativen Bauchatmung, sondern von der intensiven Bauchatmung. Sie allein spüren, wie viel Energie Sie in die Atmung legen müssen, damit Sie Kraft bekommen.

Im Prinzip ist diese Atmung keine neue Erfindung, sie ist nur eine Möglichkeit, um besser loslassen zu können. Tief Atem holen, seufzen und stöhnen bringen Erleichterung und tun uns gut. Es gilt sie zurückzuholen: die alten, aber äußerst wirkungsvollen Hilfsmittel.

3.3. Was tun, wenn die Blase springt

Viele Frauen geraten in Panik, wenn sie spüren, dass sie plötzlich eine größere Menge Flüssigkeit verlieren. Dabei ist das die natürlichste Sache der Welt. Bei rund einem Drittel aller Frauen kündigt sich dadurch die nahende Geburt an. In diesem Kapitel wird viel von den Ausscheidungen (was für ein hässliches Wort für unsere Körpersäfte!) die Rede sein, um Frauen ihre Ängste und unnötige Schamgefühle davor zu nehmen.

Warum bei manchen Schwangeren die Blase springt, kann niemand sagen. Hebammen sprechen oft vom „Blasensprungwetter", wenn auffallend viele Frauen bei Föhn oder Sturm einen Blasensprung haben, ohne dass sie Wehen verspüren. Wann, wo und warum auch immer – nehmen Sie den Geburtsbeginn, wie er ist, und sagen Sie sich: Es ist alles gut, bei mir soll es so und nicht anders sein. Es darf auch ruhig ein bisschen Blut abgehen (vergleichbar mit den Schmierblutungen am Ende der Regel), auch das ist völlig normal. Nur in zwei Fällen sollten Sie sofort ins Krankenhaus fahren: Wenn das Fruchtwasser missfärbig oder trübe ist, worunter man/frau eine grünlich-bräunliche Färbung versteht, oder wenn Sie sehr viel Blut (wie etwa am stärksten Tag der Periode) verlieren. Diese Umstände müssen sofort ärztlich abgeklärt werden, sie können ein Zeichen sein, dass es Ihrem Kind nicht gut geht oder es ihm irgendwann nicht gut gegangen ist. Gründe dafür können in einer großen psychischen Belastung, einer entzündlichen Erkrankung der werdenden Mutter oder in der Unterversorgung des Kindes durch die Plazenta liegen. Falls Ihr Baby Steißlage einnimmt, brauchen Sie sich über missfärbiges Fruchtwasser ebenfalls keine Sorgen zu machen, denn hier kann beim Blasensprung automatisch Mekonium (Kindspech) ausgeschieden werden.

Doch zurück zum „normalen" massiven Blasensprung. Sollte Sie der Gedanke an einen möglichen Blasensprung im Supermarkt oder im Theater peinigen, legen Sie sich zur Sicherheit in den letzten Wochen eine Binde ein und vergessen Sie alle Horrorgeschichten, die Sie von wohlmeinenden Freundinnen rund um den Blasensprung gehört haben. Eine solche Legende ist beispielsweise die Vorstellung, nach einem Blasensprung bestünde die Gefahr einer sogenannten Trockengeburt, die für Mutter und Kind besonders beschwerlich und gefährlich sei. Bitte vergessen Sie diesen Unsinn und seien Sie sicher: Ein Blasensprung kann nie und nimmer zu einer Trockengeburt führen. Selbst wenn eine große Menge Fruchtwasser in einem Schwall abgeht und Sie das Gefühl haben, plötzlich in der Badewanne zu sitzen, bleibt genug Fruchtwasser übrig, um ihr Baby ohne Probleme zur Welt zu bringen. Die Natur hat alles perfekt eingerichtet. Haben Sie Vertrauen zu Ihrem Körper, er weiß, was für Sie und Ihr Baby gut ist. Für das Kind ist am besten, wenn die Fruchtblase erst bei den letzten Wehen springt, weil das Baby dann besser entschlüpfen kann. Das lässt sich allerdings nicht beeinflussen, denn Ihr Kind sucht sich das selbst aus. Wenn Ihr Kind schon vor der Geburt das Wasser „ablaufen" lässt, wird es seinen Grund haben. Manche Babys wiederum kommen sogar mit einer noch intakten Fruchtblase, der sogenannten „Glückshaube", zur Welt. Sie sehen, alle Varianten sind möglich, seien Sie also für alles offen. Versuchen Sie überhaupt, alles rund um die Geburt nicht zu eng zu sehen. Viele Frauen blockieren sich selbst, wenn sie unbedingt so gebären wollen wie ihre beste Freundin oder wenn sie sich allzu fixe Vorstellungen machen, wie die Geburt zu verlaufen hat. Seien Sie ruhig und gelassen und haben Sie keine Angst. Das ist der beste Beitrag, den Sie zur Geburt leisten können, und wenn Sie sich selbst gut kennen, ist das auch gar nicht so schwer. Das Wichtigste ist das volle Vertrauen zu Ihrem wunderbaren Körper.

Sollte also Fruchtwasser abgehen, ohne dass die Frau Wehen hat, spricht man/frau von vorzeitigem Blasensprung. Geht wenig Flüssigkeit ab, so handelt es sich möglicherweise um einen hohen Blasensprung, für den der Spieltrieb und die Neugier des Kindes Ursache sein kann. Das Baby erkundet mit seinen Fingern die Umgebung, trifft auf einen Widerstand und bohrt ein kleines Loch in die Wand der Fruchtblase. Dabei geht etwas Fruchtwasser ab, die werdende Mutter hat das Gefühl, dass sie vor sich hin „tröpfelt". Nach einiger Zeit kann sich das wiederholen, muss aber nicht. Innerhalb von zwölf Stunden verklebt sich die undichte Stelle wieder, und das fehlende Fruchtwasser bildet sich nach. Manche Frauen bemerken gar nichts von diesen Vorgängen, und das spielt auch keine Rolle. Ein hoher Blasensprung muss noch nicht der Beginn der Geburt sein.

Im Gegensatz dazu kann frau den massiven Blasensprung, bei dem eine größere Menge Fruchtwasser entweder langsam – mit Pausen – oder in einem großen Schwall abgeht, nicht übersehen. Dabei entsteht ein Riss im unteren Drittel der Fruchtblase und leitet die Geburt ein, auch wenn noch keine Wehen zu spüren sind. Vor einigen Jahren noch waren Ärzte/innen sehr ungeduldig und leiteten oft schon vier Stunden nach einem massiven Blasensprung die Wehen künstlich ein. Dieser voreilige Eingriff führte dann oft zu Komplikationen während der Geburt, die sich die Frau leicht hätte ersparen können. Welche schwerwiegenden Folgen künstlich eingeleitete Wehen haben können, davon soll später noch genauer die Rede sein (Seite 88). Heute ist es üblich, ungefähr zehn Stunden zu warten, frei praktizierende Hebammen warten oft bis zu 24 Stunden, vorausgesetzt, die Schwangere leidet nicht an einer Scheidenentzündung. Mit der nötigen Geduld und einigen Tricks gelingt es fast immer, die Geburt in Gang zu bringen. Voraussetzung ist allerdings, dass mit dem Baby alles in Ordnung ist. Sollten die Herztöne des Kindes schlecht sein, so ist ein ärztliches Eingreifen absolut notwendig. Dafür verfügt die Schulmedizin heute glücklicherweise über genügend geeignete Mittel. Das Wohl des Kindes steht selbstverständlich immer im Vordergrund. Diese Grundvoraussetzung beherzigen Hebammen allerdings weit öfter als übereifrige Ärzte/innen, die es manchmal gar nicht erwarten können, endlich einzugreifen. Man kann das den Ärzte/innen nur bedingt zum Vorwurf machen, da der Routinebetrieb in einem Krankenhaus auf die individuellen Umstände rund um eine Geburt nicht immer Rücksicht nehmen kann. Jede Frau sollte sich dessen bewusst sein, wenn sie sich für eine Spitalsgeburt entscheidet. Zudem können auch im Krankenhaus Fehler gemacht werden. Jedes künstliche Einschreiten hat Folgen, die man/frau nur im Notfall in Kauf nehmen sollte. Die meisten Hebammen nehmen sich Zeit und scheuen keine Mühe, beim Baby sanft anzuklopfen und es zur großen Reise zu bewegen. In der überwiegenden Mehrzahl der Fälle lässt sich das Kind zum Reiseantritt motivieren – ohne irgendwelche Nebenwirkungen oder schädlichen Folgen. Sollte sich das Baby zu lange Zeit lassen, gibt es einige verlässliche Methoden, um ihm einen sanften Schubs zu geben. Ganz wichtig ist, dass sich die Frau nach einem Blasensprung frei bewegen kann. Langes Liegen verzögert den Geburtsbeginn bzw. -vorgang. Und hier sind wir gleich beim nächsten Problem, das bei Spitalsgeburten auftreten kann: Wenn der Kopf des Kindes nach einem Blasensprung noch immer sehr hoch oben ist, besteht ein gewisses theoretisches Risiko, dass die Nabelschnur vor den Kopf des Kindes fällt und sich das Kind beim Beginn der Wehen die Energiezufuhr durch das Abdrücken der Nabelschnur selbst blockiert. Bei Erstgebärenden kommt das fast nie vor, der Kopf des Kindes ist hier nicht so hoch oben, dass diese Gefahr gegeben wäre. Ob die Nabelschnur wirklich vor den Kopf gefallen ist, können Arzt/Ärztin oder die Hebamme eindeutig ertasten, und dann bleibt nur noch der Ausweg Kaiserschnitt, um das Kind zu retten. Es kann nicht oft genug betont werden, wie selten dieser Fall eintritt und dass sich eine schwangere Frau mit dieser Eventualität gar nicht belasten sollte. Dafür sind dann wirklich Ärzte/innen da. Es passiert aber leider sehr oft, dass Frauen mit massivem Blasensprung dazu angehalten werden, im Bett liegen zu bleiben. Damit wird zwar das Restrisiko des Nabelschnurvorfalles ausgeschaltet, aber eine Vielzahl von Frauen wird gerade durch diese unnötige Maßnahme am natürlichen Fortgang der Geburt gehindert, was im schlimmsten Fall zu einem Kaiserschnitt führt. In Krankenhäusern werden aus vermeintlichen Sicherheitsgründen viel zu viele Kaiserschnitte durchgeführt, die, sollten sie nicht wirklich indiziert sein, einen schweren körperlichen und seelischen Eingriff in die Gesundheit von Mutter und Kind darstellen können. Wie absurd Aussagen rund um den gefürchteten

Nabelschnurvorfall manchmal sind, zeigt Folgendes: Es gibt Gynäkologen/innen, die bei der letzten Vorsorgeuntersuchung Frauen erklären, der Kopf des Kindes sei schon weit unten. Dieselben Ärzte/innen erklären dann im Falle des massiven Blasensprungs, der Kopf des Kindes sei noch zu hoch oben, um den Nabelschnurvorfall ausschließen zu können. Mitdenkende Frauen müssten spätestens hier hellhörig werden. Wo ist nun der Kopf des Kindes, zu weit oben oder zu weit unten? Was kann eine Frau im Krankenhaus tun, wenn sie zum Liegen angehalten wird? Nun, sie kann immer wieder versuchen, ihre Position zu verändern. Sie sollte das Gespräch mit dem Ärzteteam suchen und sich erkundigen, ob es wirklich notwendig ist, dauernd zu liegen. In solchen Fällen kann der Partner sehr hilfreich sein, der – vorausgesetzt, er hat sich ein bisschen mit der Geburt auseinandergesetzt – der Frau bei der Erfüllung ihrer Wünsche beisteht. Wenn die Herztöne des Kindes in regelmäßigen Abständen überwacht werden, kann nichts passieren. Es ist natürlich für den Stationsbetrieb meistens bequemer, die Frauen prophylaktisch zum Hinlegen aufzufordern, solange nicht hinterfragt wird, welche Folgen derartige Anordnungen haben können. Falls Sie also aus reiner Vorsichtsmaßnahme zum Liegen „verurteilt" werden, stellen Sie sich symbolisch und buchstäblich auf Ihre eigenen Füße.

Was kann eine Frau mit massivem Blasensprung und ohne Wehen tun, um die Geburt natürlich anzuregen und eine künstliche Einleitung zu vermeiden?

- Ein Einlauf ist ein geeignetes Mittel. Sieben Zutaten haben sich als optimal erwiesen: zwei Liter Tee aus Schafgarbe, Himbeerblättern, Brombeerblättern, Eisenkraut, Frauenmantel, Kreuzkümmel und Wermutkraut zu gleichen Teilen gemischt.

- Wahre Wunder wirkt auch der berühmt-berüchtigte „Hebammentrunk": Geben Sie in ein Glas heiße Milch je eine Prise Zimt und Nelkenpulver, zwei Stamperln guten Cognac und vier bis sechs Esslöffel Rizinusöl (vier Esslöffel für Frauen unter 60 kg, fünf Esslöffel für Frauen unter 80 kg und sechs Esslöffel für Frauen über 80 kg). Zugegeben, das klingt nicht sehr verlockend, aber es hilft. In den meisten Fällen geht nach Einnahme dieser Mischung die Geburt innerhalb von zwei bis sechs Stunden ganz natürlich los, ohne dass die Frau unter Wehenstürmen leiden muss, wie das oft der Fall ist, wenn die Wehen künstlich eingeleitet werden.

- Sie können auch einen die Wehen fördernden Tee trinken. Er besteht wieder aus den sieben Zutaten: Schafgarbe, Himbeerblätter, Brombeerblätter, Eisenkraut, Kreuzkümmel, Wermut und Frauenmantel.

Probieren Sie im Bedarfsfall in aller Ruhe diese Möglichkeiten aus, und Sie werden sehen, dass eine davon auch bei Ihnen wirkt.

Früher öffneten Ärzte/innen manchmal sogar die Fruchtblase, um die Geburt in Gang zu bringen – ein verhängnisvoller Fehler. Denn nicht immer nahm die Geburt dann einen natürlichen Verlauf, sondern musste oft mit Kaiserschnitt beendet werden. Wenn die Blase von selbst springt, ist das ein sicheres Indiz dafür, dass die Geburt bald beginnt. Daraus den Schluss zu ziehen, man brauche nur die Blase zu öffnen und schon komme das Kind, ist ein fataler Irrtum. Der Körper der Frau ist dann noch gar nicht bereit und wehrt sich. Glücklicherweise wird die künstliche Fruchtblasensprengung in den Krankenhäusern mittlerweile nicht mehr oft durchgeführt. Sollten Sie wider Erwarten doch an jemanden geraten, der/die einen derartigen Eingriff plant, protestieren Sie auf das Heftigste. Wenn sich keine zufriedenstellende Lösung erreichen lässt, wechseln Sie nötigenfalls das Krankenhaus. Eine frei praktizierende Hebamme wird sich hüten, die Fruchtblase zu sprengen, sie ist ihr heilig. Sie hat zu große Achtung und Ehrfurcht vor ihr, um sie zu verletzen. Langjährige Erfahrungen zeigen zudem, dass nach einer Fruchtblasensprengung auffallend oft die Scheide der Frau trocken wurde, was sich für den Geburtsverlauf ungünstig auswirkte. Erklärbar ist dieses Phänomen durch den Umstand, dass die Frauen durch die Fruchtblasensprengung eine Art Schock bekamen und sich sofort verkrampften. Trockenheit in der Scheide hat immer eine große Bedeutung. Sie ist ein Hinweis darauf, dass sich eine Frau zurückzieht, dass sie zur vollen Hingabe nicht bereit ist. Das gilt beim Geschlechtsverkehr genauso wie bei der Geburt. Auch die Geburt ist kein bloßer Akt, sondern hat sehr viel mit Gefühl zu tun. Daher sollte man/frau solche schwerwiegenden Eingriffe wie die Sprengung der Fruchtblase unter allen Umständen vermeiden.

In der Hoffnung, die Geburt schneller zu beenden, fordern manche Frauen die Blasensprengung sogar von sich aus. In Momenten äußerster Schmerzen ist das nur allzu verständlich, aber sagen Sie sich dann: Die Fruchtblase beschützt mein Kind vor argen Schmerzen! Und es wird Ihnen das Ausharren leichter fallen. In solchen Situationen sind gute Geburtsbegleiter/innen, seien das nun der Partner, die Hebamme oder der Arzt/die Ärztin, sehr wichtig. Sie sollen den Frauen in solchen kritischen Situationen durch liebevolle Zuwendung Mut machen.

Nicht nur Fruchtwasser kann abgehen, in der Schwangerschaft werden Sie vielleicht auch andere abgehende Flüssigkeiten wahrnehmen. Freuen Sie sich darüber, denn dies ist völlig normal, und Ihr Körper arbeitet perfekt. Unsere

Freude wird oftmals leider durch unsere übertriebenen Hygienevorstellungen getrübt. Alles, was wir ausscheiden, assoziieren wir mit Schmutz. Wir verlernen dabei völlig, zu unserem Körper „ja" zu sagen und uns selbst mit unseren Körpersäften (dieses Wort ist weitaus schöner als der Begriff „Ausscheidungen") und Düften (nicht Ausdünstungen!) anzunehmen. Es muss uns klar sein, dass mehrmaliges tägliches Waschen mit Seife im Intimbereich Irritationen auslösen kann. Über die Wichtigkeit der Sauberkeit brauchen wir hier natürlich nicht diskutieren, aber Seifen und Intimsprays stellen einen Angriff auf unsere natürliche Bakterienkultur dar. Und wer das nicht versteht oder beherzigt, wird früher oder später wahrscheinlich mit Scheideninfektionen zu kämpfen haben. Ebenso ungünstig ist es, Nylonwäsche zu tragen, unter der die Haut schlecht atmen kann. Auch Tampons trocknen die Scheidewand aus. Das bedeutet nicht, dass eine Frau grundsätzlich auf die Verwendung von Tampons verzichten soll, sondern dass sie diese bewusst im Wechsel mit Binden einsetzt. Warum können wir nicht zu unseren natürlichen gesunden Körpersäften stehen? Eine Schwangerschaft ist eine gute Gelegenheit, sich selbst besser kennenzulernen und anzunehmen.

Übertriebene Hygiene kann also den Säureschutzmantel im Scheidenbereich austrocknen und dadurch kann das Kind nicht optimal hinausschlüpfen, es sei denn, die Fruchtblase ist noch intakt und wirkt quasi als Gleitmittel, das dem Baby das Entschlüpfen erleichtert. In diesem Zusammenhang sollte auch auf die Ernährung geachtet werden. Essen Sie einmal am Tag Sesam und Leinsamen (im Brot, Müsli oder Joghurt) und trinken Sie viel. Das fördert die Schleimbildung, die für jede Geburt benötigt wird.

Wenn Sie während der Schwangerschaft merken, dass aus Ihrer Scheide Schleim fließt, so ist das ein wunderbares Zeichen, dass Ihr Körper sich optimal auf die Geburt vorbereitet. Das ist kein Ausfluss, der behandelt werden müsste! Seien Sie froh darüber, dass Ihr Körper genau weiß, wie er dem Baby bei der Geburt hilft.

Sollten Sie während der Schwangerschaft an einer leichten Scheidenentzündung erkranken, ist es wichtig, nicht zu schnell zu Zäpfchen zu greifen, sondern das lästige Leiden natürlich zu behandeln. Ernähren Sie sich zuckerarm und verwenden Sie besonders oft Majoran zum Würzen. Machen Sie an drei hintereinander liegenden Tagen eine Scheidenspülung täglich, danach zweimal wöchentlich und abschließend noch einmal. Verwenden Sie eine Teemischung aus Käsepappel (Malve), Schafgarbe und Salbei. Binden Sie einen Esslöffel Meersalz vom Toten Meer mit fünf Tropfen Teebaumöl und mischen Sie beides in den Tee. Am besten ist es, die Scheidenspülung im Bad oder in der Dusche zu machen. Führen Sie das Ansatzstück für die Scheidenspülung (es liegt dem Einlaufgerät bei) vorsichtig in die Scheide ein, bis Sie anstoßen. Halten Sie den Irrigator (das Einlaufgerät) hoch und öffnen Sie den Hahn des Ansatzstückes. Dadurch werden alle Krankheitskeime herausgespült, die bei der Geburt dem Kind schaden könnten. Bei all diesen Maßnahmen ist die ärztliche Kontrolle sehr wichtig.

Neben dem vermehrten Scheidenschleim kann ab der 30. Schwangerschaftswoche auch Zervixschleim mit oder ohne Schmierblutung abgehen. Das ist vollkommen in Ordnung. Es handelt sich dabei um einen weißen und voll elastischen Schleimpfropfen. Er dient als zusätzlicher Schutz im Zervixkanal und kann auch abgehen, ohne dass Sie es merken. Glasklarer Muttermundschleim wird ebenfalls abgehen, auch er ist ein Zeichen, dass alles bestens funktioniert. Der natürliche Scheidenschleim, Muttermundschleim und der Zervixschleim sind in der Schwangerschaft und während der Geburt äußerst wichtig und sollten Sie keineswegs in Panik versetzen. Sie sind im Gegenteil ein Zeichen, dass Ihr Körper gut arbeitet. Vermehrter Schleimabgang ist auch in der Eröffnungsphase ab einem vier Zentimeter geöffneten Muttermund zu erwarten. Er dient dem kindlichen Kopf dazu, aus dem Muttermund zu schlüpfen. Lernen Sie Ihren Körper zu lieben, wie er ist, und haben Sie Vertrauen in Ihre eigenen Kräfte.

Hellhörig werden sollten Sie nur bei scharf riechendem und/oder grünlichem Ausfluss oder bei starkem Juckreiz. Machen Sie dann eine Scheidenspülung. Tritt keine Besserung ein, ziehen Sie Ihren Arzt/Ihre Ärztin zu Rate.

Abschließend möchten wir hier noch einige Worte zum Geschlechtsverkehr sagen. Sexualkontakt ist bis zum Schluss der Schwangerschaft möglich und kann keinen Schaden anrichten. Im Gegenteil, wenn es für beide Partner passt, ist es eine gute zusätzliche Geburtsvorbereitung. Sollte wirklich nach einem Geschlechtsverkehr die Fruchtblase springen, so ist das völlig in Ordnung. Sie wäre in jedem Falle gesprungen, und Sie sollten sich deswegen nicht beunruhigen. Nach sexuellen Aktivitäten kann auch Scheidensekret mit leichter Schmierblutung oder ein leichtes Ziehen im Unterbauch (vergleichbar mit leichten Menstruationsschmerzen) auftreten. Dies ist alles kein Grund zur Aufregung. Seien Sie sicher, durch Geschlechtsverkehr können nur dann Wehen ausgelöst werden, wenn Sie oder Ihr Kind für die Geburt bereit sind.

3.4. Geburtseinleitungen: wann, warum?
   Leider viel zu oft!

Der errechnete, von allen ersehnte Geburtstermin ist da und Sie verspüren nichts, keine Anzeichen, dass die Geburt naht. Die meisten Frauen rechnen insgeheim damit, dass das Kind möglicherweise früher als erwartet kommt, die wenigsten Frauen können sich – zumindest beim ersten Kind – vorstellen, dass sie den Geburtstermin überschreiten. Diese oft unbewusste Erwartungshaltung und unsere Zahlen- und Datengläubigkeit führen dazu, dass viele – werdende Mütter, Väter und Ärzte/innen – allzu schnell ungeduldig werden. Ein errechneter Geburtstermin ist ein Richtwert, nicht mehr und nicht weniger. Er kann trotz aller technischen Einrichtungen, die uns zur Verfügung stehen, falsch sein. Ob ein Kind reif für die Geburt ist, bestimmt es selbst. Nicht der Arzt/die Ärztin und nicht die lieben Verwandten, die jeden Tag anrufen und sich erkundigen, ob es schon so weit sei. Mit jedem bedauernden „Nein, leider" Ihrerseits wachsen Ihre Zweifel, ob wirklich alles in Ordnung ist. Die Anfragen Ihrer fürsorglichen Verwandten mögen nett gemeint sein, wirken sich aber mit Sicherheit nicht gut auf Sie aus. Sie setzen Sie als schwangere Frau unter Druck, unter einen größeren Druck als Sie sich selbst eingestehen wollen. Spätestens acht bis zehn Tage nach dem errechneten Termin werden selbst die stärksten Frauen unsicher. Ein guter Tipp, was die Verwandten betrifft: Schwindeln Sie beim Geburtstermin, setzen Sie ihn vierzehn Tage später an und Sie werden nicht ständig mit lästigen Fragen konfrontiert.

Sehen Sie den Geburtstermin nicht zu eng. Selbst wenn Sie die Stunde der Zeugung wissen, sagt das noch lange nichts darüber aus, wie lange Ihr Kind in Ihnen bleiben will. Lassen Sie es doch in Ruhe kommen. Das klingt alles sehr selbstverständlich, ist es aber keineswegs. Zu viele Frauen sind noch immer bereit, zu schnell jenen zahlengläubigen Ärzten/innen zu „gehorchen", die streng nach Zeitplan vorgehen wollen. Sie lassen die Geburt künstlich einleiten, nur weil der Termin um ein paar Tage überschritten ist. Wenn das der alleinige Grund ist, sind sie noch nicht mündig genug. Lassen Sie im Falle des Falles alle möglichen Untersuchungen vornehmen, um festzustellen, ob es Ihrem Kind gut geht. Und wenn das so ist, stoßen Sie Ihr Kind nicht zu früh von sich. Es gibt allerdings sehr wohl einige Gründe, die Geburt so rasch wie möglich einzuleiten: Wenn die Herztöne des Kindes schlecht sind oder wenn das Fruchtwasser missfärbig ist oder wenn eine sogenannte Schwangerschaftsvergiftung vorliegt. Für solche seltenen Fälle gibt es glücklicherweise medizinische Mittel und Möglichkeiten einzugreifen. Aber wie kommen die anderen Frauen und Kinder dazu – und das sind wesentlich mehr –, dass bei ihnen die Geburt sozusagen prophylaktisch eingeleitet wird? Sie werden aus Ungeduld und Unwissenheit um den natürlichen Weg betrogen. Und es ist schwer vorstellbar, dass dieser Betrug ohne Folgen bleibt. Vielleicht sind das jene Kinder, die im ersten Lebensjahr unverhältnismäßig viel schreien. Keiner kann sich dann erklären, warum das so ist. Sie haben doch alles, werden geliebt, umhegt und bestens versorgt. Und trotzdem schreien sie, dass die Eltern schier verzweifeln. Sie können ja nicht reden und erzählen, was sie so schmerzt. Vielleicht ist es eine schwere Geburt, die sie erst verarbeiten müssen, vielleicht wurden sie zu früh aus dem Nest verstoßen, vielleicht hätten sie noch ein, zwei Tage gebraucht, man hat sie ihnen nicht gegönnt. Was uns unbedeutend erscheint, kann für ein Kind von größter Wichtigkeit sein. Es gibt keine diesbezüglichen wissenschaftlichen Untersuchungen, es kann ja auch gar keine geben, nicht alles lässt sich wissenschaftlich beweisen, aber der Verdacht ist nicht von der Hand zu weisen. Leider gilt aber heute nur, was wissenschaftlich belegt ist. Gefühlsmäßig fassbar ist allerdings, dass es einem Kind nicht egal sein kann, ob es jetzt freiwillig und gern den Mutterleib verlässt oder ob es hinausgetrieben wird in die Welt. Wer einen Funken Gefühl hat für das Wesentliche, müsste das begreifen. Wenn Sie schwanger sind, denken Sie darüber nach, möglichst bevor Sie zur Kontrolluntersuchung ins Spital fahren. Es ist oft sehr schwer, standhaft zu bleiben, wenn Sie im Krankenhaus mit der Aussage konfrontiert werden, dass Ihr Kind „reif" und es „notwendig" sei, die Geburt mit einem Vaginalzäpfchen einzuleiten. Stellen Sie sich diese Situation schon vorher vor, damit Sie dann nicht überrumpelt werden. Informieren Sie sich in den zwei folgenden Abschnitten über die medikamentösen Einleitungsmöglichkeiten, die nur in äußersten Notfällen zum Zug kommen sollten, und über alternative Möglichkeiten, die Geburt sanft und ohne jegliche Nebenwirkungen in Gang zu bringen. Der alles entscheidende Unterschied ist, dass eine künstlich eingeleitete Geburt in jedem Fall losgeht – ob es für das Kind passt oder nicht. Die natürlichen Methoden stellen einen Anreiz für Mutter und Kind dar, eine liebevolle Aufforderung, die Reise ins Leben zu wagen. Kein Kind wird dabei genötigt und gegen seinen Willen gezwungen. Wenn es noch nicht so weit ist, dann hat das seinen Grund, und Sie können darauf vertrauen, dass es gut ist.

Diesen enorm wichtigen Unterschied sollten Sie vor Augen haben, wenn man/ frau Ihnen leichtfertig eine Einleitung anbietet und Sie niemand über mögliche Nebenwirkungen informiert.

3.4.1. Medikamentöse Einleitungen: Vor- und Nachteile

Ein schweres Geschütz ist die sogenannte Vaginaltablette, die direkt vor den Muttermund geschoben wird. Dieses Medikament ist hochwirksam, aber nicht immer zum Vorteil von Mutter und Kind. Noch vor ein paar Jahren war man begeistert von dieser neuen und scheinbar optimalen Möglichkeit, die Wehen in Gang zu bringen, konnte sich die Frau doch eine halbe Stunde nach dem Einsetzen der Tablette wieder frei bewegen. Damit unterschied sich die Vaginaltablette wohltuend vom bis dahin zum Einsatz gekommenen Wehentropf, bei dem die Frau eine Infusion erhält, die ihre Bewegungsfreiheit während der Geburt sehr einschränkt. Doch wie fast jedes Medikament, so hat auch die Vaginaltablette einen gravierenden Nachteil: Sie wirkt sich auf die Frauen ganz verschieden aus, was auch logisch ist. Wenn die hormonelle Bereitschaft zur Geburt bei der Frau noch nicht gegeben ist, dann zeigt die Tablette optimale Wirkung, dann stimmt die Dosis und die Geburt kommt in Gang, ob das dem Kind jetzt passt oder nicht. Sehen wir von der wichtigen psychischen Komponente ab, stellt die Vaginaltablette in diesem Fall zumindest keine weitere Gefahr für den Ablauf der Geburt dar. Was aber passiert, wenn die Frau nur mehr einen kleinen Anstoß brauchen würde, um zu gebären, und sie bekommt die Tablette eingesetzt? Dann kann das Medikament wie eine Bombe wirken, die Wehen können äußerst heftig und ohne Pause hereinbrechen, und die Frau viel mehr Kraft kosten als natürliche Wehen. In diesem konkreten Fall ist die Vaginaltablette der Auslöser für weitere und immer neue Eingriffe in den natürlichen Vorgang der Geburt. Da die künstlichen Wehen zu stark sind, müssen sie wieder gedämpft werden, und so beginnt ein Teufelskreis, der nicht selten im Kaiserschnitt endet, einem Kaiserschnitt, der nicht notwendig gewesen wäre, hätte man zu Beginn der Geburt mehr Geduld und Vertrauen gehabt. So gleicht das Einsetzen der Vaginaltablette ein bisschen dem Lotteriespiel: Niemand weiß, wie es ausgeht. Noch vor ein paar Jahren war es an einigen Spitälern üblich, Frauen Vaginaltabletten einzusetzen, ohne sie vorher davon zu informieren. Nach dem Motto: errechneter Termin abgelaufen, Kind hinaus. Diese Phase der Entmündigung ist glücklicherweise heute vorüber. Was geblieben ist: Die immer noch allzu große Bereitschaft, einzugreifen, nur weil laut Ultraschalluntersuchung das Kind vielleicht schon sehr (?) groß und sehr (?) schwer ist. Der Segen, den der Ultraschall manchmal darstellt, wird hier zum Fluch.

Es gibt noch eine andere Möglichkeit, die Geburt einzuleiten: den Syntotropf. Er kommt zum Einsatz, wenn der Muttermund noch unreif (hart und geschlossen) ist. Hier wird das wehenfördernde Mittel in Form einer Infusion verabreicht. Ein gewaltiger Nachteil des Wehentropfs besteht in der eingeschränkten Bewegungsfreiheit der Frau. Viele Stellungs- und Bewegungsmöglichkeiten, die den Geburtsschmerz wesentlich erleichtern und die Geburtsdauer verkürzen können, entfallen hier. Ein großer Vorteil gegenüber der Vaginaltablette ist, dass das Wehenmittel wesentlich differenzierter und der jeweiligen Situation entsprechend eingesetzt werden kann. Beim Wehentropf sind eine genaue Dosierung und ein sofortiges Abschalten möglich. Trotzdem sollte auch dieses Mittel nicht wahllos eingesetzt werden. Jeder künstliche Eingriff in die Natur hat größere oder kleinere Nebenwirkungen. Das wird leider oft nicht wahrgenommen. Und wenn eine Frau schon einige Stunden im Kreißsaal verbracht hat, ohne dass sich „Wesentliches" tat, wird sie jegliches Eingreifen befürworten, weil sie psychisch zermürbt ist. Für diesen Fall kann es sehr wichtig sein, den Partner bei der Geburt dabei zu haben. Er kann Anwalt für Mutter und Kind sein, er sollte einigermaßen kühlen Kopf bewahren und die Frau zum Durchhalten ermutigen. Dem Partner kommt hier eine äußerst wichtige Rolle zu, die er nur erfüllen kann, wenn er sich gemeinsam mit seiner Partnerin intensiv auf die Geburt vorbereitet und sich mit dem Thema beschäftigt hat. Er kann sich in Notfällen selbstverständlich nicht in die ärztliche Kompetenz einmischen, aber es ist hier nicht die Rede von Notfällen, sondern von einer „Übermedizinisierung" des Geburtsvorganges.

Es wäre natürlich zu wenig, die schulmedizinischen Einleitungen zu kritisieren, ohne alternative Möglichkeiten aufzuzeigen. Was können Sie tun, wenn der errechnete Geburtstermin deutlich überschritten ist? Die Antwort finden Sie im nächsten Kapitel.

3.4.2. Alternative Möglichkeiten

Es stellt sich die Frage, ob frau überhaupt etwas tun soll, wenn der Geburtstermin da ist. Wenn sie genug Vertrauen, Zuversicht und ein gutes Gefühl für sich selbst mitbringt, dann sollte sich die Schwangere durch die nun folgenden Rezepte nicht verunsichern lassen. Es handelt sich hier um Kann-Programme. Es gibt aber auch Frauen, die das Bedürfnis verspüren mitzuhelfen, ohne das Kind zu drängen oder gar zu nötigen. Alle alternativen Möglichkeiten sind lediglich liebevolle „Stupser", herzliche Einladungen und Ausdruck geduldiger Sehnsucht.

3.4.2.1. Was essen und worauf verzichten?

Allen schwangeren Frauen möchten wir noch einmal ans Herz legen, weitgehend auf Zucker zu verzichten. In den letzten Wochen vor der Geburt wäre es sehr gut, viele Haferflockengerichte zu sich zu nehmen. Was homöopathisch angezeigt ist, lesen Sie bitte im Kapitel Homöopathie nach. In der letzten Woche ist es optimal, etwas weniger zu essen, und vor allem abends nur etwas Leichtes zu sich zu nehmen. Wurst, Speck, aber auch mageren Schinken sollten Sie ebenso meiden wie Hartkäse. Milde Weichkäsesorten sind hingegen empfehlenswert. Snacks sollten nicht auf dem Speisezettel stehen. Trinken Sie nur ungezuckerten Tee oder gutes Trinkwasser. Falls Sie je magnesiumhaltige Tabletten eingenommen haben, reduzieren Sie diese ein paar Wochen vor der Geburt. Sollten Sie bei Magnesiummangel allerdings homöopathisch behandelt werden, gilt das nicht. Ein ausgedehnter Spaziergang sollte täglich auf dem Programm stehen.

3.4.2.2. Das wöchentliche Entspannungsbad

Einmal pro Woche genießen Sie am Abend ein Entspannungsbad mit Lindenblütentee, Honig und Geburtsöl. Falls Sie unter Ödemen leiden, fügen Sie dem Badewasser noch 250 Gramm Meersalz bei.

Wir raten Ihnen dringend davon ab, dass Ihr Partner ab dem errechneten Geburtstermin Urlaub nimmt. Das bringt eine Frau wieder unnötig in Stress. „Jetzt ist er meinetwegen schon eine Woche umsonst (!) zu Hause, und es geht immer noch nicht los." Diese Gedanken sind kontraproduktiv und vermeidbar. Wenn es irgendwie möglich ist, richten Sie es so ein, dass sich Ihr Mann oder Partner den Urlaub erst nach der Geburt nimmt. Wenn Sie Ihr Kind im Krankenhaus zur Welt bringen, sollte er erst nach Ihrem Aufenthalt dort Urlaub nehmen.

Nachfolgend finden Sie drei Rezepte, die Sie anwenden können, um die Geburt auf natürliche Art in Gang zu bringen. Sie sind nach unseren langjährigen Erfahrungen sehr wirksam.

Rezept 1 – Basisprogramm ab dem Geburtstermin bis fünf Tage danach

Suchen Sie sich einen Tag aus, an dem Sie viel Zeit haben, und führen Sie ein intensives Entschlackungsprogramm durch. Dazu gehört Fasten: Essen

Sie entweder nur altes Brot oder Knäckebrot, nur Reis oder nur Erdäpfel. Hinzu kommen Äpfel (ungezuckertes Apfelkompott) oder rohe/gekochte Karotten. Von Brot, Reis, Erdäpfel, Karotten und Äpfel können Sie essen, so viel Sie wollen. Wichtig ist, dass Sie viel trinken (Wasser, ungezuckerten Tee). Nehmen Sie dreimal drei bis fünf Globuli Pulsatilla D6 und dreimal Cimicifuga D6 abwechselnd über den Tag verteilt. (Siehe auch Kapitel über Homöopathie Seite 237 ff.)

Am Vormittag machen Sie einen einstündigen Spaziergang. Zu Mittag rasten Sie sich bei einem Mittagsschläfchen aus. Am Nachmittag steht wieder ein einstündiger Spaziergang auf dem Programm. Den Abschluss dieses Tages bildet ein gemütliches Entschlackungsbad, dem Sie Lindenblütentee, Honig und einen Esslöffel Geburtsöl beifügen. Machen Sie sich einen schönen Abend mit Ihrem Partner.

Nach diesem Basisprogramm geht die Geburt in 40 % der Fälle los.

Rezept 2 – zwischen fünftem und zehntem Tag nach dem errechneten Geburtstermin

Prinzipiell läuft dieses Programm ähnlich ab wie das erste, nur etwas intensiver. Essen Sie den ganzen Tag nur altes Brot, Knäckebrot, Reis oder Erdäpfel und eine Sorte Obst bzw. ungezuckertes Kompott. Trinken Sie viel Wasser oder/und ungezuckerten Tee. Nehmen Sie dreimal drei bis fünf Globuli Caullophyllum. Das Mittagsschläfchen sollte jetzt mindestens eineinhalb Stunden betragen. Nach dem Nachmittagsspaziergang machen Sie sich zwei bis drei Einläufe (im Abstand von einer halben oder einer ganzen Stunde) mit wehenförderndem Tee, der aus sieben Bestandteilen besteht: Himbeer- und Brombeerblätter, Schafgarbe, Frauenmantel, Eisenkraut, Wermutkraut und Kreuzkümmel. Setzen Sie drei Liter Tee an, wobei Sie von jedem Bestandteil gleich viel nehmen. Nach den Einläufen genießen Sie ein Bad. Falls Sie noch Tee übrig haben, fügen Sie ihn dem Badewasser bei. Am Abend dieses Tages ist auch ein Gläschen Rotwein erlaubt. Mit hoher Wahrscheinlichkeit (zirka 60 %) wird die Geburt bald darauf losgehen.

Rezept 3 – alle Weichen sind gestellt

Falls es immer noch nicht so weit ist, besteht kein Grund zum Zweifeln und schon gar keiner zum Verzweifeln! Ihr Kind weiß warum, vertrauen Sie ihm doch. Reden Sie mit ihm und holen Sie sich von ihm Kraft.

Ihr Arzt/Ihre Ärztin wird Sie regelmäßig zu CTG-Kontrollen (elektronische Herzton-Wehenüberwachung) schicken, damit Sie sicher sein können, dass es Ihrem Kind gut geht. Es besteht auch die Möglichkeit der Doppler-Ultraschalluntersuchung, die die Funktionstüchtigkeit der Plazenta überprüft. Gehen Sie nicht enttäuscht nach Hause, wenn es immer noch keine Anzeichen für die Geburt gibt. Verlassen Sie das Krankenhaus vielmehr gelassen. Nach der Geburt werden Sie sich dann über Ihre eigene Ungeduld wundern und gar nicht mehr verstehen, was Sie so gedrängt hat. Wenn Sie allerdings mit der Verzögerung Probleme haben, probieren Sie das dritte Rezept aus, das zugegebenermaßen sehr anstrengend ist.

Nehmen Sie auf nüchternen Magen drei bis fünf Globuli Arnica C30 ein. Essen Sie Brot (Reis, Erdäpfel) zum Frühstück und machen Sie dann einen ausgedehnten zweistündigen Spaziergang. Nehmen Sie die folgenden drei homöopathischen Arzneien je dreimal täglich abwechselnd zu sich: drei bis fünf Globuli Pulsatilla D6, drei bis fünf Globuli Cymmicifuga D6 und drei bis fünf Globuli Caullophyllum D6. Zu Mittag essen Sie wieder nur Brot (Reis, Erdäpfel) und Obst. Die Mittagsruhe sollte jetzt drei Stunden lang dauern, am Nachmittag sollte ein zweistündiger Spaziergang auf dem Programm stehen. Dabei ist es notwendig, dass Sie jemand begleitet, denn schließlich kann es ja jederzeit losgehen. Der Einlauf entfällt bei Programm Nummer drei, aber freuen Sie sich nicht zu früh, es ist noch nicht alles überstanden. Am Abend nehmen Sie ein Entschlackungsbad mit Lindenblütentee, Honig und einem Esslöffel Geburtsöl. Dieses Bad dauert zweieinhalb Stunden – ja, Sie lesen richtig! Reiben Sie Ihren ganzen Körper dick mit Terpentinseife ein und legen Sie sich dann 20 Minuten in das Badewasser. Diesen Vorgang wiederholen Sie fünf Mal, wobei Sie selbstverständlich immer wieder frisches warmes Wasser zulaufen lassen, damit Ihnen nicht kalt wird. Wozu diese ganze Prozedur? Durch diese Intensivreinigung werden Darm und Haut optimal aktiviert und der Stoffwechsel angeregt. Da dieses die Wehen fördernde Bad die Haut stark entfettet, reiben Sie Ihren ganzen Körper mit

Geburtsöl ein. Danach wartet noch eine Spezialität auf Sie, der berühmt-berüchtigte Hebammentrunk. Dazu nehme frau 1/4 l heiße Milch (Reismilch, Hafermilch, Sojamilch oder Kakao), zwei Stamperln Cognac (beste Qualität!), vier bis sechs Esslöffel Rizinusöl, das Sie sich in der Apotheke besorgen können (vier Esslöffel für Frauen unter 60 kg, fünf Esslöffel für Frauen unter 80 kg und sechs Esslöffel für Frauen über 80 kg) und Zimt und Nelkenpulver. Diese Komposition, die heiß getrunken werden soll, bewirkt nach zwei bis acht Stunden Durchfall, der fast immer den Beginn der Geburt anzeigt. Nach dem Trunk legen Sie sich sofort ins Bett. Sie werden garantiert fest schlafen. Keine Sorge, wenn es losgeht, wachen Sie bestimmt rechtzeitig wieder auf.

Von großer Bedeutung ist der Hebammentrunk auch bei einem Blasensprung ohne Wehen.

Das intensive Programm inklusive Bad sollte uns – allerdings ohne homöopathische Arzneien – unser ganzes Leben begleiten, natürlich nicht zu oft, aber wenn wir uns, egal ob Mann oder Frau, extrem müde, kraftlos und depressiv verstimmt fühlen, kann dieses Programm Wunder wirken. Es klingt wie eine Rosskur, ist auch eine und zeigt enorme Wirkung bei den verschiedensten Wehwehchen, die uns zu schaffen machen, bei Migräne, Verstopfung, Hautproblemen, Willensschwäche, Darmproblemen, Erschöpfungszuständen, Antriebslosigkeit und anderem mehr. Es lohnt sich wirklich, die zugegebenermaßen mühselige Prozedur auf sich zu nehmen. Damit könnten viele gesundheitliche Probleme bereits früh abgefangen werden.

Manchen Frauen wird diese Methode suspekt und brachial erscheinen, und Sie werden sich lieber ins Krankenhaus begeben und sich an den Wehentropf hängen lassen. Andere Frauen wiederum würden alles tun, was in ihrer Macht steht, um das Kind so natürlich wie möglich auf die Welt zu bringen. Diesen Frauen wollen wir Möglichkeiten aufzeigen und ihnen Mut machen.

3.5. Wie kann ich mir und meinem Kind die Geburt erleichtern?

Die allerwichtigste Geburtserleichterung ist die positive Einstellung einer schwangeren Frau. Eine Schwangerschaft ist ein großes Kompliment eines Kindes an seine Mutter. Es hat sich eine ganz bestimmte Frau als Mutter aus-erwählt, und das ist fürwahr ein Grund, sich zu freuen, selbst dann, wenn die Schwangerschaft nicht geplant war. Das heißt nicht, dass frau negative Gefüh-le verdrängen soll. Jede Schwangere kennt diese Zweifel und Ängste, sie sind völlig normal. Gefühle der Unsicherheit sollen und dürfen die Schwangere *bewegen*, aber nicht *belasten*. Diese Unterscheidung ist sehr wichtig. Jede Enge und jeder Zwang wirken sich schlecht auf das Gemüt aus – nicht nur bei der Schwangeren. Dabei geht es um freudige Gelassenheit, fröhliche Zuversicht, eine Sehnsucht nach innerem Frieden, ausgesöhnt sein mit sich und seiner Um-gebung. Kurz gesagt: Eine gesunde seelische Verfassung ist viel, viel wichtiger als jede noch so ausgefeilte „Geburtstechnik". Die Geburt ist kein Tummelplatz für Aktivitäten, sondern bei aller „Dramatik" (im positiven Sinn!) ein Ort der dynamischen Ruhe. Alles ist wichtig rund um die Geburt, aber das Wichtigste ist, dass Sie stets bei sich und Ihrem Kind sind. Dieses Ganz-bei-sich-Sein ist in allen Lebenslagen von großer Bedeutung, man/frau kann es bis zu einem ge-wissen Grad auch erlernen. Doch davon später.

Für die gute Geburt ist also die richtige Einstellung die wichtigste Vorausset-zung. Daneben gibt es drei Dinge, die Ihnen und Ihrem Kind bei der Geburt hel-fen: die *Wehe*, die *Atmung* und die für Sie passende *Gebärstellung*.

3.5.1. Die Wehe, Ihre beste Freundin bei der Geburt

Ein Geheimnis der Kunst des Gebärens ist es, die Wehe als Freundin zu betrach-ten. Jede einzelne Wehe bringt die Frau näher zu ihrem Kind. Keine Geburts-technik kann ihr den Schmerz der Wehe abnehmen. Wir können den Schmerz nur annehmen, wie er ist. Es wird in diesem Kapitel von Geburtserleichterun-gen die Rede sein, die den Schmerz lindern, aber nicht ausschalten können. Jede Frau sollte sich die Situation rund um die Geburt so schön und angenehm wie möglich machen, aber keine noch so optimale Geburtsvorbereitung, kei-ne Hebamme, kein Arzt/keine Ärztin und auch nicht der Partner können der Frau den Schmerz ersparen. Es ist eine Illusion, das zu glauben. Und trotzdem braucht keine Frau Angst vor diesem Schmerz haben. Es liegt so viel Sinn in diesem Schmerz, und das macht ihn erträglich. Dieses Glücksgefühl nach der Geburt, wenn das nackte Kind (hoffentlich wird es nicht gleich in einen noch so entzückenden Strampelanzug gesteckt!) auf Ihrem Körper liegt, ist mit keinem anderen Gefühl vergleichbar. Spätestens in diesem Augenblick wissen Sie, dass es der Mühe wert war. Es ist also für die Geburt sehr wichtig, sich mit dem Wehenschmerz vertraut zu machen und ihn anzunehmen, und es ist ja glücklicherweise nicht so, dass wir überfallartig von furchtbaren Schmerzen erfasst werden, sondern dass wir in den Schmerz hineinwachsen können. Versuchen Sie, gelassen in den Schmerz hineinzugehen und sich tragen zu lassen. Die Wehe ist wie eine Meereswoge, die sie mitnimmt, wehren Sie sich nicht, sondern geben Sie sich hin. Vertrauen Sie darauf, dass alles gut wird. Vertrauen, Zuversicht und Freude sind Ihre großen Helfer bei der Geburt. Wann immer Sie fürchten, dass Ihre Kraft nachlässt, wenden Sie sich an Ihr Kind. Es lebt von Ihnen und ist völlig auf Sie angewiesen; gleichzeitig kann es Ihnen aber auch sehr viel Kraft schenken. Seien Sie sich dieser Möglichkeit bewusst und lassen Sie diese Hilfe zu. Es ist absolut nicht notwendig, oft sogar kontraproduktiv, wenn Sie dem Kind die perfekte Mutter vorspielen. Ihr Kind kennt Sie und liebt Sie so, wie Sie sind.

Was geschieht eigentlich bei einer Wehe? Die Gebärmuttermuskulatur spannt sich an, die Gebärmutter wird dadurch kleiner und das Kind wird nach unten geschoben. Mit jeder Wehe wird Arbeit verrichtet; ohne Wehen geht die Geburt nicht voran.

Es gibt drei Arten von Geburtswehen: Einstellungswehen, Eröffnungswehen und Presswehen.

◼ Einstellungswehen

Sie können regelmäßig oder unregelmäßig auftreten. Die Wehen dauern 20 bis 30 Sekunden. Was spüren Sie dabei? Das ist von Frau zu Frau verschieden. Die Wehe kann sich durch ein leichtes Ziehen im oberen oder unteren Teil der Gebärmutter oder im Kreuz bemerkbar machen. Sie können das Ziehen auch im gesamten Bauchbereich oder nur in der Scheide spüren, das Ziehen kann sich sogar in den Oberschenkeln auswirken. Manche Frauen vergleichen die ersten Wehen mit Regelschmerzen.

Die Einstellungswehen dauern mehrere Stunden, in Einzelfällen bis zu zwei Tagen. Bitte erschrecken Sie nicht vor der langen Zeit. Viele Frauen haben einen Horror vor einer lang dauernden Geburt. Dazu besteht gar kein Grund, da die meisten die Einstellungswehen noch als harmlos empfinden. Die Anfangsphase wird oft so beschrieben: Es tut sich etwas, jetzt geht es los. Das bedeutet nicht, dass das Kind in zwei Stunden da sein muss. Es drängt Sie nichts. Drängen auch Sie sich selbst nicht. In unserer heutigen Zeit will jeder effizient, tüchtig und schnell sein. Bei der Geburt haben diese Kriterien keine Bedeutung. Hetzen Sie sich nicht, lassen Sie sich Zeit, Ihr Kind weiß am besten, wann es so weit ist, überlassen Sie sich Ihrem eigenen Rhythmus. In der Einstellungsphase geht der Muttermund noch nicht auf, doch das braucht keine Frau zu beunruhigen, das Baby macht sich erst startklar. Stellen Sie sich darauf ein, dass es lange dauern kann, seien Sie nicht ungeduldig. Die Atmosphäre in einem Spital verleitet viele Frauen dazu, es schnell hinter sich bringen zu wollen. Ein Tag, ohne dass sich scheinbar etwas tut, macht viele unruhig und ungeduldig. Gehen Sie einfach wieder nach Hause, gönnen Sie sich Ruhe und genießen Sie den Tag, machen Sie sich innerlich bereit für die große Reise, sprechen Sie mit Ihrem Kind, werden Sie ganz ruhig und finden Sie zu sich. Das wäre ideal. Bei Hausgeburten ergibt sich diese Gemütlichkeit von selbst. Sie bleiben in der vertrauten Umgebung und können ganz ruhig abwarten, ohne sich mit dem Gedanken zu stressen, wann Sie ins Krankenhaus fahren müssen. Die Geburt kann hier störungsfrei und harmonisch vor sich gehen.

Zurück zur Klinikgeburt. Manche Frauen kommen mit bereits relativ starken Wehen ins Spital, aber kaum sind Sie dort, sind die Wehen auch schon wieder weg. Sollte das bei Ihnen der Fall sein, sprechen Sie mit Ihrem Arzt/Ihrer Ärztin und gehen Sie nach der Kontrolle, die bestätigt, dass es Ihrem Kind gut geht, wieder nach Hause, falls Sie nicht allzu weit vom Krankenhaus entfernt wohnen. Das endlose Warten im Spital hat nicht unbedingt positiven Einfluss auf die Psyche. Wenn Sie dann womöglich noch während einer CTG-Kontrolle (eine elektronische Herzton-Wehenüberwachung) im oder nahe dem Kreißsaal liegen und anderen Frauen beim Gebären zuhören müssen, kann sich das nur negativ auf das Gemüt auswirken. Es ist völlig klar, dass Sie in diesem Moment am liebsten weglaufen möchten. Glauben Sie uns, dass so eine Situation wesentlich schlimmer als die tatsächliche Geburt Ihres Kindes ist. Eine Frau, die einem Kind das Leben schenkt, ist nicht arm, sondern wird reich beschenkt. Wenn für Sie eine Hausgeburt nicht in Frage kommt, sollten Sie sich Ihr Krankenhaus sorgfältig aussuchen und sich unbedingt den Kreißsaal zeigen lassen. Führen Sie Gespräche mit den Ärzten/innen und Hebammen. Finden Sie für sich selbst heraus, ob die dortigen Bedingungen Ihren Vorstellungen entsprechen. Wenn nicht, suchen Sie ein anderes Spital auf. Ihr Kind hat Anspruch darauf, an einem Ort zur Welt kommen, an dem

Sie sich beide wohlfühlen können, an dem Sie ernst genommen werden und an dem Ihre Würde ebenso wie die Würde Ihres Kindes gewahrt wird.

Geben Sie Ihrem Kind die nötige Zeit, die es braucht, um sich optimal einzustellen. Durch Kippen, Drehen und Beugen nimmt das Kind eine gute Startposition ein. Während dieser Phase können Sie bis auf die vier großen Gebärbewegungen alle Übungen machen, die unter 3.5.3. auf Seite 101 beschrieben werden. Der Muttermund geht jetzt einen bis maximal drei Zentimeter auf. Sie können spazieren gehen, sollten sich aber nicht zu müde machen, die Reise kann noch lange dauern. Ein entspannendes Bad oder ein Schläfchen täte Ihnen bestimmt auch gut. Sollten die Wehen wieder vergehen, ist das in Ordnung. Sie melden sich bestimmt wieder, wenn es sich wirklich um Geburtswehen gehandelt hat.

■ **Eröffnungswehen**

Vorausgesetzt, dass sich das Kind gut eingestellt hat (darum ist es ja so wichtig, dem Kind in der Einstellungsphase Zeit zu schenken), dauert die Eröffnungsphase ein bis fünf Stunden. Der Wehenschmerz wird hier normalerweise spürbar stärker und kann sich verändern. Die Wehen kommen jetzt sehr regelmäßig, alle drei, vier, fünf oder sechs Minuten, und dauern jeweils 40 bis 70 Sekunden lang. Der Muttermund geht auf, manchmal recht langsam, eine Frau kann schon heftige Wehen verspüren und trotzdem stellen die Hebamme oder der Arzt/die Ärztin bei vaginalen Untersuchungen fest, dass der Muttermund erst einen Zentimeter geöffnet ist. Das frustriert viele Frauen, jetzt haben sie schon recht starke Schmerzen und der Muttermund ist immer noch ziemlich geschlossen. Dieses Gefühl der Mutlosigkeit und der Verzweiflung hilft überhaupt nicht weiter, im Gegenteil, es kann die Geburt negativ beeinflussen. Ideal wäre jetzt ein Bad oder ein Einlauf. Homöopathische Arzneien können hilfreich sein.

In manchen Krankenhäusern wird zu oft untersucht. Abgesehen von der psychischen Belastung ist die Untersuchung für viele Frauen sehr unangenehm. Die Wehenpausen sind zum Erholen da und nicht zum Aufregen. Zu viele Vaginaluntersuchungen bringen überhaupt nichts. Wozu muss eine Frau in jeder Phase der Geburt wissen, wie weit ihr Muttermund gerade geöffnet ist? Das sagt nämlich gar nichts darüber aus, wie lange die Geburt noch dauern wird. Oft tut sich stundenlang scheinbar nichts (in Wirklichkeit geht sehr wohl etwas weiter, aber es lässt sich eben nicht alles messen!), und dann plötzlich, ohne dass die Schmerzen stärker werden, öffnet sich der Muttermund ruckzuck. Lassen Sie sich durch Messwerte nicht entmutigen. Die Geburt eines Kindes ist etwas sehr *Individuelles* und *Intimes* und *Einzigartiges*, jede einzelne Geburt hat ihr eigenes Gesicht. Das ewige Vergleichen bremst, hemmt und blockiert nur. Gehen Sie einfach den Weg Ihres Babys mit und kümmern Sie sich nicht um Zentimeter.

■ **Presswehen**

Die meisten Frauen spüren genau, wann die Presswehen einsetzen, die Qualität des Schmerzes ändert sich. Die Schmerzen müssen keinesfalls schlimmer werden, sie werden aber anders. Das Gefühl, endlich aktiv mithelfen zu können, wird oft als große Erleichterung empfunden. Die meisten Frauen werden von einem unglaublichen und gewaltigen Pressdrang erfasst. Es wühlt und drängt in ihrem Bauch, der nicht mehr ihnen zu gehören scheint. Viele Frauen erleben die Presswehen als Grenzerfahrung. Sie meinen, den Schmerz fast nicht mehr auszuhalten und keine Energie mehr zu haben, um zu drücken und zu pressen. Dabei ist fast schon alles geschafft. Oft hindert die Frau „nur" die Angst vor dem Schmerz. Wenn sie den einen Schritt noch weitergeht und sich in den Schmerz fallen lässt, sich noch einmal bewusst öffnet für das Kind, ist sie am Ziel. Manchen Frauen hilft es, in diesen Momenten wüst zu schimpfen, das erleichtert und macht eine neuerliche Kraftanstrengung möglich. Glücklicherweise nehmen sich die Frauen heutzutage diese Freiheit und wenden nicht all ihre Kraft dafür auf, die eigenen Gefühle aus Scheu vor den Ärzten/innen zu unterdrücken.

Bevor wir uns der richtigen Atmung zuwenden, sollen hier noch zwei Begriffe, die man im Zusammenhang mit den Wehen immer wieder hört, erläutert werden: Wehensturm und Wehenschwäche. Bei letzterer müssen wir zwischen primärer Wehenschwäche, die nur ganz selten vorkommt, und sekundärer Wehenschwäche unterscheiden. Primäre Wehenschwäche bedeutet, dass die Wehen nicht losgehen oder über die längste Zeit hin ganz leicht bleiben. In diesem Fall ist der Einsatz von künstlichen Hormonen notwendig. Unter sekundärer Wehenschwäche versteht man/frau den Umstand, dass sich bereits gute Wehen eingestellt haben, aber aus unerfindlichen Gründen (eventuell legt das Kind noch eine kleine Pause ein oder die unruhige Atmosphäre im Spital bewirkt den Wehenstopp) ein Stillstand eintritt. Hier heißt es Ruhe und Geduld bewahren. In dieser Situation sollte eine Frau versuchen, sich auszuruhen und zu entspannen. Die Wehen kehren dann bestimmt zurück. Haben Sie Geduld, es handelt sich um eine längere Wehenpause. Der Begriff Schwäche macht Frauen mutlos und lässt sie an Ihrer Fähigkeit zu gebären zweifeln. Wozu? Wenn es dem Kind gut geht, und das lässt sich mit einer CTG-Kontrolle leicht feststellen, warten Sie ab, Sie brauchen die Ruhe für die nächsten Wehen. Warum sollte die Geburt nicht weitergehen? Neun Monate wusste Ihr Kind, was zu tun ist, warum sollte es jetzt kehrt machen und in die Gegenrichtung marschieren? Das Wort Wehenschwäche wird viel zu oft verwendet; wenn Sie es auch bei der Geburt Ihres Kindes hören, fragen Sie dreimal nach, ob das wirklich ein Grund ist, medizinisch einzugreifen.

Der zweite Begriff ist auch so eine Sache. Zu einem Wehensturm, also permanenten Wehen ohne Erholungspausen dazwischen, kann es kommen, wenn eine Frau in absolute Panik verfällt und mit der Situation überhaupt nicht zu Rande kommt. Das ist aber sehr, sehr selten der Fall. Gute Geburtsbegleiter/innen können hier wertvolle Hilfe durch gutes Zureden leisten. Viel öfter entsteht ein Wehensturm dann, wenn Medikamente im Spiel sind. Zahlreichen Frauen wird ohne zwingenden Grund, nur weil sie schon über den Termin hinausgehen, in den Geburtskanal eine Vaginaltablette eingeführt, welche die Wehen in Gang setzen soll. Viele Frauen reagieren darauf mit einem Wehensturm, der dann weitere Eingriffe in die Natur erforderlich macht.

Suchen Sie sich eine/n Arzt/Ärztin, mit dem/der Sie reden können. Nicht die fachliche Kompetenz allein ist von Bedeutung, sondern auch und vor allem die menschlichen Qualitäten spielen eine wichtige Rolle.

3.5.2. Atem holen – Kraft schöpfen

Neben der Wehe ist bei der Geburt die Atmung ganz wichtig. Durch Ihre richtige Atmung tun Sie nicht nur dem Kind etwas Gutes, sondern auch sich selbst. Sie dürfen und sollen ja auch während der Geburt egoistisch sein. Eine gute Atmung hilft Ihnen sehr, mit dem Wehenschmerz gut umzugehen, aber nicht nur bei der Geburt, in Ihrem ganzen Leben kann Ihnen diese Atmung helfen. Sie ist ganz leicht zu erlernen, trotzdem ist es vorteilhaft, sie immer wieder bewusst zu üben, um sie zu verinnerlichen.

Wenn die Schmerzen noch nicht stark sind, verwenden Sie die meditative Bauchatmung: Atmen Sie langsam und ruhig durch die Nase oder den Mund ein, stellen Sie sich dabei vor, Sie atmen die Luft zu Ihrem Baby, das unter Ihrem Herzen liegt. Halten Sie eine kurze Pause, solange es Ihnen angenehm ist, und atmen Sie dann ruhig und gelassen wieder aus. Dann wieder einatmen, die kostbare Luft dem Baby schicken, innehalten und friedlich ausatmen. *Bewusstes* Einatmen heißt immer *Sauerstoffversorgung für Mutter und Kind*. Solange die Wehen gut zu ertragen sind – oder in der Wehenpause zwischen sehr starken Wehen –, gibt Ihnen diese Atmung Kraft und Stärke. Bei heftigen Wehen stellen Sie auf die intensive Bauchatmung um: Atmen Sie genauso ruhig ein, halten Sie eine Pause, dann lassen Sie die Luft durch den geöffneten Mund stark und hörbar heraus. Ob Sie beim Ausatmen seufzen oder laut stöhnen, wissen Sie selbst am besten. Es gibt Frauen, die ihre Kinder auf die Welt schreien. Das ist reine Temperamentsache, die keiner Wertung unterzogen werden sollte. Die Atmung hilft der Frau dabei, nicht zu viel kostbare Energie an das Schreien zu vergeuden. Sie kann ihren Gefühlen freien Lauf lassen und trotzdem genug Luft und Kraft für sich und ihr Baby haben. Jede Frau drückt ihren Schmerz auf andere Weise aus, es ist keine Frage von richtig und falsch. Folgen Sie nur Ihrer Intuition. Mit dem starken Ausatmen werfen Sie Ballast ab und werden frei und offen für den Schmerz, der durch Ihre innere Einstellung leichter zu ertragen ist. Diese Atmung stellt keinerlei Zwang dar, sondern bietet Ihnen eine große Hilfe, an der Sie sich in Ihrem Schmerz anhalten können. Sie ist auch keine hehre Idealvorstellung, die frau dann im Ernstfall schnell vergisst. Im Gegenteil: Aus eigener Erfahrung können wir sagen, dass das bewusste Ein- und Ausatmen hilft, sich von der Welle des Wehenschmerzes tragen zu lassen. Es gibt der Gebärenden die tröstliche Zuversicht, etwas tun zu können, aktiv mitzuhelfen. Damit werden Gefühle der Ohnmacht und der Hilflosigkeit, die natürlich kontraproduktiv sind, vermieden. Gebären heißt nicht erdulden, Gebären heißt arbeiten, schwer arbeiten: körperlich – geistig – seelisch. Die bewusste Atmung und die richtige Einstellung helfen Ihnen, in guter seelischer Verfassung zu sein. Das früher übliche Hecheln gehört glücklicherweise der Vergangenheit an. Es versetzte Mutter und Kind in Stress und Panik und muss aus heutiger Sicht sogar als ärztlicher Kunstfehler betrachtet werden. Weder die Frau noch das Kind wurden dabei mit ausreichend Sauerstoff versorgt.

Wann immer Sie sich in Ihrem Leben schlecht und elend fühlen, denken Sie an diese intensive Bauchatmung, atmen Sie Ihren Kummer weg und schöpfen Sie neue Kraft. Die vier Elemente Luft, Wasser, Licht und Wärme sind so wunderbare Kraftquellen, die uns die Natur zur Verfügung stellt, wir haben sie nur leider heute fast zu nutzen vergessen. In unserer wissenschaftlich und technisch orientierten Zeit haben wir oft auch das Vertrauen in die Heilkräfte der Natur verloren.

3.5.3. Gebärstellungen und -bewegungen

Es ist das Verdienst von Hebammen wie Annemarie Koch, Josefine Hahn und Ilona Schwägerl, dass die sogenannte Zilgrei-Methode in Österreich eingeführt ist. Darunter versteht man die kombinierte Anwendung der Bauchatmung und einer Gebärbewegung während der Wehen.

Durch welche Gebärstellung kann sich die Frau die Geburt ihres Kindes erleichtern? Grundsätzlich durch jede lockere und bequeme Haltung. Jede Gebärstellung sollte eigentlich immer auch eine Gebärbewegung sein, das heißt nicht, dass wildes Turnen angesagt ist, nein, Gebärbewegung meint ein leichtes Schaukeln und Wiegen, es hält Sie locker und offen, während eine starre Position Sie unfrei und steif macht.

Prinzipiell ist richtiges Timing wichtig. Eine leichte Wehe sollte mit einer sanften Bewegung einhergehen, eine stärkere Wehe verträgt eine intensivere Bewegung. Vermeiden Sie es, sich von Beginn an zu verausgaben; heftiges Turnen bringt die Geburt nicht schneller voran. Eine Frau, die ein Kind zur Welt bringt, sollte mit ihren Ressourcen schonend umgehen.

Durch eine gute Gebärstellung wird die Muskulatur der drei Tore, die für die Geburt weit aufgemacht werden müssen, weich und bereit. Das Haupttor ist der Scheidenausgang, er kann aber nur locker lassen, wenn auch die beiden Nebentore, die Blase und das Rektum, entspannt sind. Lassen Sie alles los, was loszulassen ist, öffnen Sie all Ihre Schleusen für Ihr Kind, damit es gut entschlüpfen kann.

Wir unterscheiden drei große Gebärbewegungen:

◼ **Die Hocke**: Atmen Sie ruhig und gelassen ein. Gehen Sie dann – natürlich mit Hilfe des Partners oder der Hebamme – in die tiefe Hocke. Dabei atmen Sie laut und kraftvoll aus. Halten Sie die Luft an und verharren Sie kurz in dieser Position. Mit der Einatmung lassen Sie sich von Ihren Geburtsbegleiter/innen wieder hochheben, halten Pause und beginnen von neuem. Wichtig ist, dass Sie die Fersen fest auf den Boden stellen und die Knie keinesfalls aneinanderpressen, sondern aus breitem Stand in die Tiefe gehen.

Wiederholen Sie den Vorgang während der Wehe mehrmals. Mit dieser Übung kann die Wehe optimal genutzt werden, weil dem Kind der Weg nach unten sehr deutlich gezeigt wird. Die Hocke ist zwar die anstrengendste Gebärbewegung (besonders für den Partner!), aber auch die effektivste. Besonders günstigen Einfluss hat sie, wenn es Probleme in der Eröffnungsphase gibt, der Kopf des Kindes zum Beispiel nicht herunterkommt oder der Muttermund nicht weiter aufgeht, was Sie aber keineswegs beunruhigen sollte.

- Der **Vierfüßlerstand**: Wie der Name schon sagt, knien Sie sich mit leicht geöffneten Beinen und den Händen auf den Boden. Gut ist diese Bewegung auch in der Eröffnungsphase für ein Kind in der Steißlage. Der Vierfüßlerstand ist auch bei Frauen sehr beliebt, die die Hocke als unangenehm empfinden und die starke Rückenschmerzen haben. Durch diese Haltung wird das Kreuz völlig entlastet. Auch Frauen mit vorzeitigem Pressdrang empfinden diese Stellung als Erleichterung. Nach einem Blasensprung ist der Kopf des Kindes oft noch hoch oben, und viele Frauen werden im Krankenhaus zum Liegen angehalten. Der Vierfüßlerstand gibt Ihnen die Möglichkeit, sich auch in diesem Fall freier zu bewegen. Bei angespanntem Muttermund oder wenn der Kopf des Kindes nur sehr langsam tiefer geht, ist der Vierfüßlerstand ebenfalls ein wertvoller Helfer.

- **Knien**: Knien bedeutet, eine Haltung gesunder Demut einzunehmen. Wir knien nieder vor dem Schöpfungsakt Geburt. Das darf nicht verwechselt werden mit dem Niederknien vor anderen Menschen. Knien Sie sich locker hin, beugen Sie sich beim Ausatmen vor, legen Sie Ihren Kopf auf Ihre Hände und gehen Sie mit der Einatmung wieder hoch. Ihr Partner oder die Hebamme sollen bzw. können Ihnen dabei helfen. Während einer Wehe können Sie diese Bewegung sechs- oder siebenmal wiederholen, dann setzen Sie sich hin und ruhen sich wieder aus. Das Knien eignet sich gut für Frauen, die mit ihren Schmerzen hadern und voll Zorn sind. Es hilft ihnen, wieder ruhig zu werden.

Die nun folgenden kleinen Gebärbewegungen bzw. -stellungen können Sie in jeder Phase der Geburt einnehmen. Gebärbewegung bedeutet immer eine Kombination von *Atmung* und *Bewegung*, während wir unter Gebärstellung eine Stellung *ohne* bewusste Atmung verstehen, die allerdings immer mit einer leichten Schaukelbewegung verbunden ist. Eine absolut starre Stellung ist bei der Geburt sehr ungünstig, ein leichtes Wiegen sollte Sie immer begleiten, weil es Ihnen so wesentlich leichter fällt, locker zu bleiben. Sanftes Beugen und Schaukeln tun Mutter und Kind gut.

- **Schneidersitz**: Er ist besonders geeignet für Frauen, die glauben, ein enges Becken zu haben, obwohl das wirklich ganz selten der Fall ist. Der Schneidersitz bewirkt ein möglichst breites Becken. Die Gebärbewegung entsteht dadurch, dass die Frau mit der Ausatmung den Oberkörper leicht nach vorne beugt, soweit es ihr guttut. Mit der Einatmung richtet sie sich wieder sanft auf, ohne aber die Wirbelsäule durchzustrecken. Die vorherrschende Haltung sollte rund und nicht gerade sein. Eine gerade Haltung ist, in welcher Position auch immer, ungünstig. Der Schneidersitz ist auch eine gute Gebärstellung in der Badewanne, vorausgesetzt, die Wanne ist groß genug.

- **Knien** erweist sich als besonders günstig, wenn eine Frau unruhig, ungeduldig oder zornig ist. Das Knien bewirkt größere Demut gegenüber der Situation. Pressen Sie dabei aber nicht die Knie zusammen, sondern öffnen Sie sich. Die Handflächen sollten natürlich nicht geballt sein, das ist immer ein Zeichen für extreme Anspannung und Verhärtung, eine feindselige Körperhaltung. Legen Sie die Hände locker auf die Oberschenkel, wobei die Handflächen nach oben hin offen sind und Ihre Hände dadurch offenen Gefäßen gleichen, die bereit sind, gefüllt und reich beschenkt zu werden. So können Sie automatisch ja zu Ihrer Situation sagen und vergessen alle Kampfeslust, die in vielen Lebenssituationen sehr wichtig, aber während der Geburt weniger vorteilhaft ist.

  Wenn Ihnen das Knien zusagt, sollten Sie sich aber dennoch während der Wehenpausen immer wieder hinsetzen bzw. aufstehen, um keinen Krampf in den Beinen zu bekommen. Auch im Knien gilt: Schaukeln Sie beim Ein- und Ausatmen leicht hin und her, weil das meist sehr angenehm ist.

- **Vierfüßlerstand**: Bei dieser Stellung gehen Sie wieder in die Knie, legen Ihre Hände vor sich auf den Boden. Sie können Ihren Kopf auch auf Ihre Hände oder ein Kissen legen, wenn Ihnen das angenehm ist. Alles, was Ihnen guttut, ist auch gut für Sie und Ihr Baby.

- **Seitenlage**: Diese Position ist eher für Frauen gedacht, die sich im Liegen wohler fühlen, die eine CTG-Kontrolle machen müssen, die von Ärzten/innen angewiesen wurden, liegenzubleiben (siehe Kapitel Blasensprung), oder für Frauen, deren Baby in der Steißlage auf die Welt kommt. Nehmen Sie in der Seitenlage eine runde entspannte Haltung ein, geben Sie sich zwei Polster zwischen die Oberschenkel, um unten nicht die Tore zu verschließen. Mit der Ausatmung machen Sie sich ganz rund. Ideal ist es bei dieser Bewegung, wenn der Partner der Frau hilft, indem er ihre Arme und Beine sanft zusammenführt und wieder auseinanderschiebt.

- **Gehen**: Eigentlich wäre der wienerische (eigentlich türkische) Ausdruck „hadschen" weitaus treffender, weil eine Frau mit Wehenschmerzen sicher nicht in der Art einer klassischen Ballerina dahinschwebt, sondern sich schwer und beladen fühlt und sich auch entsprechend bewegt. Durch das langsame Gehen wird das Kind sanft ins Becken geschaukelt. Bis vor zwanzig Jahren war es ja leider noch allgemein üblich, alle Frauen ins Bett zu schicken, was die Geburten selbstverständlich um einiges verzögerte. Schon der einfache Menschenverstand signalisiert, dass allein durch die Schwerkraft das Kind viel schneller geboren werden kann, wenn die Mutter möglichst lange, vielleicht sogar immer, in einer aufrechten Haltung bleibt. Was Ärzte/innen – in gutem Glauben selbstverständlich – damals angerichtet haben, wie sie Frauen regelrecht behindert haben, erscheint uns heute unvorstellbar, und doch ist es noch gar nicht lange her, dass die Gynäkologie bei allem beachtlichen wissenschaftlichen Fortschritt gleichzeitig die Gesetze der Natur völlig missachtet hat.

Es wäre aber verkehrt, aus diesen Erkenntnissen jetzt den Schluss zu ziehen: Jede Frau muss stundenlang durch die Gänge der Krankenhäuser wandeln, um die Geburt zu beschleunigen, wie das leider heute manchmal passiert. Wenn die Frau dann alle Kraft zum Pressen brauchen würde, ist sie vom ewigen Spazierengehen und Treppensteigen völlig erschöpft. Hören Sie einfach auf Ihren Körper. Wenn Ihnen danach ist, gehen Sie spazieren, wenn Sie sich müde fühlen, legen Sie sich doch hin und ruhen sich ein bisschen aus. Nur keine starren Regeln, die in die Irre führen.

■ Der **Adler**: Diese Gebärbewegung könnte Sie durch Ihr ganzes Leben begleiten, weil sie Sie ruhig macht, entspannt und die Wirbelsäule wieder ins rechte Lot bringt. Legen Sie sich (eventuell auf einige Polster) hin, ziehen Sie die Knie an, strecken Sie die Arme mit nach oben hin geöffneten Händen von sich weg. Atmen Sie sanft ein, drehen Sie beim Ausatmen den Kopf auf die rechte und die angewinkelten Beine auf die linke Seite. Mit der Einatmung kehren Sie wieder zur Mitte zurück. Bei der nächsten Ausatmung gehen die angewinkelten Beine auf die rechte und der Kopf auf die linke Seite usw. Durch diese intensive Beckenbewegung kann ein im Geburtskanal falsch eingestelltes Baby meistens in die richtige Lage gebracht werden. Ganz wichtig ist der Adler auch bei hohem Geradstand des Kindes, weil sich die Frau auf diese Weise höchstwahrscheinlich einen Kaiserschnitt ersparen kann. Dazu ist allerdings Geduld erforderlich. Die Frau sollte über einen Zeitraum von einer halben bis zu zwei Stunden bei jeder Wehe den Adler machen. Bei tiefem Querstand kurz vor dem Pressen hat sich diese Gebärbewegung auch immer wieder bewährt, weil man Frau und Kind eine

Vakuum- oder Zangengeburt ersparen kann. Wie viele unnötige und schwerwiegende Komplikationen sich zahlreiche Frauen durch eine einfache, aber umso wirkungsvollere Übung ersparen könnten! Werden Sie von Ihrem Geburtsteam nicht dazu angeregt, sollten Sie sich an diese heilsame Gebärbewegung erinnern und sie im geeigneten Moment selbständig durchführen. Niemand wird Sie daran hindern. Frauen, die Wünsche äußern, werden heute glücklicherweise ernst genommen. Doch leider haben sich diese natürlichen Möglichkeiten auch beim gut ausgebildeten Fachpersonal noch immer nicht genügend herumgesprochen. Sollte also Ihr Arzt/Ihre Ärztin oder Ihre Hebamme hohen Geradstand oder tiefen Querstand feststellen, denken Sie an den Adler.

- Die **Hocke**: Gehen Sie in die tiefe Hocke bzw. lassen Sie sich von Ihrem Partner stützen. Eine Sprossenwand oder ein Bett können ebenfalls hilfreich sein, weil Sie sich gut anhalten können. Die Fersen ruhen fest auf dem Boden. Beim Ein- und Ausatmen wiegen Sie leicht hin und her. Die Hocke ist sehr effektiv und hilft auf natürliche Weise, das Kind sanft aber bestimmt nach unten zu schieben.

- **Beckenkreisen** bzw. **-schaukeln**: Stellen Sie sich in der Grätsche hin. Kreisen Sie langsam mit dem Becken oder wiegen Sie es sanft hin und her.

- Das **Schaukeln** auf einem Gymnastikball gehört ebenfalls zu den Gebärbewegungen, die alle dazu dienen, dass Frauen bei der Geburt möglichst locker bleiben.

Wenn Sie die Beschreibung der Stellungen zum ersten Mal lesen, fühlen Sie sich möglicherweise überfordert. Das soll ich mir alles merken? Welche Bewegungen sind für mich die richtigen? Wenn ich keine dieser Gebärstellungen einnehme, mindert das meine Leistung? usw.

Bitte vergessen Sie all diese Fragen sofort wieder. Die Geburt ist keine Leistungsschau. Dies sind nur Anregungen und Hilfestellungen. Nehmen Sie einfach während des dritten Drittels der Schwangerschaft die Stellungen öfter ein oder/ und besuchen Sie einen guten Vorbereitungskurs. Machen Sie sich ein bisschen damit vertraut für den Fall, dass Sie die Stellungen brauchen. Vor der Geburt meines ersten Kindes hatte ich einige Lieblingsübungen, z.B. den Adler, und ich dachte wirklich, das wäre „meine" Gebärstellung. Aber bei der Geburt meiner älteren Tochter kam alles anders. Unspektakuläres Gehen und die Hocke, die ich während der Geburtsvorbereitung ausgesprochen hasste, waren meine größten Hilfen, an den Adler mochte ich nicht einmal denken. Glauben Sie mir, Sie wissen dann ganz genau, was Ihnen am besten entspricht und was Ihnen gut tut. Niemand weiß das so wie Sie. Die perfekte Gebärstellung gibt es nicht. Hören Sie nur auf Ihren Körper, er lügt nicht. Es ist also keineswegs notwendig, mit einer Gedächtnishilfe (z.B. Zettel mit aufgelisteten Gebärbewegungen) zur Geburt zu gehen. In so einem Fall hätten Sie etwas missverstanden.

3.5.4. Zusätzliche Geburtserleichterungen: hohe Wirksamkeit ohne Nebenwirkungen

Neben den Gebärstellungen und -bewegungen gibt es noch einige andere Hilfsmittel, die Ihnen die Geburt erleichtern.

- Die **Badewanne**: Angenehm warmes Wasser macht uns locker und weich und ist damit die ideale Voraussetzung für die Geburt. Wann immer Ihnen danach ist, legen oder setzen Sie sich in die Badewanne, reiben Sie sich oder besser lassen Sie sich mit Geburtsöl (siehe Seite 268) einreiben, besonders dort, wo sie Schmerzen spüren, im Kreuz oder am Bauch. Die Badewanne ist ein Ort des Wohlbehagens und damit der ideale Geburtsort. Auch wenn Sie Ihr Kind im Krankenhaus zur Welt bringen, besteht heute fast überall die Möglichkeit, eine Badewanne zu benutzen. Ob das der Fall ist, sollten Sie vor der Geburt herausfinden.

- Die **Dusche**: Sollte Ihnen die Badewanne nicht zusagen, weil Sie sich vielleicht zu eingeengt fühlen, gehen Sie vor der Geburt mehrmals und länger (eventuell mit dem Geburtsball) unter die Dusche. Das wird Ihr Wohlbefinden steigern. Es tut vielen Frauen vor allem während einer längeren Geburt besonders gut, zwischenzeitlich Zähne zu putzen. Es ist uns bewusst, dass diese Vorschläge für manche banal klingen, und doch sind sie wertvolle Hilfen während der Geburt, die wir gar nicht oft genug anpreisen können.

- Die **Wärmeflasche**: Wer lieber im Trockenen bleiben will und trotzdem auf die angenehme Wärme nicht verzichten will, kann es mit einer Wärmeflasche oder einem Kirschkernsackerl versuchen, die Sie sicherheitshalber ins Krankenhaus mitnehmen sollten. Setzen Sie sich einfach auf das Kirschkernsäckchen, das entspannt und macht die Körperteile, die drei großen Tore, die bei der Geburt so wichtig sind, weich und offen: die Scheide, den Blaseneingang und das Rektum. Um locker zu bleiben, ist es unbedingt notwendig, dass uns warm ist. Sie sollten daher unbedingt warme Socken zur Geburt mitbringen. Kalte Füße sind äußerst unangenehm und blockieren Sie.

- **Massage**: Sie kann das körperliche und seelische Wohlbefinden verbessern.
- **Musik**: Ruhige, sanfte Musik entspannt und hebt die Stimmung. Vielleicht sollten Sie aber nicht zu Heavy Metal greifen, auch wenn das sonst Ihre Lieblingsmusik ist. Manche Frauen werden durch Musik sehr abgelenkt.
- **Homöopathie**: siehe entsprechendes Kapitel.
- **Akupunktur,-pressur**: siehe entsprechendes Kapitel.
- **Tee trinken**: Eine Teemischung aus Frauenmantel, Schafgarbe, Himbeer- und Brombeerblättern stärkt die Gebärmutter während ihrer intensiven und anstrengenden Arbeit. (Dieser Tee ist übrigens auch Frauen im Wechsel sehr zu empfehlen.)

3.5.5. Die Toilette: ein wichtiger Geburtsort

Warum? Nun, weil wir hier gewohnt sind, loszulassen. Wir müssen uns auf der Toilette nicht extra bemühen, es geht alles von selbst. Auf der Toilette ist frau auch ganz ungestört und für sich und bei sich. Diese Ruhe und auch räumliche Abgeschiedenheit in dem Gefühl, von lieben Menschen umsorgt zu sein, wirkt sich überaus positiv auf die Geburt aus. Gebären ist die höchste Kunst, die mühevollste Arbeit und gleichzeitig das Einfachste auf der Welt. Die krassesten Widersprüche liegen manchmal ganz nah beieinander.

3.6. Ein Vulkan bricht aus: das Pressen

Das Dammöl (Seite 267), das Sie schon während der Schwangerschaft verwendet haben, könnte jetzt wieder wertvolle Dienste leisten. Es hält den Damm geschmeidig und kann vor Rissen schützen.

Während des Pressens kommt dem Geburtsteam eine verstärkte Bedeutung zu, es muss immer wieder ermutigen und positiv auf Sie einwirken. Die richtigen Worte im richtigen Moment können Wunder wirken. Wenn etwa die Hebamme vom bereits sichtbaren Haarschopf Ihres Babys spricht, werden ungeahnte Kräfte in Ihnen frei, und Sie nehmen einen neuerlichen Anlauf, um Ihrem Kind auf die Welt zu helfen.

Welche Stellung beim Pressen für Sie die richtige ist, werden Sie genau spüren. Am allerwichtigsten ist es, sich rund zu machen, denn nur so sind Sie bereit und offen. Sich während der Wehe durchzustrecken, ist zwar eine verständliche Flucht nach hinten, bedeutet aber, dass Sie Ihr Tor zumachen und damit Ihren Schmerz verlängern. Versuchen Sie trotz der übergroßen Anstrengung, Ihr Gesicht nach unten zu beugen und zu Ihrem Kind zu schauen. Seien Sie ganz bei sich und Ihrem Kind und fühlen Sie mit ihm. Dann können Sie sich ganz öffnen und den entscheidenden Schritt ins Leben mitgehen. Helfen Sie Ihrem Baby, auf die Welt zu kommen. Es sehnt sich nach dem Leben.

Im Liegen zu pressen, kostet zu viel Kraft, weil Sie ja gegen die Schwerkraft arbeiten würden. Jahrzehntelang wurden Frauen von Ärzten/innen und Hebammen zu dieser widernatürlichen und unsinnigen Stellung angehalten und haben das mit sich geschehen lassen. Wenn überhaupt, sollten Sie unbedingt halb sitzen, die geöffneten Beine mit den Händen an den hinteren Oberschenkeln fassen und dann pressen, „was das Zeug hält". Es wäre auch möglich, in der Seitenlage zu pressen. Der Vierfüßlerstand wiederum ist besonders geeignet, wenn Sie bei einer früheren Geburt einen großen Schnitt hatten und/oder an Hämorrhoiden leiden. Auch bei starken Rückenschmerzen erweist sich diese Position als hilfreich, weil das Kreuzbein entlastet wird.

Andere Möglichkeiten sind der Geburtshocker und das Geburtsrad. Oder Sie gehen gleich in die tiefe Hocke, was deshalb günstig ist, weil Sie in dieser Stellung das Tor für das Kind besser automatisch öffnen können. Es ist unmöglich, in der Hocke anzuspannen und sich zu verkrampfen.

Ganz entscheidend für Ihr Wohlergehen ist die richtige Nutzung der Wehenpause, um Ihre Kraftreserven optimal zu nutzen. Die Wehenpausen, in denen Sie ja völlig schmerzfrei sind, sollten Sie, wenn auch nur für kurze Zeit, auf eine ruhige Insel führen, die nur Ihrer Erholung dient. In zwei, drei Minuten völlig gelassen zu werden, hilft Ihnen, für die nächste Wehe wieder fit und ganz da zu sein. Wichtig ist auch, dass Sie bei den letzten Presswehen bei klarem Verstand und hoch motiviert sind und nicht etwa betäubt durch Schmerzmittel, die dämpfend auf Körper und Geist wirken. Oft werden Frauen dadurch gleichgültig gestimmt, sodass ihnen der Antriebswille abhanden kommt. Durch die Einnahme oder Verabreichung von Schmerzmitteln erleben sie die Geburt ihres Kindes wie in einem Film – abgespalten von ihrem Ich. Und sie haben zu wenig Kraft und Willen, aktiv mitzuarbeiten, wobei gerade jetzt ihre Mitarbeit gefragt ist!

Ob Frauen ohne Dammschnitt auskommen, hängt ganz von ihrem Team ab. Tatsache ist, dass ein Dammschnitt äußerst selten notwendig ist, in den Spitälern aber leider immer noch zu häufig durchgeführt wird. Dahinter stecken wieder das tiefe Misstrauen gegen die Natur und der unbewusste Drang, aus der natürlichsten Sache der Welt eine Operation zu machen.

In den meisten Fällen ist es besser, eventuell auftretende Risse in Kauf zu nehmen, weil sie erwiesenermaßen und erfahrungsgemäß wesentlich rascher und auch mit weniger Komplikationen verheilen als ein Dammschnitt. Lesen Sie dazu bitte Kapitel 6.4 (Seite 168 ff.), wo es unter anderem um die Problematik des unnötig durchgeführten Dammschnittes geht.

Eine gute Hebamme wird Sie im richtigen Moment auffordern, zu pressen und dabei Ihren Damm, so gut es geht, schützen. Dann wissen Sie, es kann nicht mehr lange dauern, bis Ihr Kind entschlüpft. Sobald das Kind da ist, ist der Schmerz wie weggeblasen, und Sie werden höchstwahrscheinlich von einer Glückswelle erfüllt, die sich jeder Beschreibung entzieht. Sollte das bei Ihnen nicht so sein, sollten eher zwiespältige Gefühle auftauchen und sich die Freude nicht so recht einstellen wollen, gönnen Sie sich Ruhe und haben Sie noch etwas Geduld. Es dauert einfach, bis Sie Ihr Glück fassen können.

4. Das Wochenbett
Eine Königin wird von der Realität eingeholt

Eine ganz wesentliche Rolle kommt während dieser sensiblen Phase dem Mann zu. Wenn es sich irgendwie einrichten lässt, sollte er sich für die Zeit nach der Geburt bzw. nach dem Krankenhausaufenthalt einen mindestens zweiwöchigen, wenn möglich sechswöchigen Urlaub nehmen, um sich gemeinsam mit seiner Partnerin an die große Umstellung zu gewöhnen. Die Zeit des Wochenbettes dauert insgesamt acht Wochen. Sollte eine Frau zum Vater ihres Kindes keine gute Beziehung haben, gibt es bestimmt einen oder mehrere liebende Menschen, sei es ein Freund oder eine gute Freundin, die ihnen besonders während der Zeit des Wochenbettes intensiv beistehen.

Es geht jetzt nicht bloß darum, jemanden zu haben, der die Haushaltsarbeiten erledigt. Wenn also Ihr Mann, Partner oder Freund Sie in dieser Hinsicht üblicherweise wenig unterstützt, dann sollten Sie auch jetzt nicht allzu viel erwarten. Der Konflikt ist vorprogrammiert. Nimmt Ihnen hingegen Ihr Partner die ganze Arbeit ab, bleibt ihm höchstwahrscheinlich zu wenig Zeit für Sie. Und Sie brauchen jetzt sehr viel Zuwendung. Nach einer Geburt fühlt sich eine Frau weit offen, wund an Leib und Seele und sie ist äußerst empfindsam. Es ist kein Wunder, wenn oft und reichlich Tränen fließen, versuchen Sie nicht, sie zu unterdrücken, weil sie zum Bild der ach so glücklichen Mutter so gar nicht passen wollen. Das Gefühl, jederzeit weinen zu können und traurig sein zu dürfen, wird Sie sanft auffangen und Ihnen Halt geben.

Es ist eine Zeit, in der alles fließt: der Wochenfluss, die Milch und auch die Tränen. Lassen Sie Ihren Gefühlen freien Lauf. Tränen haben eine reinigende Wirkung, sie helfen, aufgestaute Gefühle loszulassen, sie erleichtern und erlösen. Bei einer Geburt liegen die gegensätzlichsten, scheinbar unvereinbaren Dinge ganz dicht nebeneinander, so auch Glück und Traurigkeit. Glücklich die Frau, die sich diesen Gefühlen ganz hingeben kann. Arm die Frau, die meint, perfekt und stark, sofort wieder funktionstüchtig sein zu müssen, um der Welt zu beweisen, wie schnell sie von der Geburt wieder in den Alltag zurückkehrt und wie wenig sie die Geburt verändert hat. Allen Gefühlen die Spitze zu nehmen, das scheint heute wichtig zu sein, auch die Kinder dürfen gar nicht mehr traurig sein, sofort werden sie getröstet und abgelenkt und dann wundern wir uns, wenn Gefühle ganz unerwartet wie Vulkane ausbrechen. Lassen wir Höhe- und Tiefpunkte doch zu, diskutieren wir das Leben doch nicht weg, nivellieren wir unsere Gefühle nicht. Das Leben verläuft nicht linear, Berg- und Talfahrten sind inbegriffen. Für die Zeit des Wochenbettes ist es also sehr wichtig, dass der Mann körperlich und seelisch für die Frau und das Kind da ist.

Es gibt auch die Möglichkeit, nach der Geburt eine Haushaltshilfe für die ersten sechs bis acht Wochen zu engagieren. Wenden Sie sich in Österreich an die Caritas oder das Hilfswerk. Unter bestimmten Umständen werden die Kosten dafür von den Krankenkassen übernommen, oder der Stundenlohn richtet sich nach dem Einkommen. Besonders für Mehrgebärende ist das eine wertvolle und großartige Hilfe, die Sie unbedingt in Anspruch nehmen sollten. Sie können sich dadurch in aller Ruhe Ihrem Baby widmen und haben auch mehr Zeit für eventuell vorhandene größere Kinder, die Sie ebenfalls gerade jetzt besonders brauchen. Schenken Sie sich und allen Familienmitgliedern diese kostbare Zeit, der Alltag kommt noch früh genug. Vielleicht kann Ihnen auch Ihre Mutter, Ihre Schwester oder eine liebevolle Freundin aushelfen und für Sie kochen, bügeln oder einkaufen gehen. Sie könnten sich um eine Raumpflegerin bemühen, falls Sie nicht ohnehin schon eine haben. Es ist uns schon klar, dass das alles auch eine Frage des Geldes ist, aber in diesen ersten sechs Wochen sollten Sie nicht ans Sparen denken, da es schließlich um Ihre Gesundheit und um Ihre seelische Verfassung geht. Wenn Sie sich jetzt schonen und Zeit lassen, sammeln Sie Kräfte für später. Sie werden dann umso schneller wieder voll einsatzfähig sein. Dass während des Wochenbettes alles gut geht, wird vor allem davon abhängen, wie gut Sie sich auf diese Zeit vorbereiten und wie Sie sich organisieren. Wenn Sie dann alles spontan entscheiden, wird es möglicherweise schwierig sein, im entscheidenden Moment Hilfe zu bekommen. Es ist also besser, wenn Sie im Voraus Unterstützung einplanen.

In dieser Zeit ist es auch besonders wichtig, dass Sie sich nicht mit Besuchen übernehmen. Im Krankenhaus besteht tatsächlich die Gefahr, dass sich zu viel Besuch sehr stressig auf Sie auswirken kann. Wenn Sie sich gut fühlen und Sie die vielen Menschen nicht stören, sondern nur erfreuen, ist natürlich nichts dagegen einzuwenden, aber wenn Sie ein Unbehagen dabei empfinden, bitten Sie Ihre Freunde/Freundinnen und Verwandten, davon Abstand zu nehmen. Sie werden das bestimmt verstehen – und falls nicht, sollten Sie egoistisch genug sein, das Besuchsverbot trotzdem durchzusetzen. Sie und Ihre Familie sind jetzt die Hauptpersonen. Gerade die ersten Tage sind sehr wichtig, weil Sie für sich und Ihr Baby erst einen gewissen Rhythmus, vor allem hinsichtlich des Stillens, entwickeln sollten. Besuche, Unterbrechungen, Verzögerungen, all diese Störungen von außen sind hier sehr hinderlich. Bitten Sie Ihre Besucher/innen auch, nicht zu viele Blumen mitzubringen. Was lieb gemeint ist, kann für das Kind sehr unangenehm sein. Babys können durch einen intensiven Blumenduft entweder unruhig oder sehr schläfrig werden.

In den ersten Tagen fühlen Sie sich also sicherlich wie eine Königin. Sie und Ihr Baby werden bewundert und bestaunt. Sie werden umhegt und umsorgt. Sie sind in höchstem Maße euphorisch. Sie kommen vom Krankenhaus nach Hause und sind nun vielleicht alleine. Kein Wunder, wenn Sie das erst einmal verunsichert und vielleicht auch unglücklich macht. Kein Wunder, wenn Sie das erst einmal verunsichert und Sie in ein tiefes Loch fallen. Bei einer Hausgeburt wird mit diesem Problem viel bewusster umgegangen. Für die Zeit danach wird bereits im Voraus gesorgt, was einiges leichter macht. Eine Hausgeburt kommt nur in Frage, wenn Sie in den ersten Wochen nach der Geburt von Anfang an Hilfe erwarten können. Unter dieser Voraussetzung gibt es ein sanftes Gleiten in den Alltag.

Die Zeit des Wochenbettes ist eine große Chance für alle, vollkommene Geborgenheit zu erleben und sich auf die eigenen Wurzeln zu besinnen. Sehr oft erfährt die Beziehung zur eigenen Mutter neue Impulse, vieles erscheint in einem anderen Licht. Es wäre schade, wenn Sie sich um diese kostbaren Erfahrungen brächten. Sie sind unwiederbringlich.

Lassen Sie sich wie eine Kaiserin feiern, weinen Sie wie eine unglückliche Prinzessin und essen und trinken Sie wie eine Fürstin. Genießen Sie ein reichliches Frühstück und üppige Zwischenmahlzeiten wie eine Königin. Das Mittagessen sollte aus mehreren Gängen bestehen und sparen Sie auch beim Abendessen nicht mit gutem und hochwertigem Essen. Sie brauchen jetzt viel Kraft, da Sie neue Energien schöpfen müssen.

Wenn Sie Ihr Baby stillen, sollten Sie sich nicht zu viele Gedanken darüber machen, schnell wieder ganz schlank zu werden. Das Stillen trägt nachweislich dazu bei, dass sich die Gebärmutter schnell wieder zusammenzieht und ihre ursprüngliche Größe zurückgewinnt. Sie brauchen also nicht gleich mit der Wochenbettgymnastik beginnen. Durch das Stillen werden Sie vielleicht insgesamt länger etwas „rundlicher" bleiben, dann aber mit großer Wahrscheinlichkeit – auch ohne zu hungern – Ihre ursprüngliche Figur wiedererlangen.

Eine empfehlenswerte Übung im Wochenbett ist der „Adler". Er ist gut für die Wirbelsäule, die Gebärmutter, die Symphyse und die Mutterbänder. Er hilft bei Verspannungen, die durch das Pressen oder durch das Stillen hervorgerufen wurden. Sie gehen beim „Adler" in die Rückenlage, halten die Arme seitlich vom Körper weg, wobei die Handflächen nach oben zeigen. Die Knie sind aufgestellt. Atmen Sie langsam ein, und mit der Ausatmung drehen Sie den Kopf nach rechts und die Knie nach links. Beim Einatmen kehren Sie in die Mitte zurück. Wiederholen Sie die Übung siebenmal auf jede Seite. Der „Adler" ist eine beruhigende und entspannende Übung.

Was geschieht nun eigentlich im Körper einer Frau nach der Geburt, und wie kann sie sich bei eventuell auftretenden Problemen helfen?

Mit der Nachgeburt, die fünf Minuten bis zwei Stunden nach der Geburt abgeht, setzt eine stärkere Blutung ein. Das ist völlig normal. Bei großer Erschöpfung kann eine Frau die homöopathische Arznei Arnica C30 einnehmen, die blutstillend und heilend wirkt. Die zunächst starke Blutung geht dann innerhalb kurzer Zeit in eine normale Blutung – ähnlich der Periodenblutung – über. In den ersten 48 Stunden kann gestocktes Blut abgehen. Es empfiehlt sich, schluckweise Schafgarben- oder Frauenmanteltee, eventuell mit Honig gesüßt, zu trinken. Frauen, die bereits geboren haben und unter starken Nachwehen leiden, können sich mit Nachwehentee (Schafgarbe, Hopfen, Melisse, zu gleichen Teilen gemischt) helfen.

Starke Wundschmerzen, die von einem Dammschnitt herrühren, können Sie folgendermaßen behandeln:

- Stellen Sie 250 Gramm Magertopfen (Magerquark) mit zwei Esslöffeln Eichenrindenextrakt und zwei Esslöffeln Schwedenbitter vermischt in den Kühlschrank. Geben Sie ein- bis zweimal täglich Topfen (Quark) auf die Binde. Das kühlt und lindert den Schmerz. Lassen Sie den Umschlag eine Stunde lang einwirken.

- Bei nässendem Gefühl streuen Sie anstelle des Topfens homöopathischen Puder auf die Binde.

- Ziehen Sie sich nach dem Duschen keine Unterhose an, legen Sie sich zehn Minuten ohne Binde und ohne Hose ins Bett. So kann genügend Luft an die Wunde, was heilend wirkt.

- Sie können auch Wochenbettöl auf die Binde geben.

■ Ab dem dritten Tag nach der Geburt können Sie Einläufe mit Kamillentee durchführen.

Tampons sind jetzt absolut verboten. Achten Sie auch darauf, welche Binden Sie verwenden. Keinesfalls geeignet sind Binden mit luftundurchlässigen Plastikstreifen, was den Heilungsprozess behindern würde. Am besten sind Flockenwindeln, die Sie in den Babyabteilungen der diversen Drogeriemärkte finden. Viele Frauen schwitzen stark im Wochenbett und sind sehr geruchsempfindlich. Duschen Sie öfter, aber verwenden Sie bitte nicht jedes Mal Seife. Wasser allein genügt völlig, um sich wieder frisch zu fühlen. Einmal täglich können Sie zu einer ph-neutralen Seife greifen, aber keineswegs öfter. Auf ein Vollbad sollten Sie in den ersten vier bis sechs Wochen nach der Geburt verzichten, weil das Wundsekret des Wochenflusses infektiös sein kann und eine Gefahr für Ihre Brust (bakterielle Brustentzündung) darstellt. Sitzbäder sind sehr wohl möglich, ja sogar empfehlenswert. Füllen Sie zirka 20 Zentimeter hoch Wasser in die Badewanne (die Brustwarzen dürfen nicht nass werden) und geben Sie drei Esslöffel Eichenrinden-Konzentrat und einen Esslöffel Honig dazu. Das lindert Hämorrhoiden, Abschürfungen und Wundgefühl.

Eine Mischung aus einem Esslöffel Käsepappeltee (Malventee), einem Esslöffel Salbei, drei Esslöffeln Eichenrinde und einem Esslöffel Meersalz und drei Tropfen Teebaumöl bewährt sich bei einer schmerzenden Naht, Wundschmerzen, bei brennenden Schmerzen, bei Hämorrhoiden und Schwellungen.

Starke Nachwehen können auch durch das Wochenbettöl gemildert werden. Reiben Sie sich damit mehrmals täglich den Bauch und den Rücken ein. Gehen Sie aber bitte sparsam mit dem hochwirksamen Öl um. Auch spezielle homöopathische Mittel können Linderung verschaffen (siehe Seite 237 ff.).

Was können Sie bei starken Nachwehen tun? Eine Wärmeflasche oder ein Kirschkernsäckchen im Rücken (nicht am Bauch!) wirken manchmal Wunder. Gut ist auch ein trockener Wickel mit einem warmen Flanellleintuch. Einläufe mit Kamillentee und Schafgarbe oder mit Nachwehentee (Malvenblätter, Salbei, Eichenrinde, Meersalz und Teebaumöl; Mengenangaben siehe oben) helfen ebenfalls bei starken Nachwehen. Duschen Sie häufig und trinken Sie viel Wasser oder ungezuckerten Tee.

Wenn Sie *nicht* schwitzen, trinken Sie viel Lindenblütentee. Sollten Sie unter starkem Schwitzen leiden, hilft Franzbranntwein, der am Rücken einmassiert wird.

Neigen Sie zu Krampfadern, ist es gut, sechs bis acht Wochen eine Venenpflege mit Venenöl (siehe Seite 270) durchzuführen. Tragen Sie eine Woche lang Stützstrümpfe, lagern Sie die Beine so oft wie möglich hoch, gehen Sie öfter in die Rückenlage, strecken Sie die Beine abwechselnd in die Höhe, fassen Sie den Knöchel mit beiden Händen und streifen Sie mit den Händen die Beine entlang bis ins Becken. Zu langes Liegen ist bei der Neigung zu Krampfadern auch nicht gut, stehen Sie immer wieder auf und bewegen Sie sich viel.

Die ersten sechs bis acht Tage nach der Geburt haben Sie eine „normalstarke" Blutung. Zwischen dem 8. und 14. Tag hört die Blutung auf, kann aber auch wieder anfangen. Es ist auch völlig in Ordnung, wenn gestocktes Blut abgeht.

Sollte die Blutung nach Ablauf von sechs Wochen immer noch andauern, ziehen Sie bitte einen Arzt/eine Ärztin zu Rate. Es kann nämlich passieren, dass ein ganz kleiner, oft nur stecknadelgroßer Teil der Plazenta in der Gebärmutter verblieben ist und erst später abgeht. Wenn nicht, so kann daraus ein Polyp entstehen, der – bevor er bösartig werden kann – bei einer Curettage (Ausschabung der Gebärmutter) entfernt wird. Das kann sehr selten vorkommen. Jede Frau sollte aber darüber Bescheid wissen und ärztlichen Rat einholen, falls die Blutung nicht und nicht aufhört.

Davon zu unterscheiden ist eine neuerliche Blutung zwischen der achten und der zehnten Woche nach der Geburt. Plötzlich setzt die Blutung wieder ein, sodass die Frau glaubt, es handle sich um die Regelblutung. Dem ist aber nicht so, es handelt sich dabei vielmehr um eine sogenannte Reinigungsblutung. Die Wundheilung in der Gebärmutter ist zu diesem Zeitpunkt mehr oder weniger abgeschlossen. Ist die neu aufgebaute Schleimhaut aber nicht „schön", wird sie von der Gebärmutter abgestoßen und die Frau hat vier bis acht Tage lang eine Blutung. Früher sagte man/frau zu diesem Vorgang „die Gebärmutter putzt sich noch einmal aus". Sollte die Blutung nach acht Tagen nicht vorbei sein, müssen Sie einen Arzt/eine Ärztin aufsuchen. Stillende Frauen trinken Schafgarben- und Frauenmanteltee und nehmen Belladonna und Arnica C30 abwechselnd alle zwei Stunden. Oder Sie nehmen über drei Tage am Vormittag jeweils fünf Globuli Arnica C30 und am Nachmittag fünf Globuli Belladonna C30.

Um eine bakterielle Brustentzündung zu vermeiden, sollten Sie sich Ihre Hände nach jedem Bindenwechsel und auch nach dem Windelwechseln gründlich waschen.

Manche Frauen bekommen zwischen dem fünften und zwölften Tag nach der Geburt ein Erschöpfungsfieber, Gliederschmerzen, Kopfschmerzen oder Brustschmerzen. Das sind Zeichen einer Erschöpfung, die Sie unbedingt ernst nehmen sollten. Was tun? Ruhe, Ruhe, Ruhe ist jetzt oberstes Gebot. Legen Sie sich hin und erholen Sie sich. Wenn es Ihr Kreislauf erlaubt, machen Sie sich einen Einlauf mit Lindenblütentee, trinken Sie einen halben bis einen Liter Lindenblütentee und bleiben Sie auf alle Fälle im Bett. Wenn Sie sich jetzt schonen, werden Sie die Krise bald gemeistert haben.

Wir haben hier versucht, Sie für alle Eventualitäten mit Tipps zu versorgen. Bitte glauben Sie nicht, dass Sie von einem Problem in das nächste fallen. Aber das Wochenbett sollte nicht auf die leichte Schulter genommen werden. Versuchen Sie, sich Zeit zu nehmen und Hilfe anzunehmen, damit Sie gut über die Runden kommen. Im Wochenbett sind Sie nicht krank, sondern schonungs- und erholungsbedürftig.

Sie haben sicher schon vom berühmt-berüchtigten Babyblues gehört. Ab dem dritten Tag bis ungefähr drei bis vier Wochen nach der Geburt stellt sich bei vielen Frauen eine zunächst nicht erklärbare Traurigkeit ein. Sie hängt mit hormonellen Schwankungen zusammen und ist keinesfalls krankhaft. Davon strikt zu unterscheiden ist eine echte Wochenbettdepression, die nur medizinisch behandelt werden kann.

Eine Geburt ist zweifellos ein Höhepunkt im Leben einer Frau. Ein Kind in den Armen zu halten, ist der Himmel auf Erden. Doch dieses Hochgefühl der Glückseligkeit muss früher oder später wieder dem Alltag mit seinen kleineren und größeren Wehwehchen weichen. Das ist der Moment der Krise, der nie gänzlich verhindert werden kann. Wir können nur versuchen, dass uns der Alltag möglichst sanft empfängt und nicht über uns hereinbricht und die Krise damit unnötig verschärft. Wie soll das geschehen?

Eine gute Gelegenheit, die Zeit des Wochenbettes optimal vorzubereiten, ist eine Wochenbett-Wunschliste, in die sich Familienmitglieder, Freunde/Freundinnen und Bekannte schon vor der Geburt eintragen können. Oft werden anlässlich der Geburt eines Kindes zahlreiche, teilweise leider unnötige Geschenke gemacht. Die Frau im Wochenbett zu entlasten, wäre eine mehr als sinnvolle Alternative. Hier zwei Vorschläge von uns, wie so eine Liste ungefähr aussehen könnte:

Wochenbett-Wunschliste für Erstgebärende für zehn Tage

- Erster Tag: Mittagsmenü kochen, Kuchen backen
- Zweiter Tag: Mittagsmenü kochen, Entspannungsmassage
- zusätzlich zum täglichen Mittagsmenü können verschiedene nahestehende Personen folgende Arbeiten übernehmen:
  Wäsche bügeln, Haushaltsarbeiten, Kuchen backen,
  Entspannungsmassage, …

Wochenbett-Wunschliste für Frauen, die schon ein oder mehr Kinder haben:

- Erster bis zehnter Tag: Mittagsmenü kochen
- Zusätzlich Übernahme folgender Arbeiten: Kuchen backen, zwei bis drei Stunden Kinderbetreuung, Haushaltsarbeiten, bügeln, Entspannungsmassage, …

Empfohlene Speisen im Wochenbett:

Hühner-, Gersten-, Dinkelsuppe, Gersten-, Dinkelbrei, Fleisch (viel Eiweiß), verschiedene Kompotte, gekochtes oder eingemachtes Gemüse.

4.1. Stillen – der betörende Duft der Mutter

Wenn Sie zu diesem Buch als Begleitung durch Schwangerschaft und Geburt gegriffen haben, brauchen wir Sie von den unüberbietbaren Vorzügen des Stillens höchstwahrscheinlich nicht zu überzeugen. Neben den gesundheitlichen Vorteilen des Stillens für Mutter und Kind stellt das Stillen eine starke Bindung zwischen Mutter und Kind her. Nur beim Stillen werden alle Sinne befriedigt: das Sehen, Hören, Riechen, Schmecken und Fühlen. Glücklicherweise hat heute, zumindest was das Stillen betrifft, wieder der gesunde Menschenverstand die Oberhand über einen geradezu blasphemischen Glauben an Wissenschaft und Industrie gewonnen. Vor noch nicht allzu langer Zeit ließen sich Generationen von Frauen tatsächlich einreden, industriell gefertigte Milch sei für ihre Babys qualitativ besser geeignet als Muttermilch. Da muss man/frau sich ernstlich fragen, wo der weibliche Instinkt geblieben ist. Heute ist alles ganz anders: Stillen ist wieder „in". Leider nur „in" und oft kein ernsthaftes und echtes Anliegen.

Was wir damit meinen? Es gibt heute kaum ein Krankenhaus, das von sich nicht behaupten würde, das Stillen zu fördern. Bravo! Aber diese schönen Absichtserklärungen sind leider nicht genug. Denn viel Geduld, Ruhe und Intimität sind notwendig, damit Stillen gelingen kann. Der Krankenhausbetrieb ist in den allermeisten Fällen nicht dazu angetan, diese Erfordernisse zu befriedigen. Krankenschwestern können nicht die Freundinnen sein, die Frauen in dieser Situation dringend brauchen. Sie sind nicht immer Stillexpertinnen, deren Wissen um das Stillen schier unerschöpflich ist. In der Realität schaut es so aus, dass jede Schwester andere Tipps parat hat, die zur heillosen Verwirrung der Mutter beitragen. Einmal heißt es: „Stillen Sie, so lange Sie wollen." Die nächste diensthabende Schwester schlägt angesichts dieses Ratschlages die Hände über dem Kopf zusammen und plädiert für einen strengen Rhythmus, was dazu führen kann, dass die eben erst Mutter Gewordene die Welt nicht mehr versteht. Wen wundert es, wenn viele Frauen schließlich entnervt aufgeben und gar nicht mehr stillen wollen. Beim Milchfläschchen gibt es schließlich keine Diskussionen darüber, wie es anzulegen ist. Wenn Sie Probleme mit dem Stillen haben und in der Klinik nicht optimal begleitet werden, scheuen Sie sich nicht, eine ausgebildete IBCLC-Stillberaterin (Berufsverband Deutscher Laktationsberaterinnen) ins Spital kommen zu lassen. Sie kann Ihnen fundierte Antworten auf Ihre Fragen geben, die Ihnen weiterhelfen und Sie nicht ratlos zurücklassen.

Es stellt sich überhaupt die Frage, wieso bei der natürlichsten Sache der Welt so viele Probleme auftreten können. In den Entwicklungsländern, wo Frauen unterernährt und mit Vitaminen und Spurenelementen unterversorgt sind, gibt es interessanterweise kaum Stillprobleme. Vermutlich hat es etwas mit unserer naturfernen Lebensweise und auch mit der abgerissenen Wissens- oder besser gesagt Weisheitskette zu tun. Die meisten heute schwangeren Frauen konnten dieses Gefühl nicht mit der Muttermilch aufsaugen, daher fehlt uns dieser natürliche, selbstverständliche Zugang.

Das Stillen ist ein weites Feld, wir können hier nicht auf alle eventuell auftretenden Probleme eingehen und Sie nur bitten, sich Hilfe zu holen, falls es notwendig ist. Wenden Sie sich aber nicht sofort an Ärzte/Ärztinnen, denn viele verstehen zu wenig vom Stillen. Sprechen Sie mit Frauen, die selber gestillt haben, suchen Sie Rat bei einer Ihnen vertrauten Hebamme oder bei einer Stillberaterin. In den allermeisten Fällen kann Ihnen geholfen werden, ohne dass das Abstillen bedeutet. Trotz der derzeit vorherrschenden Stilleuphorie sind Frauen mit Stillproblemen nämlich von Verwandten umgeben, die meist keinerlei

Ermutigung und Trost aussprechen. Tief in uns steckt noch das jahrzehntelang suggerierte Gefühl: Du kannst nicht stillen, du hast zu wenig Milch, du hast zu viel Milch, dein Kind bekommt Bauchweh von deiner Milch, deine Milch ist zu dünn oder zu dick, zu gelb oder zu grau …

Die absurdesten Gründe fallen uns ein, warum wir vielleicht doch nicht stillen können. Endlos ist die Liste der Zweifel, die irgendwo in uns stecken und bei der entsprechenden Situation sofort zu nagen beginnen. Dass das Stillen auch heute noch kein selbstverständliches und ehrliches Anliegen der Gesellschaft ist, kann man auch daran sehen, dass es mitunter immer noch anstößig ist, öffentlich zu stillen. Stillen bedeutet auch Lust für Mutter und Kind, und diese zutiefst sinnliche und sexuelle Komponente macht Angst. Selbstbewusste, in der Öffentlichkeit stillende Frauen sind eine Provokation für eine zugleich lüsterne und lustfeindliche Gesellschaft.

Manche Frauen scheuen vor dem Stillen zurück, weil sie Angst haben, ihre Unabhängigkeit zu verlieren, oder weil sie vor der intensiven Beziehung zu ihrem Kind zurückschrecken. Möglicherweise wurden sie selbst nie gestillt. Hier liegt eine tief liegende Bindungsangst vor, die durch das Nichtstillen bestimmt nicht gelöst wird. Ein Grund für diese Sorge könnte auch in einer Gesellschaft liegen, die das Stillen ideologisch verbrämt. Unsere Vorstellung von einer stillenden Mutter geht tief ins 19. Jahrhundert zurück. Stillen und ans Haus gebunden zu sein waren eins. Heutzutage sind Sie gerade durch das Stillen frei und unbeschwert. Sie können Ihr Kind ohne Proviantkoffer überallhin mitnehmen. Stillen hindert Sie nicht an Ihrer Mobilität, im Gegenteil. Wie das Beispiel aus der jüngeren österreichischen Geschichte beweist, hat es eine Kandidatin um das Amt des Bundespräsidenten/der Bundespräsidentin, Mag. Gertraud Knoll (siehe Seite 184 ff.), durchaus verstanden, Stillen und Wahlkampf unter einen Hut zu bringen.

Um zu einer positiven Einstellung zum Stillen zu kommen, ist es für jede Schwangere günstig, sich intensiv mit dem Thema auseinanderzusetzen. Reden Sie mit Ihren Freundinnen darüber. Überlassen Sie das Stillen nicht dem Zufall, schaffen Sie für sich und Ihr Kind ein stillfreundliches Umfeld, verbieten Sie sich die Einmischung überzeugter Nichtstillerinnen und anscheinend wohlmeinender Verwandter, suchen Sie Kontakt zu Frauen, die ihre Kinder gestillt haben. Jede stillende Frau wird Ihnen bestätigen, dass es sich wirklich lohnt, Anfangsschwierigkeiten zu überwinden und nicht gleich aufzugeben. In diesem Zusammenhang empfehlen wir Ihnen das Buch *SAFE – Sichere Ausbildung für Eltern. Sichere Bindung zwischen Eltern und Kind* von Karl H. Brisch.

Auch für das Stillen bringen die Hausgeburt und die ambulante Geburt große Vorteile, weil Sie Ihren ganz persönlichen Rhythmus leben können und keine Rücksichten nehmen müssen auf den Zeitplan eines Spitals, auf die Mitbenutzerinnen des Krankenzimmers (was für ein Wort in diesem Zusammenhang!) und auf deren Besucher/innen. Die unruhige Atmosphäre eines Krankenhauszimmers ist äußerst kontraproduktiv für die intimsten Momente im Leben einer Familie.

Es gibt viele Gründe, warum Stillen so empfehlenswert ist. Das Stillen fördert die optimale Rückbildung der Gebärmutter. Es ist auffallend, dass Frauen, die mindestens drei Monate stillen, weniger oft an Brustkrebs erkranken als Frauen, die ihre Kinder nicht stillen. Darüber können Sie detailliert in entsprechenden Büchern nachlesen. Wir möchten Ihnen an dieser Stelle sagen: Stillen Sie Ihr Kind, weil es nach neun Monaten intensivster Bindung während der Schwangerschaft ganz normal ist, dass das Kind nicht nur wegen der Ernährung, sondern auch wegen der Zuwendung den intensiven körperlichen Kontakt sucht. Muttermilch ist die beste Ernährung, die Sie Ihrem Kind geben können. Das Stillen trägt zur körperlichen und seelischen Gesundheit von Mutter und Kind bei. Stillen Sie Ihr Kind, weil dieses innige, zufriedene Saugen an der Brust einfach wunderschön ist. Das gierige Andocken gibt Ihnen wie nichts auf der Welt das Gefühl, unersetzlich zu sein. Dieses satte Geräusch, das das Baby beim Schlucken der köstlichen Milch macht, ist schöner als ein Lied. Und glauben Sie nicht auch, dass der Duft Ihrer Haut unvergleichlich betörender ist als der Geruch des Gummischnullers?

4.2. Probleme beim Stillen

So schön das Stillen sein kann, so schmerzhaft kann es manchmal auch sein. Und dann helfen Ihnen schöne Worte wenig. Deshalb haben wir hier einige Tipps zusammengefasst, die Ihnen über Krisensituationen hinweghelfen können. Wie bereits erwähnt, ist es grundsätzlich ratsam, sich bei ausgebildeten Stillberaterinnen Rat zu holen. Ärzte/innen sind bei Stillproblemen leider oft ratlos und empfehlen häufig das Abstillen, auch wenn sie grundsätzlich Stillbefürworter/innen sind. Welche Probleme könnten beim Stillen auftauchen und wie können Sie sich selbst helfen?

4.2.1. Schmerzhafter Milcheinschuss bzw. Milchstau

Bei jeder schwangeren Frau bildet sich die sogenannte Vormilch oder das Kolostrum. Diese ersten Tropfen Muttermilch, die viele Frauen an sich gar nicht wahrnehmen, sind äußerst kostbar und schützen das Kind vor Krankheiten, die es selbst noch nicht gut abwehren könnte. Die Mutter gibt ihrem Kind mit der ersten Milch einen großartigen Schutz mit auf den Weg; und das zu einem Zeitpunkt, an dem sie glaubt, noch gar keine Milch zu haben. Daher ist es wichtig, das Neugeborene bald nach der Geburt anzulegen. Viele Babys beginnen sofort gierig zu saugen, andere sind noch zu erschöpft von der weiten Reise oder zu überwältigt von den Geburtserlebnissen. Das spielt keine Rolle, wichtig ist nur, dass dem Kind die Brust immer wieder angeboten, aber nicht aufgedrängt wird. Zwischen dem zweiten und dem vierten (!) Tag nach der Geburt kommt es zum Milcheinschuss. Die ursprünglich dicke, sahnige Vormilch geht allmählich in die dünnere Muttermilch über. Die Brust wird fest, sehr warm, prall und auch schmerzhaft. In diesem Stadium sollte das Kind abwechselnd einmal an der linken und einmal an der rechten Brust angelegt werden. Auch wenn der Milcheinschuss erst einige Tage nach der Geburt erfolgt, sollten Sie nicht der Versuchung unterliegen, Ihrem Kind künstliche Babynahrung anzubieten. Das Kind kann warten, es ist alles so eingerichtet, dass es von der Frau gut versorgt wird. Das Einzige, was Sie in seltenen Fällen geben können, ist hundertprozentig ungezuckerter Tee. Wenn es wegen Unterzucker notwendig sein sollte (das erkennt frau am etwas Zittrigsein des Babys), kann der Tee mit etwas Traubenzucker gesüßt werden. Aber keine Bange, das Kind verhungert nicht, weil der Milcheinschuss vielleicht etwas länger auf sich warten lässt. Der Magen eines Babys ist zu diesem Zeitpunkt etwa so klein wie eine Murmel und braucht genau so viel Milch, wie es von Natur aus vorgesehen ist.

Was können Sie nun tun, um sich die Schmerzen in der Brust zu erleichtern?

Das oberste Gebot heißt: Ruhe bewahren. Trinken Sie weniger, am besten nur etwas Salbeitee mit Zitronensaft gemischt, und verzichten Sie auf Suppen. Duschen Sie mehrmals täglich und massieren Sie die Brust sanft, bis die Milch zu rinnen beginnt.

Legen Sie sich einen kühlenden Topfen- (Quark-)wickel auf die Brust: Dazu brauchen Sie 250 Gramm Magertopfen (zehnprozentig), eine Handvoll getrockneter Salbeiblätter, den Saft einer halben Zitrone und/oder einen Schuss Schwedenbitter. Vermischen Sie die Zutaten, geben Sie den Topfen auf zwei Stoffwindeln und wickeln sie diese um die Brust. Befestigen können Sie die Windeln mit einem aufgeschnitten Fixierhöschen, das sie über den Kopf ziehen und wie einen BH tragen. Das Höschen wird rund um die Brustwarzen ausgeschnitten, so-dass Sie das Kind auch anlegen können, denn der Topfenwickel sollte zweiein-halb bis drei Stunden auf der Brust bleiben. Der kühlende Wickel bringt sofort Erleichterung. Bei einem schmerzhaften Milcheinschuss ist es natürlich wich-tig, das Kind oft anzulegen. Das Abpumpen der Milch ist nicht ratsam, weil es die Brust zur weiteren Milchproduktion anregt. Dasselbe bewirkt das kindli-che Saugen, allerdings saugt es nicht mehr als es braucht, und so kann sich die Milchproduktion bald optimal auf die Bedürfnisse des Kindes einstellen. Inwie-weit Ihnen die Homöopathie helfen kann, lesen Sie bitte ab Seite 237 nach.

Sie können die Brust auch mit einer Mischung aus Salbei- und Johanniskrautöl sanft einmassieren, die Warze allerdings freilassen. Vermeiden Sie unbedingt zu enge BHs oder BHs mit Bügel, denn sie können einen Milchstau auslösen bzw. verschlimmern. Oberstes Gebot der Stunde ist *Ruhe – Ruhe – Ruhe*.

4.2.2. Wunde Mamillen (Brustwarzen)

Durch die ungewohnte Beanspruchung der Mamillen kann es – besonders bald nach der Geburt – zu offenen Wunden kommen, die sehr schmerzhaft sein kön-nen. In manchen Fällen hilft eine professionelle Lymphdrainage oder eine täg-liche Laserbehandlung. Besteht diese Möglichkeit nicht, kann frau es drei- bis fünfmal am Tag mit Rotlicht versuchen. Tragen Sie Eichenrindenextrakt oder Calendulatinktur auf die Brustwarze auf. Währenddessen drücken Sie mit der Hand sanft ein paar Tropfen Muttermilch aus und verteilen Sie diese auf der Brustwarze. Nach der Bestrahlung können Sie noch eine gute Fettsalbe hauch-dünn auftragen. Verzichten Sie auf herkömmliche Stilleinlagen, sie schließen die Brust hermetisch ab, was eine Heilung behindert. Wenn Sie eine Stilleinlage verwenden wollen, dann sollte sie unbedingt aus Baumwolle oder reiner Seide sein. Versuchen Sie – so oft dies möglich ist – die Brust der frischen Luft auszu-setzen. In der kalten Jahreszeit ist es auch möglich, in einen alten BH zwei Lö-cher zu schneiden, um wenigstens die Brustwarzen frei zu lassen.

Um die Brustwarzen zu schonen, empfiehlt es sich, das Kind immer wieder an-ders anzulegen, um die Beanspruchung auf verschiedene Stellen zu verteilen. Es ist auch möglich, das Baby pro Mahlzeit nur an einer Brust trinken zu lassen, um die andere ein bisschen zu schonen. Weniger gut ist dieser Rat, wenn beide Brüste gleichzeitig sehr prall gefüllt sind. Dann ist es ratsamer, das Kind beid-seitig anzulegen. Im Handel gibt es auch sogenannte Brustwarzenschoner.

Lassen Sie sich von einer *erfahrenen* Frau zeigen, wie Sie das Kind am besten anlegen. Gerade bei Stillproblemen schleicht sich oft eine verkrampfte Haltung ein, weil sich die betroffene Frau instinktiv gegen den Schmerz wehrt. Dabei ist es äußerst wichtig, dass das Kind die Brustwarze und einen Teil des Warzenvorhofes ganz in den Mund nimmt und nicht nur an einem Teil zieht. Sitzen oder liegen Sie völlig entspannt beim Stillen, stützen Sie sich auf bequeme Polster, hören Sie schöne und beruhigende Musik, nehmen Sie sich Zeit, machen Sie aus dem Stillen ein Ritual. Dann werden Sie und Ihr Kind bald einen schönen Einklang finden und das Stillen genießen.

Wunde Brustwarzen können Ihnen zwischen drei und vierzehn Tagen zu schaffen machen. Trösten Sie sich damit, dass es bestimmt besser wird. Das Stillen ist nicht nur idyllisch und schön, es kann auch wehtun, aber es lohnt sich auf jeden Fall, nicht aufzugeben. Was Sie keinesfalls brauchen, sind Verwandte, Freunde, Bekannte und auch Ärzte/innen, die Ihnen raten, abzustillen.

4.2.3. „Zu wenig" Milch

Nach dem Milcheinschuss „normalisiert" sich die Milchproduktion bald, das heißt, die Milchmenge pendelt sich auf die Nachfrage des Kindes ein. Je weniger Sie in diesen natürlichen Kreislauf eingreifen, umso besser. Jetzt, da Sie sich an die vollen Brüste zu gewöhnen beginnen, werden Sie plötzlich das Gefühl haben, keine Milch mehr zu haben. Wenn Sie Ihr Kind oft anlegen, können Sie beruhigt sein. Es spielt sich nur der Stillrhythmus ein. Wie viele Frauen haben wohl schon in dieser Phase das Stillen in der irrigen Meinung aufgegeben, zu wenig Milch zu haben. Vertrauen Sie voll und ganz auf Ihren Körper. Wiegen Sie Ihr Kind *nicht* ab, es ist völlig natürlich, dass es nach der Geburt abnimmt. Jedes Kind ist ein Individuum und hat seinen eigenen Lebensrhythmus. Scheren wir doch nicht alle Kinder über einen Kamm und schreiben ihnen vor, wie viel sie wann zu wiegen haben. Geben wir ihnen einfach, wonach sie verlangen. Bis auf ganz wenige Einzelfälle können Sie sicher sein, dass Sie Ihrem Kind nicht zu wenig geben! Lassen Sie sich das von niemandem einreden. Es ist nur zu begrüßen, wenn das Gefühl der prall gefüllten Brüste nachlässt.

Sollten Sie trotzdem an sich zweifeln, probieren Sie Folgendes:

Trinken Sie viel! Essen Sie besonders gut und ausgiebig. Äußerst günstig sind Gerste, Sesam und Leinsamen. Essen Sie manchmal Weinchaudeau (Weinschaum), Einbrennsuppe und Hühnersuppe, Naturreis und die türkische Süßspeise Baklava. Trinken Sie täglich zwei Tassen milchbildenden Tee, den Sie aus

Kümmel, Anis und Fenchel zu gleichen Teilen selbst mischen können. Eine Variante ist Tee aus Hopfen, Melisse und Kümmel. Ab und zu etwas alkoholfreies Bier (dunkles Kinderbier, Malzbier) wirkt sich ebenfalls positiv auf die Milchmenge aus.

Und wieder ist *Ruhe* angezeigt. Vergessen Sie nicht, das Kind *oft* anzulegen. Je mehr es saugt, umso mehr Milch werden Sie haben. Das ist ja das Faszinierende, dass alle paar Wochen der Bedarf des Kindes steigt und Ihr Körper sich darauf einstellen kann. Sie schenken genau das, was Ihr Kind braucht. Das schafft das qualitativ höchstwertige Milchpulver der angesehensten Firma *nicht*!

4.2.4. Brustentzündung

Hier müssen wir zwei Arten unterscheiden: die stressbedingte und die infektiöse Brustentzündung. Letztere kommt äußerst selten vor und wird durch wunde Brustwarzen hervorgerufen. Normale Hygienemaßnahmen reichen hier aus, um eine Infektion zu verhindern.

Viel häufiger tritt eine durch Überanstrengung bedingte Brustentzündung auf. Besonders für Frauen, die schon kleine Kinder haben, ist es nicht leicht, alles sofort in den Griff zu bekommen. In unserem Bemühen, alles richtig zu machen, setzten wir uns selber unter solchen Stress, dass wir mit einer Brustentzündung reagieren. Viele Frauen unterschätzen einfach die Belastung und arbeiten zu viel. Durch tatkräftige Unterstützung der ganzen Familie kann die Frau entlastet werden, was die wichtigste Voraussetzung für die Ausheilung der Brustentzündung wäre. Wie äußert sich dieses Stillproblem? Mit Kopfweh, Fieber, Brustschmerzen, einer geröteten Brust, Schwächegefühl und Abgeschlagenheit. Probieren Sie folgendes Drei-Tage-Programm:

1. Tag: Absolute Bettruhe. Trinken Sie auf den ganzen Tag verteilt zwei Liter Lindenblütentee. Machen Sie sich drei Einläufe mit je ein Liter Lindenblüten- und Holunderblütentee. Reiben Sie die Brust mit Geburtsöl ein und legen Sie sich an diesem Tag drei Topfenwickel auf die Brust (siehe unter Milcheinschuss).

2. Tag: An diesem Tag gibt es zwei Einläufe und zwei Topfenwickel.

3. Tag: Ein Einlauf und ein Topfenwickel.

Für alle drei Tage gilt: Essen Sie kein tierisches Eiweiß und kein tierisches Fett. Duschen Sie mehrmals täglich und benutzen Sie dabei Kernseife oder Terpentinseife. Wie Sie sich homöopathisch helfen können, lesen Sie ab Seite 237.

Dieses Programm hilft Ihnen mit großer Sicherheit. Sollte die Brustentzündung damit noch nicht abgeklungen sein, können Sie immer noch ärztlichen Rat einholen. Was immer er/sie dann empfiehlt, abstillen sollten Sie auf jeden Fall nicht. Das würde die Probleme sogar noch verschlimmern. Ein sinnvolles Abstillen dauert Wochen, wenn nicht gar Monate. Von einem Tag auf den anderen abzustillen, kann niemand empfehlen, der schon einmal ein Kind gestillt hat. Es würde eine unnatürliche und gewaltsame Unterbrechung für Mutter und Kind bedeuten, die nicht ohne Folgen bleibt und neue Probleme nach sich zieht. Bestimmte Antibiotika können auch von stillenden Frauen eingenommen werden und sind dem Abstillen unbedingt vorzuziehen, stellen sie doch das geringere Übel dar.

Meist genügen bei einer Brustentzündung Bettruhe und Stressreduzierung. Überlegen Sie auch, was Sie körperlich und seelisch überanstrengt. Holen Sie sich Hilfe von Freunden/innen und Verwandten, damit Sie wieder zu Kräften kommen. Überlegen Sie eventuell den Einsatz einer Familienhelferin, wie sie beispielsweise die Caritas anbietet, oder eine andere professionelle Hilfe. Stillen kostet Kraft, und diese Kraft sollten Sie sich holen. Der Körper zeigt ganz genau, wann er Ruhe braucht. Wenn Sie ihm diese jetzt geben, wird er es Ihnen danken. Wenn Sie immer wieder Brustentzündungen haben, ist es ratsam, einen Homöopathen aufzusuchen oder psychotherapeutische Hilfe in Anspruch zu nehmen.

4.2.5. Das Kind trinkt nur von einer Brust

Das ist kein wirkliches Problem. Es gibt Kinder, die mit nur einer Brust monatelang voll gestillt werden. Der einzige Nachteil ist, dass Sie, solange Sie stillen, zwei ungleich große Brüste haben. Das braucht Sie keinesfalls zu beunruhigen.

4.2.6. Hohlwarzen bzw. Schlupfwarzen

Sie können Hohlwarzen schon in der Schwangerschaft auf das Stillen vorbereiten. In Fachgeschäften gibt es Brustwarzenformer, die in diesem Fall hilfreich sind.

Flachwarzen wiederum stellen für das saugende Kind kein Problem dar. Wenn Frauen zu sich stehen können, werden Sie mit Flachwarzen keine Probleme haben. Vielleicht brauchen diese Frauen zu Beginn des Stillens ein bisschen mehr Aufmerksamkeit und Zuwendung von der Hebamme, die sie betreut.

4.2.7. Wachstumsschub des Kindes

Kaum spielt sich der Stillrhythmus des Kindes ein, kann es auch schon wieder zu Veränderungen kommen. Viele Frauen haben das Gefühl, ihr Kind nicht satt zu bekommen. Fast ununterbrochen wollen die Babys gestillt werden. Das kann mehrere Ursachen haben: Vielleicht will Ihr Kind Sie möglichst lange möglichst nahe bei sich haben, vielleicht wächst es jetzt auch besonders schnell. Dann holt es sich durch das ständige Saugen so viel Nahrung, wie es benötigt. Die Milchproduktion wird zu vermehrter Arbeit angeregt, sowohl Quantität als auch Qualität der Milch ändern sich, damit Ihr Kind wieder satt und zufrieden ist. Keinesfalls sollten Sie glauben, es sei irgendetwas nicht in Ordnung. Wenn Ihr Kind in der Nacht nicht durchschläft, weil es anscheinend dauernd trinken will, lassen Sie sich bitte von niemandem einreden, es sei Zeit zum Zufüttern oder Abstillen. Es gibt Kinder, die nachts unruhig sind, das hängt aber nie mit dem Stillen zusammen, im Gegenteil, das Stillen hilft Ihnen und Ihrem Kind, diese schwierige Zeit möglichst gut zu überbrücken. Meist spielt sich der neue Rhythmus nach zwei bis fünf Tagen wieder ein. Wenn Sie diese Zeit nicht abwarten können und glauben, dem Kind etwas zufüttern zu müssen, leiten Sie höchstwahrscheinlich – ob Sie das nun wollen oder nicht – das Abstillen ein. Veränderungen wie zum Beispiel Wachstumsschübe des Kindes sind vollkommen natürlich und kein Anlass zur Sorge. Damit ein Kind in der Nacht gut schlafen kann, ist es günstig, keinen Kaffee am Nachmittag zu trinken. Überprüfen Sie auch die Raumtemperatur im Schlafzimmer des Kindes. Sie sollte keinesfalls zu hoch sein, sondern bei ungefähr 18 Grad Celsius liegen. Bei kühleren Temperaturen schlafen alle, Kinder und Erwachsene, besser.

4.2.8. Geringe Gewichtszunahme des Kindes

Seit der unseligen Erfindung von Gewichtstabellen, anhand derer man das Gewicht der Kinder in einem bestimmten Alter vergleichen kann, entstehen immer wieder äußerst überflüssige Ängste. Mütter werden auf das Tiefste verunsichert, weil sie hören, dass ihr Kind zu wenig oder zu viel zunimmt. Wie absurd diese Vorwürfe sind, kann man daran sehen, dass Kinderärzte/innen manchmal im Abstand von drei bis vier Wochen zunächst monieren, das Kind sei zu leicht für sein Alter, drei Wochen später sind dieselben Kinder dann übergewichtig. Das verunsichert viele Frauen enorm. Sie glauben, etwas falsch zu machen, und sind der Meinung, ohne fachlichen Rat, wie fragwürdig der auch manchmal sein mag, könne ihr Kind nicht „richtig" gedeihen. Die Messsucht, die im Mutterleib begonnen hat, geht fröhlich weiter. Und wehe, die Zahlen stimmen nicht!

Wenn eine Frau wirklich unter dem wiederkehrenden Gefühl leidet, sie hätte zu wenig Milch, ist es ratsam, Hilfe bei der Homöopathie und der craniosakralen Osteopathie zu suchen. Oft ist es ein Problem der Mutter und nicht des Kindes. Dass gutes und reichliches Essen für ein optimales Stillen unerlässlich ist, wurde schon öfter betont.

Zum Schluss noch einige Tipps. Wenn Sie nicht wissen, wie oft Sie Ihr Kind stillen sollen, horchen Sie in sich hinein. Legen Sie Ihr Kind nach Bedarf an. Stillen ist eine Sache zwischen Mutter und Kind. *Beide* sollen dabei auf ihre Rechnung kommen. Die Frau sollte sich nicht als Opfer ohne eigene Bedürfnisse fühlen, aber das Kind auch nicht übergehen. Dies ist beispielsweise der Fall, wenn Sie ohne wesentlichen Grund von einem Tag zum anderen aufhören zu stillen. Obwohl es keine allgemein gültigen Ratschläge gibt, erweist sich ein Stillrhythmus von ungefähr zweieinhalb bis drei Stunden oft als vorteilhaft. Bedenken Sie, dass nicht jedes Schreien des Babys Hunger bedeutet. Kinder, die zu Bauchschmerzen neigen, sollten nicht rund um die Uhr gestillt werden, oft ist es besser, ihnen genug Zeit zum Verdauen zu geben. Aber auch hier gibt es keine allgemein gültige Regel. Jede Frau lernt die Bedürfnisse ihres Kindes zu spüren, auch wenn das manchmal gar nicht so leicht ist.

Seit einiger Zeit gibt es ein spezielles Stillkissen, das Frauen ein entspanntes und bequemes Stillen ermöglichen soll. Derselbe Effekt ist aber auch mit ein paar möglichst großen Polstern zu erzielen. Manche Frauen verwenden diese Stillkissen als Unterlage für das Baby. Hier sollte allerdings bedacht werden, dass diese Stillkissen mit synthetischen Materialien gefüllt sind und daher ein allzu langes Liegen darin für Babys nicht gut ist.

Eindringlich warnen möchten wir Sie vor dem falschen Gebrauch von Plastikfläschchen. Da sie praktischerweise unzerbrechlich sind, überlassen Mütter ihren Kindern die Fläschchen oft stundenlang. Nicht nur, dass damit ständiges Nuckeln zur Gewohnheit wird, kann das katastrophale Folgen für die Milchzähne und damit auch für die bleibenden Zähne haben. Die Milchzähne werden ständig von einem womöglich zuckerhaltigen Getränk umspült, was bereits im Alter von zwei, drei Jahren zu Karies führen kann. Die Milchzähne müssen dann frühzeitig gezogen werden und können ihre wichtige Funktion als Platzhalter für die zweiten Zähne nicht erfüllen. Geben Sie Ihrem Kind daher *von Anfang an nur Wasser.* Wenn sie nichts anderes kennen lernen, werden sie dieses auch mögen.

Zuletzt noch die Frage, wie lange eine Frau stillen soll. Darauf können nur Sie eine gültige Antwort finden. Wann Sie Ihr Kind abstillen, geht nur Sie, Ihren

Partner und Ihr Kind etwas an. Sie sollten versuchen, in Krisensituationen, die es ja zweifellos geben kann, nichts zu überstürzen. Jähes Abstillen ist sowohl für Sie als auch für Ihr Kind von Nachteil. Lassen Sie sich auch beim Abstillen Zeit und gewöhnen Sie Ihr Kind langsam an feste Nahrung. Das Abstillen ist nicht dazu geeignet, Probleme aus der Welt zu schaffen. Ihr Kind wird auch nach dem Abstillen höchstwahrscheinlich nicht durchschlafen oder ruhiger werden, weil Normalkost angeblich besser verträglich ist. Das sind Vorurteile, die schlicht und einfach falsch sind. Von ihnen sollten Sie sich nicht leiten lassen. Nichts ist so praktisch und unkompliziert wie Muttermilch: Sie ist immer frisch und wohltemperiert. Das Stillen ermöglicht es Ihnen, auch mit einem Säugling mobil zu sein – ohne Koffer mit Milchfläschchen und Sterilisationsgeräten.

Drei Monate Stillen ist sehr gut, weil das Kind zumindest die erste Zeit seines Lebens optimal gegen Krankheiten geschützt wird. Es ist außerdem für die Frau gut, weil so die Schwangerschaft gut ausklingen kann. Wie kostbar Muttermilch ist, zeigt schon der Umstand, dass ein Kind mindestens sechs bis acht Monate lang ausschließlich von Muttermilch gut leben kann. Überlegen Sie – neben allen anderen Vorteilen – auch, wie viel Geld Sie durch das Stillen sparen. Industriell gefertigte Babynahrung ist äußerst teuer. Laut WHO empfiehlt es sich, zwei Jahre zu stillen. Das wird natürlich oft wegen des Berufes nicht möglich sein. Stillen Sie Ihr Kind einfach so lange, wie Sie es sich einrichten können und Sie beide damit glücklich sind.

Wichtig ist es, den richtigen Zeitpunkt zum Abstillen zu erkennen, zu sehen, wann Ihr Kind wieder für einen weiteren Schritt in die Unabhängigkeit bereit ist. Dann wird auch das Abstillen vollkommen problemlos vor sich gehen, es wird mit Abschiedsschmerz und gleichzeitig mit inniger Freude über einen neuen Lebensabschnitt verbunden sein.

4.3. Was Sie zur Babypflege alles nicht brauchen

Allgemeine Richtlinien, wie man ein Baby glücklich macht, gibt es nicht. Wir geben hier nur Tipps, die Sie ausprobieren können, und wir wollen Ihnen Mut machen zum Experimentieren. Das Wichtigste ist, dass Sie Ihr Kind beobachten und verstehen lernen, was es fühlt, was es mag und was es nicht mag. Suchen Sie auch immer wieder den Kontakt zu anderen Müttern in ähnlichen Situationen. Wenn Sie ein sehr unruhiges Kind haben, versagen vielleicht die gut gemeinten Ratschläge aller Freundinnen, aber Sie haben Gelegenheit, sich auszusprechen, und damit ist schon viel gewonnen. Sie bekommen ein bisschen Abstand zu Ihrem Problem und können wieder durchatmen. Es gibt schon sehr fordernde Kinder, die viel Kraft kosten. Diese Kraft müssen Sie sich holen.

Ziehen Sie Ihr Kind so oft wie möglich nackt aus und lassen Sie es frei strampeln. Babys lieben es, den Raum für sich völlig frei zu erobern. Das Nacktsein ermöglicht auch einen engen Hautkontakt mit den Eltern, der wiederum für die Ausbildung des kindlichen Immunsystems wichtig ist.

Nun zum Wickeln. Früher gab es eigene Wickelkurse, in denen die „perfekte Technik" des Wickelns vermittelt wurde. Glücklicherweise ist das heute viel einfacher. Es genügt, wenn Ihnen eine Freundin, eine Kinderschwester oder Hebamme einmal zeigt, wie es gemacht wird. Wickeln ist heute wirklich keine Hexerei mehr. Wegwerfwindeln belasten zwar die Umwelt, aber sie stellen auch für die Mutter eine große Erleichterung dar. Bedenken Sie bitte nur eines: Je länger die Windel trocken hält, umso mehr Chemie ist am Werk. Es gibt heute auch sehr gute Kombinationen von Windelhose und Wegwerfwindel, die die Umwelt schonen und doch nicht zu viel Arbeit machen. Wir würden Ihnen raten, am Anfang in jedem Fall mit den praktischen Wegwerfwindeln zu beginnen, so lange, bis Sie für sich und Ihr Kind einen annehmbaren Rhythmus gefunden haben. Ein paar Wochen nach der Geburt können Sie dann überlegen, ob Sie auf Stoffwindeln zurückgreifen wollen. Wie Sie sich entscheiden, wird wahrscheinlich auch davon abhängen, ob Sie einen Garten oder einen Wäschetrockner haben. In einer kleinen Wohnung ständig von nassen Windeln umgeben zu sein, ist natürlich auch nicht ideal.

Jede Zeit, die Sie für sich und Ihr Kind haben, ist eine gewonnene Zeit. Es ist wichtig, dass Sie es sich so bequem wie möglich machen. Das Wickeln sollte in erster Linie ein liebevolles Spiel sein und nicht eine unangenehme Arbeit.

Lassen Sie sich schildern, wie einfach Wickeln ist: Alte Windel weg, mit Toilettenpapier das Gröbste entfernen, mit etwas Öl reinigen, neue Windel drauf. Fertig. Je einfacher Sie es sich machen, umso unkomplizierter ist es für Sie, mit dem Baby unterwegs zu sein. Glauben Sie uns, Sie brauchen keine eigene Wickeltasche mit Dutzenden von Utensilien. Was in der Werbung als unentbehrliche Hilfsmittel gepriesen wird, ist unnötiger Ballast, der zusätzlich Arbeit macht und außerdem noch eine Menge Geld kostet.

Vor der Geburt meines ersten Kindes Agnes studierte ich noch eifrig die diversen Listen mit Baby-Erstausstattung und kaufte in rauen Mengen ein. Ich muss gestehen, vieles davon war vollkommen überflüssig, ich rate Ihnen daher, nur das Allerwichtigste einzukaufen (Windeln sollten Sie natürlich schon zu Hause haben!) und abzuwarten. Nach kurzer Zeit wird sich herausstellen, was Sie persönlich für wichtig halten. Die Werbemethoden der Industrie sind ja sehr clever. Was es da an Geräten und Möbelstücken gibt, ist faszinierend, aber meist überflüssig. Babymöbel sind eigentlich Unfug, denn Ihr Kind wird Ihren guten Geschmack kaum zu schätzen wissen. Außerdem, was nutzen die tollsten Kindermöbel, wenn das Baby zu wenig gehalten, geherzt und liebkost wird? Wenn Geld keine Rolle spielt, können Sie das Kinderzimmer natürlich luxuriös ausstatten. Es sollte nur klar sein, dass Sie die originellen Kindermöbel für sich kaufen und nicht für Ihr Kind. Im Nu ist es diesen Möbeln wieder entwachsen und die nächste Garnitur für die nächste Altersstufe muss besorgt werden etc.

Es gibt natürlich Hilfsmittel, die sich als praktisch herausstellen. Doch was Sie wirklich brauchen, können Sie nur für sich selbst herausfinden. Es gibt beispielsweise Frauen, die auf Tragetücher schwören und sie keinen Tag missen möchten, andere wiederum haben eines unbenutzt zu Hause liegen. Wir raten Ihnen daher, mit dem Kauf zu warten. Vielleicht haben Sie eine Freundin oder Bekannte, die Ihnen für ein paar Tage ein Tragetuch borgt. So können Sie am besten herausfinden, ob das für Sie eine sinnvolle Anschaffung wäre.

Zurück zur zarten Babyhaut. Bei eisiger Kälte sollten Sie die Gesichtshaut Ihres Kindes mit einer guten Fettcreme aus der Apotheke (ohne Wasser) schützen. Ein Baby soll starker Sonnenlichtbestrahlung erst gar nicht ausgesetzt werden. Die Fontanelle sollte unbedingt durch ein Häubchen geschützt werden, weil sonst die Gefahr besteht, dass das Kind einen Sonnenstich bekommt.

Auch wenn Ihr Baby nicht mit üppiger Haarpracht gesegnet ist, bürsten Sie sein Haar regelmäßig mit einer Naturbürste (z.B. aus Ziegenhaar) gegen die Haarrichtung. Das ist eine angenehme Massage und regt die Durchblutung an. Manche Babys kommen mit langen, dichten Haaren zur Welt. Bei ihnen ist es ratsam, die Haare nach dem Baden zu föhnen.

Die langen Fingernägelchen können Sie jede Woche einmal mit einer Babynagelschere schneiden. Falls Ihr Kleines nicht und nicht stillhalten will, warten Sie damit, bis es schläft. Dann wird es keinen Widerstand leisten.

Der Schlafraum des Kindes sollte keinesfalls zu warm sein (ideal sind 18 Grad Celsius) und sollte öfter durchlüftet werden. Frische, kühle Luft lässt Ihr Baby herrlich schlafen und tiefer durchatmen, während warme, trockene Luft unruhig und durstig macht.

4.3.1. Baden kann schaden

Lösen Sie sich bitte von dem Gedanken, Ihr Baby jeden Tag reinigen zu müssen. Es ist doch nicht schmutzig. Unsere Panik vor Keimen, Bakterien, Ansteckung und Infektionen ist oft schon krankhaft. Wir brauchen uns auch nicht jedes Mal die Hände waschen, wenn wir ein Baby angreifen. Es ist ganz schön zäh und hält ein bisschen Schmutz schon aus. Mehr noch: Es braucht ihn sogar. Je sauberer das Baby und sein Umfeld in der ersten Zeit sind, umso empfindlicher und anfälliger wird es für Krankheiten sein. Seien Sie also nicht zu vorsichtig. Wir leben nun einmal inmitten einer Bakterien- und Mikrobenfauna. Barbara Sichtermann spricht in ihrem Buch *Leben mit einem Neugeborenen* treffend vom „Hygiene-Isolationswall", der uns zwingt, Babys immer mit einer gewissen Reserviertheit und Einschränkung zu berühren.[9] Nicht die Hingabe und vollkommene Zärtlichkeit stehen im Vordergrund der Berührung, sondern unsere hysterische Angst, das Kind mit irgendwelchen Krankheiten anzustecken. Was in Zeiten einer hohen Säuglingssterblichkeit selbstverständlich Sinn machte, ist heute grotesk. Gerade in Krankenhäusern, diesen Zentren der klinischen Hygiene, besteht für Babys die allergrößte Gefahr, sich zu infizieren. Die chemischen Desinfektionskeulen schützen nicht hundertprozentig, die härtesten und gefährlichsten Keime überleben und stellen eine ernste Gefährdung für die Gesundheit der Kinder dar. Der „natürliche Schmutz" in einer durchschnittlich sauberen Wohnung kann einem Baby nicht viel anhaben.

Greifen Sie kleine Kinder daher herzhaft und ohne Vorbehalt an, bremsen Sie Ihre natürliche Zärtlichkeit nicht. Das würde mit Sicherheit mehr schaden als ein paar Keime zu viel.

Es ist in höchstem Maße absurd, ein Baby täglich zu baden, um es vom Schmutz zu befreien. Schleimhäute und Körperhaut des Kindes verfügen über ausreichende Selbstreinigungskräfte, die allerdings durch zu viele Waschungen beeinträchtigt werden können. Wasser allein genügt zur Reinigung völlig. Als Zusatz könnten Sie ¼ Liter Milch, einen Löffel Honig, einen Löffel Meersalz, einen Löffel Kleie oder einen Löffel Molkebad beifügen. Vielerorts ist das Wasser sehr kalkhaltig, hier können ein paar Tropfen Öl Abhilfe schaffen. Gegen Molkebäder und gute medizinische Ölbäder ab und zu ist auch nichts einzuwenden. Sie könnten auch ungespritzte Rosenblätter sammeln, trocknen und ins Badewasser geben. Zur Stärkung des Babys trägt ein Bad mit Brennnesseltee und Löwenzahnblättern bei, weil es eisenhaltig ist. Ab und zu können Sie Gersten-

---

9   Barbara Sichtermann: Leben mit einem Neugeborenen. Frankfurt am Main 1981, S. 170

sud ins Badewasser geben. Dabei werden 250 Gramm Gerste in fünf Liter Wasser drei bis vier Stunden lang auf niedriger Stufe gekocht. Der Sud kommt dann ins Badewasser und wirkt sich besonders günstig auf unruhige Kinder aus, die auch sehr blass sind und/oder empfindliche Haut haben. Besonders bei Hautproblemen empfiehlt es sich, noch einen Liter schwarzen Tee ins Badewasser zu geben, allerdings nicht am Abend.

Seife sollte im ersten Lebensjahr keinesfalls zur Anwendung kommen. Sie wollen Ihr Baby ja nicht sauber schrubben, sondern ihm durch das Baden im warmen Wasser ein Wohlgefühl schenken. Das Babybad sollte eher als Ritual verstanden werden. Auf Babypuder, Cremes, Lotionen, Öle usw. können Sie auch weitgehend verzichten. Die Werbung versteht es immer wieder vorzüglich, uns von der Notwendigkeit bestimmter Produkte zu überzeugen. Wir geben viel Geld für unnötige, manchmal sogar schädliche Baby-Kosmetik aus. Wir empfehlen Ihnen, all diese Produkte zu vergessen. Baden Sie Ihr Baby, wenn Sie Lust und Zeit haben, genießen Sie die Freude Ihres Kindes im alten neuen Element Wasser und seien Sie gemeinsam glücklich. So einfach ist das. Baden hat nichts mit lästiger Pflicht zu tun, sondern nur mit schierem Vergnügen! Wenn Sie täglich Lust haben, Ihr Kind zu baden, tun Sie es. Es wird ihm aber keineswegs schaden, nur einmal pro Woche gebadet zu werden. Setzen Sie sich durch starre Regeln nicht selbst unter Druck.

Was oft in Leitfäden für Babypflege zu lesen ist, grenzt an Schwachsinn. Alle Körperöffnungen sollen da peinlich genau gesäubert und ausgewischt, gereinigt und gewaschen werden. Bitte tun Sie das alles nicht! Wattestäbchen für die Ohren brauchen Sie keinesfalls. Es ist auch höchst überflüssig, die Haut zwischen den Fingern, den Zehen, hinter den Ohren und wo sonst noch trocken zu frottieren. Können Sie sich vorstellen, dass das einem Baby Spaß macht? Zartes Abtupfen reicht völlig aus. Noch besser wäre es, das Kind nach dem Baden im warmen Badezimmer nackt strampeln zu lassen. Übertriebene Hygienemaßnahmen sind nichts anderes als Angst vor der eigenen Körperlichkeit, Furcht vor Körperausdünstungen und -ausscheidungen. Wie grässlich diese Worte schon klingen! Sprechen wir lieber von Feuchtigkeit und Düften. Setzen wir uns mit unserer eigenen Psyche auseinander und quälen wir damit nicht Säuglinge. Sie sollen nicht gleich von Anfang an unter den Neurosen Erwachsener zu leiden haben. Übertriebene Säuglingspflege kann auch eine unbefangene, natürliche, spontane Verhaltensweise zwischen Erwachsenem und Neugeborenem beeinträchtigen.

Das Baden kann übrigens der ganzen Familie Freude machen, wenn Sie einige wenige Dinge beherzigen: Das Wasser sollte ungefähr 37,5 Grad haben und das Baby weder hungrig noch überfüttert sein. Solange der Nabelschnurrest noch nicht abgefallen ist, sollte das Kind allein gebadet werden. Danach könnte der Vater, die größeren Geschwister (unter Aufsicht Erwachsener selbstverständlich!) bzw. nach dem Wochenbettfluss auch die Mutter das Baby mit in die große Badewanne nehmen. Ohren und Haare des Babys dürfen ohne weiteres unter Wasser sein. Das Kind soll gut gehalten werden, damit es sich geborgen und sicher fühlt. Nur so kann es das Bad genießen. Wenn sich Ihr Kind immer schreckt, wenn es ins Wasser getaucht wird, wickeln Sie es bei den ersten Bädern in eine Windel ein und legen Sie es damit ins Wasser. Sie brauchen nicht einmal einen Waschlappen, streicheln Sie Ihr Kind einfach mit der Hand sanft und fest zugleich am ganzen Körper. Ein spezielles Babybadetuch ist nett, aber verzichtbar. Bis es durch häufiges Waschen saugfähig ist, benötigt Ihr Kind bereits ein größeres Tuch. Irgendjemand in Ihrer Familie hat vielleicht alte Flanellleintücher, die Sie sich ausborgen können. Die eignen sich hervorragend, um die Babyhaut zu trocknen. Babywäsche sollte übrigens nur aus reiner Baumwolle, Wolle oder Seide bestehen. Für die kleinen Füße besorgen Sie sich am besten Socken aus Wolle oder Fell. Für die Babywäsche sollten Sie weniger und am besten parfumfreies Waschmittel verwenden, einen Extraspülgang einlegen und keinesfalls einen Weichspüler benutzen. Besonders umweltschonend und nachhaltig ist es, Waschnüsse und Soda zum Reinigen der Kleidung zu verwenden.

Was brauchen Sie zur Babypflege unbedingt? Wir möchten Ihnen noch einmal eindringlich raten, zu Hause keinen Kosmetiksalon für Babys einzurichten. All diese Artikel kosten viel Geld und halten Sie davon ab, für Ihr Baby da zu sein. Alles, was es braucht, ist ein Platz in Ihrem Bett, ein Platz auf Ihrem Schoß und ein Platz in Ihren Armen. Die wichtigsten Zutaten einer sinnvollen Babypflege sind Wasser, Wärme, Luft, Licht und liebevolle Berührungen.

4.4. Probleme bei der Babypflege

Im folgenden Abschnitt erhalten Sie Tipps, wie Sie mit kleineren oder größeren Problemen umgehen können.

4.4.1. Trockener Hautausschlag

Bei einem trockenen Hautausschlag geben Sie einen Esslöffel Eichenrinden-extrakt, zwei Liter Tee (Salbei, Käsepappel bzw. Malve), einen Esslöffel Honig (oder einen Esslöffel Meersalz), einen Esslöffel kaltgepresstes Öl (Jojobaöl, Se-samöl, Mandelöl oder Johanniskrautöl) ins Badewasser. Nach dem Bad wickeln Sie das Baby in ein Flanellleintuch, trocknen es liebevoll ab, stillen es vielleicht und ziehen es dann an.

4.4.2. Nässender Hautausschlag

Leidet das Kind unter einem nässenden Hautausschlag, mischen Sie folgende Zutaten ins Badewasser: einen Esslöffel Eichenrindenextrakt, zwei Liter Tee (Salbei, Käsepappel bzw. Malve und jetzt auch Kamille), einen Esslöffel Honig oder einen Esslöffel Meersalz. Nach dem Baden soll die Haut des Kindes gut trocknen.

4.4.3. Geröteter Popo

Wenn das Kind nur am Popo einen Ausschlag hat, so hilft am besten viel fri-sche Luft auf der nackten Haut. Machen Sie dreimal täglich ein Sitzbad mit der oben beschriebenen Teemischung gegen nässenden Hautausschlag, dann be-strahlen Sie Ihr Baby danach mit einer Rotlichtlampe. Nach der Bestrahlung ist es sehr wichtig, die Haut mit einer guten Zinksalbe (Lebertransalbe) einzu-cremen. Dasselbe können Sie übrigens probieren, wenn die Haut Ihres Babys nach dem Abfall beim Nabel stark gerötet ist. Lassen Sie das Baby so lange und so oft wie möglich ohne Windeln sein. Wenn nach drei Tagen keine Bes-serung eintritt, sollten Sie einen Arzt/eine Ärztin zu Rate ziehen, weil es sich dann wahrscheinlich um eine Pilzerkrankung handelt, die schulmedizinisch oder homöopathisch behandelt werden muss. Sollte es doch keine Pilzerkran-kung sein, probieren Sie andere Windeln und meiden Sie Öl- oder Feuchtig-keitstücher.

4.4.4. Wunder Nabel

Der Nabelschnurrest wird zwischen dem dritten und vierzehnten Tag abfallen. Manchmal nässt oder blutet der Nabel oder er ist gerötet. Es hat sich in diesem Fall am besten bewährt, dem Badewasser Honig oder Meersalz hinzuzufügen.

Nach dem Bad können Sie den Nabel vorsichtig abföhnen und entweder ein paar Tropfen hochwertigen Bienenhonig oder etwas Puder aus Apotheke darauf geben.

4.4.5. Nagelwurzelentzündung

Kinder leiden manchmal an Nagelwurzelentzündung. Baden Sie die Hände dann fünf Minuten lang in Käsepappel-, Salbei- oder Kamillentee. Nach einer kurzen Rotlichtbestrahlung massieren Sie den Finger von innen nach außen mit einer Fettcreme ein. Wenn Sie eine leichte Zugsalbe verwenden wollen, müssen Sie Ihrem Kind einen Baumwollhandschuh überziehen, um es am Lutschen zu hindern.

4.4.6. Fieber

Wenn Ihr Kind unruhig und leicht fiebrig ist, bereiten Sie zwei Liter Lindenblütentee zu (pro Liter eine Handvoll Tee) und schütten ihn ins Badewasser. Für unruhige Kinder ohne Fieber bewährt sich folgender Badezusatz: Hopfen- und Melissentee mit Honig.

4.4.7. Probleme mit den Augen

Babys leiden manchmal an geröteten und/oder rinnenden Augen. Hier helfen schwarzer Tee oder Augentrosttee. Um zu vermeiden, dass Teeteilchen in die Augen gelangen, sollten Sie den fertigen Tee durch einen Papierfilter rinnen lassen. Tragen Sie dann einen mit lauwarmem Tee befeuchteten Tupfer auf das Auge auf, wischen Sie von außen nach innen, wiederholen Sie das mit einem jeweils frischen Tupfer bei jedem Auge dreimal. Dann spritzen Sie einen Tropfen Muttermilch (eventuell mit einer Pipette) in die geöffneten Augen. Wiederholen Sie diesen Vorgang drei- bis fünfmal täglich. Tritt nach drei Tagen keine Besserung ein, suchen Sie bitte einen Kinderarzt/eine Kinderärztin auf.

4.4.8. Zahnungsprobleme

Sollte ein Kind Zahnungsprobleme haben oder oft an Bauchweh leiden, verweisen wir auf das auf Seite 271 beschriebene Zahnungsöl.

4.4.9. Kalte Füße

Wenn Sie das Gefühl haben, Ihr Baby leidet an zu kalten Füßen, massieren Sie die Füße bei jedem Wickeln mit einem Öl ein. Ziehen sie ihm warme Socken aus Wolle oder Fell an. Legen Sie ihm ein Kirschkernsäckchen oder ein Babyfell unter die Füße.

4.4.10. Unruhige Babys

Kinder brauchen auch Grenzen. Das gilt bereits für Neugeborene. Vielleicht fällt Ihnen an Ihrem Kind auf, dass es, sobald es irgendwo frei liegen kann, sofort an einen Rand robbt und den Platz, den es eigentlich zur Verfügung hat, gar nicht nutzen will. Das ist einsichtig, wenn man/frau bedenkt, dass es im Mutterleib in dieser Enge Geborgenheit empfand. Babys fühlen sich in „Nestern" viel wohler als in riesigen, leeren Betten. Auch Baumwollhäubchen vermitteln dieses angenehme Gefühl des Umgebenseins. Das schönste Gefühl ist natürlich Ihre Nähe.

Wir fallen, was Babypflege anbelangt, immer von einem Extrem ins andere. Tröstlich ist dabei, dass die Kinder offenbar sehr viel aushalten. Nehmen wir zum Beispiel das Steckkissen: Im 17. Jahrhundert fürchtete man, der weiche Säuglingskörper könne sich verformen, wenn er nicht förmlich eingepanzert würde. Diese Anschauung hielt sich in ländlichen Gegenden bis zum Ersten Weltkrieg, obwohl Rousseau bereits am Ende des 18. Jahrhunderts ausdrücklich davor warnte, die Kinder so einzuschnüren. Er forderte die Frauen auf, die Kinder von den Fesseln zu befreien und ihnen ungehemmte Bewegungsfreiheit zu gönnen, weil er überzeugt war, dass sie sich dadurch viel schneller und besser entwickeln könnten [10]. Heute ist das Steckkissen zu Recht total verpönt, obwohl es für manche Kinder sehr empfehlenswert wäre, etwas fester eingepackt zu sein. Was man früher unter Steckkissen verstand, war natürlich Barbarei. Wir meinen jedoch, dass sich manche Kinder in einem Steckpolster vielleicht wohler fühlen würden, weil sie diese (gesunden, natürlichen und maßvollen!) Grenzen als wohltuend empfänden. Das Baby muss sich natürlich gut bewegen können, aber trotzdem Halt haben. Es gibt aber auch hier keine allgemein gültige Regel. Denken Sie einfach an diese Variante, wenn Ihr Kind scheinbar ohne Grund sehr unruhig ist.

---

10   Béatrice Fontanel, Claire d'Harcourt: Baby, Säugling, Wickelkind. Eine Kulturgeschichte. Hildesheim 1998, S. 153

4.4.11. Gelbsucht

Fast alle Neugeborenen leiden an Gelbsucht, die einen mehr, die anderen weniger. Diese Gelbsucht ist keine Krankheit, sondern eine natürliche Reaktion des Körpers. Sie entsteht drei, vier Tage nach der Geburt durch den Abbau der roten Blutkörperchen, die nach der Geburt als Sauerstoffträger nicht mehr gebraucht werden. Die dabei entstehenden gelben Farbstoffe können von der Leber nicht sofort verarbeitet werden. Sie brauchen dabei gar nichts Besonderes tun, außer Ihr Baby zu stillen und es oft ans Tageslicht zu bringen. Ins Badewasser können Sie Schafgarbe geben oder einmal am Tag einen Leberwickel mit dem Sud von Schafgarbentee auflegen. Die Gelbsucht kann ganz rasch wieder vergehen, 14 Tage oder manchmal sogar sechs Wochen dauern. Wenn Ihr Kind gut zunimmt und einen guten Allgemeinzustand aufweist, wenn es also einen munteren Eindruck macht, besteht kein Grund zur Aufregung. Wenn Sie das Gefühl haben, es schläft zu viel, geben Sie ihm öfter die Brust und achten Sie auf eine gute Verdauung.

4.4.12. Verstopfte Nase

Manche Babys haben oft eine verstopfte Nase. Überprüfen Sie, ob das Raumklima genügend feucht ist und ob es nicht zu warm ist. Hängen Sie eventuell feuchte Tücher auf und lüften Sie oft. Es kann auch helfen, ein paar Tropfen Muttermilch in die verstopften Nasenlöcher zu träufeln. Sollte auch das nichts nutzen, können Sie die Nase des Babys mit einer Kochsalzlösung spülen. Keinesfalls sollten Sie Wattestäbchen zur Reinigung der Nase verwenden.

4.4.13. Geröteter Nabel

Muttermilch hilft auch dem Nabel. Wenn Sie nach dem Wickeln ein paar Tropfen Muttermilch auf den Nabel träufeln, wird er in der Regel schnell abheilen. Falls er stark nässt, hilft auch ein Puder. Nach dem Abfallen des Nabelschnurendes kann der Nabel bis zu drei Wochen danach leicht bluten oder ein bräunliches Sekret ausscheiden. Muttermilch oder Puder nach jedem Wickeln können hier hilfreich sein. Sollte der Nabel bluten, tropfen Sie einen halben Kaffeelöffel echten Bienenhonig darauf und legen Sie ein Baumwollfleckerl darüber. Dieser Umschlag löst sich dann von selbst beim nächsten Bad. Putzen Sie den Nabel bitte nicht aus, er besteht aus einem hochsensiblen Nervengeflecht, er möchte in Ruhe gelassen und keinesfalls mit Wattestäbchen traktiert werden. Er ist empfindlich und heikel, ist er doch die lebenslange Erinnerung an die Bindung zur Mutter. Wir sollten ihm mit großem Respekt begegnen.

4.5. Babymassagen

Einen wertvollen Beitrag, den Sie zur gesunden körperlichen, geistigen und seelischen Entwicklung Ihres Kindes leisten können, sind liebevolle Berührungen. Ein Kind sanft ins Leben streicheln und es zärtlich massieren, verleiht ihm Kraft für das ganze Leben. Es ist eine besondere Form der Zuwendung, die Vertrauen und Freude schenkt. Auch die Erfahrungen der Hebamme zeigten, dass es selbst in einer kinderreichen Familie möglich ist, jedes der neun Kinder während des ersten Lebensjahres immer wieder zu massieren. Die intensive Beschäftigung mit dem Kind bereichert die Beziehung und wärmt die Seele des Kindes, der Mutter und des Vaters.

Suchen Sie sich einen geeigneten Zeitpunkt zum Massieren aus. Sie sollten sich nicht gehetzt und gestresst fühlen, sondern Muße haben und bereit sein, die gemeinsame Zeit zu genießen. Das Baby sollte weder vollkommen satt noch hungrig, der Raum angenehm warm und die Unterlage bequem und weich sein. Verwenden Sie ein gutes kaltgepresstes Öl (Mandel- oder Jojobaöl), dem Sie eventuell einen Tropfen guten ätherischen Öls (bulgarische oder türkische Rose) hinzufügen. Rezepte für Babyöle finden Sie auch auf Seite 266 ff. Damit das Baby die Massage genießen kann, ist es wichtig, dass Ihre Hände sehr warm sind. Verteilen Sie etwas Öl in Ihren Händen. Wiederholen Sie jede Massage mehrere Male. Die folgenden Beschreibungen fassen Sie bitte nur als Anregungen auf. Wir möchten Sie zu einem fantasievollen Umgang ermutigen, nicht zum sklavischen Nachmachen. Sie spüren sicher sofort, was Ihrem Baby besonders gefällt. Unerschöpflich sind die Möglichkeiten, ein Kind zu massieren. Wenn man/frau an alle Dinge des Lebens mit Fantasie und Liebe herangeht, kann man/frau nicht viel falsch machen. Darauf dürfen Sie ruhig vertrauen. Entwickeln Sie für sich und Ihr Kind ein eigenes unverwechselbares Ritual. Wiederholen Sie ein und dieselbe Massage so oft, wie es Ihr Kind genießt. Versuchen Sie die Lieblingsmassage Ihres Babys herauszufinden und führen Sie diese besonders oft durch.

Bei folgenden Massagen liegt das Baby in der Rückenlage.

- Legen Sie Ihre Hände auf die Schultern des Kindes und massieren Sie diese kreisförmig. Gleiten Sie hinunter zu Brustkorb und Bauch und streifen Sie dann die Hände über den Beinen aus.

- Vollführen Sie kreisende Bewegungen am Brustkorb und lassen Sie Ihre Hände über die Oberarme gleiten.
- Massieren Sie mit beiden Händen einen Arm Ihres Kindes. Beginnen Sie bei den Achseln und streichen Sie sanft und bestimmt die Arme entlang bis zu den Fingerspitzen. Ihre Bewegungen sollten langsam und intensiv sein. Massieren Sie bewusst Zentimeter für Zentimeter der Innenhand und massieren Sie jeden Finger in Richtung Fingerspitzen aus. Streicheln Sie den zweiten Arm in gleicher Weise.
- Nun sind die Beine an der Reihe. Beginnen Sie mit beiden Händen an einem Oberschenkel des Kindes und gleiten Sie langsam Richtung Fuß. Massieren Sie die gesamte Fußsohle und den Fußrücken. Massieren Sie dann jede einzelne Zehe ganz bewusst; dabei können Sie die Zehen bewundern und bestaunen. Wichtig ist auch, die massierende Bewegung nicht abrupt enden zu lassen, sondern über den Körper hinaus sanft zu vollenden. Auch der Raum um Ihr Kind (die Aura) will nicht durch Disharmonie verletzt werden.
- Legen Sie Ihre Hände unter die Achseln Ihres Kindes, massieren Sie die Seiten hinunter bis zur Hüfte, die Leisten und die Innenseiten der Beine entlang. Massieren Sie die Beine bis zu den Zehen aus.

Besonders angenehm und wohltuend sind die herzförmigen Massagen:

- Legen Sie Ihre Mittel- und Zeigefinger auf die Nasenwurzel des Kindes, streichen Sie mit sanftem Druck über die Augenbrauen. Dann massieren Sie beide Wangen langsam entlang, bis Ihre Finger am Kinn zusammentreffen.
- Die nächste herzförmige Massage wird am Brustkorb durchgeführt. Das Baby liegt auf dem Rücken. Sie legen Ihre Hände, warm und gut eingeölt, auf den Brustkorb und beschreiben ein großes Herz: Sie gleiten hinauf zu den Schultern und streichen entlang des Brustkorbes. Ihre Hände treffen einander unter dem Nabel. Eine ähnliche Massage können Sie auch auf dem Rücken des Kindes durchführen.
- Die dritte herzförmige Massage beginnt beim Nabel. Gleiten Sie mit beiden Händen in zwei großen Bögen hinauf, links und rechts des Bauches entlang, und lassen Sie Ihre Hände oberhalb des Schambeins des Kindes wieder zusammenfinden.

Besonders bei Bauchschmerzen empfehlen sich folgende Bauchmassagen:

- Massieren Sie mit einer Hand im Uhrzeigersinn sanft rund um den Nabel. Legen Sie Ihre Zeige- und Mittelfinger einen Zentimeter rechts und links vom

Nabel entfernt und üben Sie mit den Fingern leichten Druck aus, indem Sie kleine, kreisende Bewegungen beschreiben.

■ Legen Sie das Gesäß Ihres Kindes auf die Handinnenfläche einer Hand; die andere liegt ruhig auf dem Bauch des Babys. Bleiben Sie drei bis fünf Minuten in dieser Position, ohne zu massieren. Bergend und schützend halten genügt hier völlig. Es kann sein, dass sich Ihr Baby so entspannt, dass es dabei Urin oder Stuhl abgibt. Sollte Ihr Kind an Verstopfung leiden, führen Sie diesen Griff drei- bis viermal täglich durch.

Sehr vorteilhaft sind auch die vom Körper diagonal durchgeführten Massagen, weil sie die Koordination und Konzentration fördern. Die Kinder nehmen ihren Körper besser wahr und lernen begreifen, wo ihr Körper beginnt und wo er endet.

■ Legen Sie Ihre Hände auf den Nabel des Kindes. Eine Hand lassen Sie nach oben über die Schulter und den rechten Arm entlang gleiten. Gleichzeitig massieren Sie mit der anderen Hand nach unten das linke Bein entlang bis zu den Zehen aus.

■ Überkreuzen Sie Ihre Arme, legen Sie die rechte Handfläche in die rechte Achselhöhe des Kindes und die linke Hand in die linke Achselhöhle. Führen Sie beide Hände zum Nabel, entkreuzen Sie Ihre Hände wieder und streichen Sie über den Beinen aus.

Im Sitzen oder Liegen kann folgende Fußmassage durchgeführt werden:

■ Legen Sie Ihren Daumen auf den Fußballen des Kindes und massieren Sie mit kleinen kreisenden Bewegungen in Richtung kleine Zehe und von dort in Richtung Ferse, wobei Sie an der Fersenspitze länger massieren. Babys lieben es auch, an jeder einzelnen Zehe bzw. an jedem einzelnen Finger massiert zu werden. Schenken Sie jedem noch so kleinen Körperteil Beachtung und Achtung.

Im Gesicht können Sie Ihr Kind folgendermaßen verwöhnen:

■ Ziehen Sie an den Schläfen zarte Kreise, besonders dann, wenn das Kind müde und gleichzeitig überdreht ist.

■ Klopfen Sie die Wangen ganz sanft aus.

■ Legen Sie den Mittelfinger vor den rechten bzw. linken Ohreingang. Das entspannt und hilft bei Schmerzen, die durch das Zahnen verursacht werden.

■ Diese Massage ist äußerst entspannend und hilft hervorragend bei verstopften Tränenkanälen. Legen Sie zwei Finger auf die Nasenwurzel des Kindes, streichen Sie die Augenbrauen entlang und weiter bis zu den Ohren. Dann beginnen Sie wieder an der Nasenwurzel und lassen die Finger unter den Augen bis hin zu den Ohren gleiten.

Die nächste Massage, die von den Babys ab dem vierten Monat, unter Ihrer Anleitung, selbst ausgeführt wird, lieben diese in den meisten Fällen über alle Maßen. In ihren staunenden Augen lässt sich ihre Begeisterung wunderbar ablesen.

■ Nehmen Sie die rechte Hand Ihres Kindes und führen Sie diese zu den Zehen des linken Fußes. Mit Ihrer Hilfe massiert das Kind das eigene Bein entlang bis in die Leistengegend. Wiederholen Sie die Übung ein paar Mal, dann wechseln Sie die Seiten: Die linke Hand wird zum rechten Fuß geführt.

Wenn das Baby verschleimt ist und stark hustet, können Sie ihm mit einer Klopfmassage helfen:

■ Klopfen Sie mit Ihren Fingerspitzen den ganzen Brustkorb und dann den Rücken sanft ab.

Sehr beliebt bei den Kindern ist auch die Ohrenmassage:

■ Nehmen Sie die Ohren Ihres Kindes zwischen Ihre Daumen und Zeigefinger und zupfen Sie sie sanft aus. Wiederholen Sie die Massage auf jedem Ohr einige Male.

Wir haben hier nur ganz kurz einige Massagen angeführt, Ihrer Fantasie sind im Grunde keine Grenzen gesetzt. Wenn Ihr Kind die eine oder andere Massage nicht mag, wird es das sofort kundtun. Sollte ein Kind die Massagen im Allgemeinen nicht so genießen, kann es sein, dass Sie aus lauter Vorsicht zu leicht massieren und Ihr Kind eher kitzeln. Versuchen Sie es mit etwas stärkerem Druck.

Wenn Sie nur einmal zugesehen haben, wie sich ein Kind vor Wohlbehagen rekelt und die Berührungen voll auskostet, wie es sich mit einer großen Selbstverständlichkeit verwöhnen lässt, sind Sie von den Vorzügen der Babymassage bestimmt restlos überzeugt.

4.6. Ernährung im ersten Lebensjahr

Nehmen wir an, ein Baby wird voll gestillt, alles hat sich optimal eingespielt und klappt vorzüglich. Und trotzdem kommt der Tag, an dem sich jede Frau fragt: „Wie lange soll ich noch stillen, wann soll ich anfangen, feste Nahrung zuzufüttern?" Oberste Maxime ist auch hier wieder: abwarten, beobachten, auf Zeichen des Kindes reagieren. Niemand kann Ihnen sagen, wann Ihr Kind zu fester Nahrung bereit ist. Oft können Sie es daran sehen, dass das Baby Sie fast gierig beim Essen beobachtet. Das kann ein Hinweis darauf sein, dass es Abwechslung wünscht. Ob Sie ab dem fünften Monat Ihrem Kind etwas zu essen anbieten oder es lieber zehn Monate voll stillen, sollen Sie und Ihr Kind entscheiden, und nicht „Fachkräfte" oder scheinbar allwissende Verwandte, die sehr oft Muttermilch als defizitäre Nahrung ansehen, was ja keinesfalls stimmt. Lassen Sie sich diesbezüglich von niemandem etwas dreinreden, sondern machen Sie sich das allein mit Ihrem Partner und Ihrem Baby aus.

Angenommen, Sie haben bei Ihrem Kind jetzt dieses Gefühl, es ist so weit, dann bieten Sie ihm frühestens ab dem fünften Monat zusätzlich zu den gewohnten Stillmahlzeiten etwas an. Erst allmählich, je nach Bedarf und Wunsch des Kindes, wird eine Stillmahlzeit durch Babybeikost ersetzt. Wenn Sie abstillen wollen, ersetzen Sie – idealerweise erst nach ein paar Wochen – eine zweite Stillmahlzeit durch Normalkost.

Als erste Babybeikost bieten Sie Ihrem Kind zuallererst ein ungezuckertes (auch kein Honig sollte verwendet werden!) **Apfel-Birnen-Kompott** bzw. **-Mus** an. Spuckt das Kind das Kompott in hohem Bogen wieder aus, war es vielleicht doch zu früh, und Sie sollten noch ein paar Wochen warten. Es kann aber auch sein, dass das Kompott begeistert angenommen wird, dann bieten Sie Ihrem Kind täglich ein paar Löffel davon an. Es wird zu Beginn keinesfalls große Mengen essen; bereiten Sie daher nicht allzu viel davon zu, es wäre schade. Wenn sich das Baby an die erste feste Mahlzeit gewöhnt hat, also nach ein paar Tagen oder Wochen, versuchen Sie es mit einem anderen hauptsächlich regional wachsenden Obst nach Saison. Kiwis, andere Zitrusfrüchte und Erdbeeren sollten Sie ihm nicht geben, denn diese führen oft zu allergischen Reaktionen. In der ersten Zeit sollte das Obst gekocht und nicht roh gegessen werden.

Frühestens ab dem fünften Monat können Sie langsam mit den ersten Gemüsemahlzeiten beginnen. Wichtig dabei ist, dass Sie dem fertig gekochten Gemüse immer eine Butterflocke, etwas Schlagobers (Sahne) oder ein paar

Tropfen kaltgepresstes Olivenöl beifügen, damit der Körper die Vitamine besser aufnehmen kann.

Karotten-Erdäpfel-Püree: Am Anfang empfiehlt sich ein Püree aus zwei Drittel Karotte (Möhre) und ein Drittel Erdäpfel (Kartoffel). Das Püree sollte in seiner Konsistenz eher einer dicken Suppe gleichen als einem dicken Brei. Verdünnen Sie die Speise gegebenenfalls mit etwas Wasser. Fügen Sie ein wenig gemahlenen Kümmel bei, das macht das Essen bekömmlicher und leichter verdaulich. Jede Art von Gewürz sollte jedoch grundsätzlich äußerst sparsam verwendet werden.

Machen Sie mit dem ersten Gemüsebreiversuch gute Erfahrungen, variieren Sie einfach die Gemüsesorten. Kochen Sie das Gemüse weich und zerdrücken Sie es dann mit einer Gabel. Dass Lauch beispielsweise keine gute Wahl ist, sei hier nur kurz erwähnt. Geben Sie immer einen Erdapfel dazu, das macht das Gemüsepüree sämiger und ausgiebiger. Sie können auch eine **Gemüsesuppe** pürieren und etwas Schlagobers hinzugeben.

Zwischen dem fünften und siebenten Lebensmonat können Sie mit Getreidekost beginnen, wobei Vollwertkost zu diesem frühen Zeitpunkt von Kindern nicht gut vertragen wird. Bereiten Sie einen schmackhaften **Getreidebrei** wahlweise aus Reismilch oder Sojamilch zu. Kochen Sie die Milch mit Dinkelgrieß, Reisflocken, Hirseflocken, Maisgrieß oder Haferflocken bzw. Hafermark zu einem *dünn*flüssigen Brei. Den Geschmack können Sie mit etwas Malz oder Mandelmus (in Reformhäusern erhältlich) verbessern. Lassen Sie Ihr Kind zum Brei unbedingt etwas abgekochtes Wasser trinken, das Sie ihm mit einem kleinen Löffel oder in einem Becher anbieten. Sie brauchen keinesfalls ein Fläschchen kaufen. Das verführt nur dazu, dem Kind die Flasche längere Zeit zu überlassen, was sich äußerst schädlich auf die Zähne auswirkt. Gewöhnen Sie bitte Ihrem Kind **von Anfang an** *keine* **gesüßten Säfte und Tees** an. Es ist mit Wasser und ungesüßten Tees mehr als zufrieden, vorausgesetzt, es ist keinen anderen Geschmack gewohnt. Halten Sie es so lange wie möglich von gesüßtem Essen und gesüßten Getränken fern. Außer Wasser kann Ihr Kind auch Fenchel-Anis-Tee, Hagebuttentee oder später Malventee bekommen.

Viele Frauen sind unsicher, ob und ab wann Sie ihrem Kind Fleisch geben sollen. Grundsätzlich ist das im ersten Lebensjahr nicht notwendig. Lassen Sie sich auch hier von niemandem drängen. Wer selbst gern Fleisch isst, wird es auch bald seinem Kind anbieten, umgekehrt wird eine Vegetarierin auch ihr Kind fleischlos ernähren. Das ist beides in Ordnung. Fleischesser sollen nur unbedingt auf die gute Qualität achten und Fleisch aus der Massentierhaltung wegen des hohen und schädlichen Medikamenteneinsatzes und der brutalen Schlachtmethoden auf jeden Fall meiden. Umgekehrt muss sich eine Vegetarierin überlegen, wie sie und ihre Familie zu genügend Eisen kommt.

Wenn Sie sich also für eine Ernährung mit Fleisch entschieden haben, können Sie es Ihrem Kind frühestens ab dem 8. Monat anbieten. Schneiden Sie gekochtes **Hühner-, Puten- oder Rindfleisch aus der biologischen Landwirtschaft** in ganz kleine Stückchen oder pürieren sie es und geben Sie es in den Gemüsebrei. Fleisch sollte nur ein- bis maximal zweimal pro Woche auf dem Speiseplan stehen.

Sollte Ihr Kind plötzlich unruhig, grantig und unlustig sein, kann es sich möglicherweise um einen Wachstumsschub handeln. Ebenso wie bei Zahnungsproblemen, kann hier eine kräftige Kalbsknochensuppe hilfreich sein. Kaufen Sie Kalbsknochen, an denen noch etwas Fleisch ist, bei einem Fleischhauer Ihres Vertrauens und köcheln Sie die Knochen mindestens *vier* Stunden lang mit einigen Karotten. Danach sollten sich die Knorpel und das Fleisch von den Knochen gelöst haben; schaben Sie auch noch die Reste von den Knochen und pürieren Sie die Knorpel, das Fleisch und die Karotten. Bereiten Sie eine lichte Einbrenn aus Butter und Dinkelmehl, die Sie mit dem Sud aufgießen. Würzen Sie mit *wenig* Salz und *wenig* Muskatnuss. Statt der Kalbsknochensuppe könnten Sie auf ähnliche Weise auch eine Hühnersuppe zubereiten. Die meisten Kinder essen diese cremigen Suppen besonders gern.

Brot sollten Sie wegen der darin enthaltenen Gluteine erst ab dem siebenten Monat anbieten, am besten in Form eines Butterbrotes. Wenn das Kind Zähne bekommt und wie wild an seinem Fäustchen herumbeißt, können Sie ihm schon vor dem siebenten Monat – natürlich unter Aufsicht – ein einige Tage altes Roggenbrotstück, vorzugsweise ein Scherzel, zum Kauen geben. Die aufgeweichten Stellen sollten Sie nach einiger Zeit wieder entfernen, damit sich das Kind nicht verschluckt. Brot ist zum Kauen wesentlich gesünder, angenehmer und schmackhafter als teure Plastikbeißringe, bei denen man ja nie weiß, welche schädlichen Stoffe darin enthalten sind.

Wurst, Süßigkeiten und Fertiggerichte, in denen allergieauslösende Zusatzstoffe (Farbstoffe, Konservierungsmittel, Vitaminzusätze) enthalten sein können, sollen Sie von Ihrem Kind grundsätzlich fernhalten.

Wichtig ist, dass ein Kind von klein auf lernt und vorgelebt bekommt, dass Essen mit einem bestimmten Ritual verbunden ist und dass es weit mehr ist als nur Nahrungsaufnahme. Eine gute Gelegenheit dazu bietet schon sehr früh das gemeinsame Frühstück. Ab dem zehnten Monat kann ein Kind schon ein Butterbrot (Roggen-, Mais- oder Dinkelbrot; kein Weißbrot, aber auch kein Vollkorngebäck) essen. Auch Hafermus mit geriebenen Äpfeln ist jetzt möglich. Als Getränk ist Tee oder Malzkaffee mit Soja- oder Reismilch und ohne Zucker gesund. Wenig ratsam ist Kakao. Besonders im ersten Lebensjahr ist es nicht günstig, einem Kind Kuhmilch zu geben, vor allem dann nicht, wenn es in der Familie Allergieerkrankungen gibt! Kuhmilch ist überhaupt nicht so gesund, wie man uns immer glauben machen will. Sie ist für den Menschen eigentlich zu fett und kann schädliche Medikamentenreste enthalten. Joghurt- und Molkeprodukte sind für Kinder wenig geeignet, weil sie zu viel tierisches Eiweiß enthalten. Ab dem achten Lebensmonat können Sie Ihrem Kind auch eihaltige Gerichte zum Essen anbieten.

Ganz allgemein sei hier gesagt, dass alles, was uns oft als „gesunde" Zwischenmahlzeit oder Nascherei angeboten wird, sicher nichts zur Gesundheit beiträgt, im Gegenteil. Lesen Sie sich immer die Zutatenliste durch und Sie werden sehen, was wir meinen. Leider ist die oftmals irreführende Werbung erlaubt, auch wenn die EU hier schon viele Werbebotschaften völlig zu Recht verboten hat.

Wenn Sie sich für Gläschenkost entscheiden, sollten Sie auch hier nur Produkte aus biologischer Landwirtschaft kaufen und darauf achten, dass kein Zucker enthalten ist.

Ab dem neunten Lebensmonat kann jedes Kind, wenn es will, mit den Erwachsenen mitessen, wenn es sich nicht gerade um scharf gewürztes Gulasch oder Ähnliches handelt. Ein Grundprinzip für eine gesunde, kindgerechte Ernährung ist der sparsame Einsatz von Gewürzen.

5. Der Einlauf
Ein wertvolles Hausmittel – nicht nur während Schwangerschaft und Geburt

Ein heikles Thema. Manche von uns haben unangenehme Erinnerungen aus der Kindheit, manche schwangere Frauen fürchten den Einlauf vor der Geburt mehr als die Geburt selbst, andere wollen über das Thema Einlauf erst gar nicht reden. In einer anscheinend tabulosen Zeit wird ein altes Hausmittel tabuisiert. Und das ist sehr schade. Viele Menschen könnten sich den Weg zum Arzt/zur Ärztin ersparen, wenn sie diese uralte Methode wieder anwenden würden. Es lohnt sich wirklich, das ungeliebte Thema aufzugreifen, in Erinnerung zu rufen und vor allem die unbegründete Angst zu nehmen.

Vor noch nicht allzu langer Zeit war es üblich, allen schwangeren Frauen vor der Geburt einen Einlauf zu verpassen, oft sogar, ohne mit den Frauen darüber zu sprechen, ohne ihr Einverständnis einzuholen. Solch eine Vorgangsweise ist inakzeptabel, und es ist nur zu verständlich, wenn Frauen sehr zwiespältige Gefühle rund um die Geburt ihrer Kinder hatten. Manche erinnern sich voll Abscheu an die menschenverachtende Vorgangsweise des Spitalpersonals. Ärzte und Ärztinnen, Hebammen und Schwestern meinten es selbstverständlich nicht böse, als sie so agierten, auch sie waren Kinder ihrer Zeit. Eine Gebärende war in ihren Augen – bewusst oder unbewusst – eine unmündige Kranke, die, wenn sie aufbegehrte, für feig oder hysterisch gehalten wurde. Glücklicherweise sind diese Ansichten überwunden. Gebärende werden heutzutage durchaus ernst genommen, sie können im Kreißsaal weitgehend selbstständig agieren. Umso wichtiger ist es heute, gut informiert und vorbereitet zur Geburt zu gehen. Jede Frau sollte lernen, ihre Bedürfnisse zu kennen und auch zu artikulieren.

Früher wurden also nahezu alle Frauen zu einem Einlauf genötigt, heute ist das nicht mehr der Fall. In vielen Spitälern werden generell keine Einläufe mehr gemacht, um Frauen die unangenehme Prozedur zu ersparen. Allerdings verzichtet man damit auf ein wertvolles Mittel, das viele physiologische und psychologische Vorteile hat. Jede Frau sollte die Möglichkeit haben, eigenständig zu entscheiden, ob sie einen Einlauf vor der Geburt wünscht oder ihn ablehnt.

Daher ist es notwendig, über die Vorteile eines Einlaufes Bescheid zu wissen. Um Ihnen bei der Entscheidung zu helfen, stellen Sie sich bitte einige Wochen vor der Geburt Folgendes vor: Sie pressen mit aller Kraft und dabei kann Stuhl abgehen. Testen Sie Ihre Reaktion. Schreckt Sie dieser Gedanke, oder ist Ihnen das egal? Wenn Sie bei dieser Vorstellung das Gefühl haben, das Pressen aus Rücksicht oder Scham zurückzuhalten, dann wäre es günstig, sich mit der Idee eines Einlaufes anzufreunden. Ist Ihnen die Vorstellung, unfreiwillig Stuhl zu verlieren, gleichgültig, dann brauchen Sie aus psychologischen Gründen sicher keinen Einlauf. Es geht dabei immer nur um Ihre Einstellung und nicht um Rücksichtnahme auf die Geburtsbegleiter und -begleiterinnen.

Eine vollkommene Darmentleerung kann die Geburt erleichtern, weil alles, was die Mutter belastet, auch den Geburtsvorgang behindert. Durch den Einlauf wird sozusagen der Weg für das Baby freigemacht. Dass der Geburtsvorgang und die Darmentleerung sehr wohl etwas miteinander zu tun haben, zeigt auch der Umstand, dass sich die Geburt oft durch einen heftigen Durchfall ankündigt. Für viele Frauen ist dies das erste Signal zur bevorstehenden Geburt. Nach dem Durchfall setzen dann sehr oft die Wehen ein. Unnötig zu betonen, dass bei starkem Durchfall ein Einlauf natürlich nicht mehr notwendig ist.

Ein Einlauf macht zum Beispiel nach einem Blasensprung Sinn. Oftmals kommen dadurch die Wehen in Gang, und einer natürlichen Geburt steht nichts mehr im Wege. Wenn Frauen die Erfahrung machen, dass nach dem Einlauf die Wehen verschwunden sind, so hat das keinerlei Nachteile. Sie wissen dann nur, dass es sich um sogenannte „wilde" Wehen gehandelt hat, die nur Vorboten waren und noch nicht die Geburt einleiten. Mit einem Einlauf kann also nur eine Geburt in Gang gebracht werden, für die schon die Zeit reif ist. Für Frauen ab der 38. Schwangerschaftswoche, die nicht genau wissen, was sie von den ab und zu auftretenden Wehen halten sollen, ist ein Einlauf, den sie in aller Ruhe zu Hause durchführen, eine gute Möglichkeit, in sich hineinzuhorchen und herauszufinden, ob es schon so weit ist. Frauen müssen deshalb nicht gleich ins Krankenhaus eilen, denn sie sind ja nicht krank. Und dass das Baby nach dem Einlauf sofort zur Welt kommt, braucht keine Frau fürchten. Erstens kommt das äußerst selten vor, und zweitens sind das zweifellos völlig problemlose Geburten. Vor allem Erstgebärende können es oft kaum erwarten, beim ersten Ziehen ins Krankenhaus zu fahren, was dann manchmal dazu führt, dass die Wehen wieder vergehen. Aus Vorsicht bleiben viele im Spital, wenn sie nun schon einmal dort sind. Doch nicht einmal die schönste, behaglichste und freundlichste Atmosphäre eines Krankenhauses kann wirklich dazu beitragen, dass Frauen glücklich loslassen können. Und ob eine Geburt in Gang kommen kann, hängt nicht zuletzt von der emotionalen Bereitschaft der werdenden Mutter ab. Daher ist es so wichtig – gerade bei einer geplanten Krankenhausgeburt –, so lange wie möglich in den eigenen vier Wänden zu bleiben und sich in der vertrauten Umgebung zu öffnen. Es besteht kein Grund zur Panik. Schließlich warten alle, besonders natürlich die werdenden Eltern und ganz besonders die Frau, sehnlichst auf diesen Tag der Geburt. Und wenn eine Frau sein Kommen ahnt, sollte sie ein tiefes Gefühl der Freude verspüren. Das klingt jetzt pathetisch, und man mag einwenden, nicht alle Frauen haben ihr Baby geplant. Und doch: Wir haben neun Monate Zeit, um uns mit dem Kind in uns anzufreunden und es lieben zu lernen und es ist so wichtig, mit einem Gefühl der Vorfreude zur Geburt zu gehen. Jede Frau hat während der Schwangerschaft sehr widersprüchliche Gefühle der Angst, der Sehnsucht, der Neugier und der Ohnmacht. Das ist vollkommen natürlich, ein derartig einschneidendes Erlebnis wie Mutterschaft bringt auch überwältigende Gefühle positiver und negativer Natur mit sich. Aber bis zur Geburt sollten wir Frauen versuchen, mit uns ins Reine zu kommen und so frei und unbelastet wie möglich dem großen Ereignis entgegenblicken.

So banal das klingen mag, zu diesem Gefühl der Bereitschaft kann auch ein Einlauf einen kleinen Beitrag leisten. Er kann letzte Blockaden überwinden helfen. Für Frauen, die während der Geburt an Wehenschwäche leiden, wenn nichts weitergeht, ist der Einlauf ebenfalls ein gutes und natürliches Mittel. Oft wird dadurch der Einsatz von Wehenmitteln, die häufig nicht unproblematisch sind, unnötig. Auch Frauen, die schon einige Tage über dem Termin sind, kann der Einlauf helfen. Bevor man mit schweren Geschützen auffährt, die oft unerwünschte Nebenwirkungen auf Mutter und Kind haben, sollte man immer den natürlichen Weg suchen. Im Zweifelsfall sprechen Sie mit der Ärztin/dem Arzt Ihres Vertrauens. Leider sind viele Ärzte/Ärztinnen mit den natürlichen Möglichkeiten, die Frauen während der Schwangerschaft und der Geburt zur Verfügung stehen, nicht vertraut. Es liegt dann an ihnen, ob sie bereit sind, von den Frauen und ihren Erfahrungen zu lernen. Ein Arzt, eine Ärztin sollte ein/e Wegbegleiter/in sein, der/die ein großes Fachwissen zur Verfügung stellen kann, aber eine schwangere Frau darf nie vergessen, dass niemand sie so gut kennt wie sie sich selbst, und aus diesem Bewusstsein heraus sollte sie bereit sein, für sich selbst Verantwortung zu übernehmen. Keine Frau braucht sich zu einem Einlauf zwingen lassen. Ideal wäre es, wenn sie ihn im Bedarfsfall für sich fordert. Das setzt selbstverständlich eine gewisse Reife und ein gründliches Wissen voraus.

Der Einlauf erfüllt auch eine ganz wichtige psychologische Aufgabe. Wir kommen hier auf die Geburt selbst zu sprechen. Während der Eröffnungsphase werden die Wehen immer stärker und irgendwann fühlen sie sich in ihrer Heftigkeit plötzlich anders an. Die Frau wird von einem unvorstellbaren Press- und gleichzeitigem Stuhldrang erfasst. Das bedeutet, die Eröffnungsphase ist beendet, der Muttermund offen, das Kind sucht seinen Weg durch den Geburtskanal. Die Presswehen haben eingesetzt, das Kind ist bald da. In diesen Momenten ist es sehr wichtig, dass die Frau sich öffnet, überall öffnet, den Kopf, ihr Herz, die Scheide und, nicht zu vergessen, das Rektum. Und das ist jetzt der entscheidende Punkt. Eine Frau, die spürt, dass sich beim unwiderstehlichen Pressdrang auch der Darm entleert, wird fast automatisch alles anspannen und den Geburtsvorgang behindern. All das geschieht instinktiv, und es ist sehr schwer, in dieser Situation des Schmerzes unsere anerzogenen Hemmungen abzulegen. Wenn sich Frauen das zutrauen und überzeugt sind, sich dadurch nicht am Pressen hindern zu lassen, dann brauchen sie keinen Einlauf vor der Geburt. Diesbezüglich unsicheren und vielleicht zögernden Frauen kann der Einlauf hingegen sehr helfen, weil sie dieses Gefühl, Stuhl zu verlieren, nicht haben. Es geht natürlich nicht darum, Ärzte/innen und Hebammen zu schonen. Sie hätten ihren Beruf verfehlt, würden sie sich daran stoßen, wenn beim Pressdrang auch Stuhl abgeht. Nein, es geht einzig und allein um die werdende Mutter: Nichts soll sie hindern loszulassen, und psychologische Schranken können bekanntlich sehr hinderlich sein. Manche Frauen wollen nur mehr eines: die nächste Toilette aufsuchen. Dieses wirklich unangenehme Gefühl kann sich eine Frau ersparen, wenn sie will.

Viele Frauen leiden während der Schwangerschaft an hartnäckiger Verstopfung, an Ödemen oder an Eisenmangel. Auch hier ist der Einlauf eine mögliche Hilfe, ebenso für Frauen, die unter starken Nachwehen leiden. Ein Einlauf sollte eigentlich in keiner Hausapotheke fehlen. Bei Darmträgheit, Menstruationsbeschwerden, Hautproblemen (Neurodermitis, Akne in der Pubertät), Migräne, Fieber, Brechdurchfall, in den Wechseljahren, bei depressiver Verstimmung, Kinderkrankheiten usw. leistet er wertvolle Dienste.

Wie macht frau/man sich eigentlich selbst einen Einlauf? Besorgen Sie sich einen Irrigator in der Apotheke, der aus einem Behälter, einem ein Meter langen Schlauch und einem Endstück besteht. Erwachsene können sich im Abstand von je einer halben Stunde dreimal hintereinander einen Einlauf machen. Unnötig zu sagen, dass man sich Zeit nehmen muss und nicht vor einem wichtigen

Termin stehen sollte, der einen zur Eile zwingt. Ein angenehmes Entspannungsbad kann den Abschluss der Prozedur bilden.

Wie wird die Flüssigkeitsmenge dosiert?

- Erwachsene, Jugendliche ab der Pubertät: 1 Liter
- Kinder ab dem Schulalter: ½ Liter
- Kinder von ein bis sechs: ¼ Liter (mittleren Ballon statt Irrigator verwenden)
- Babys ab dem dritten Monat: $\frac{1}{8}$ Liter (kleiner Ballon)

Es bereitet keinerlei Schwierigkeiten, sich selbst einen Einlauf zu machen. Sie können gar nichts falsch machen. Füllen Sie die entsprechende Flüssigkeit (Rezepte siehe unten) in den Behälter, stellen Sie ihn beispielsweise auf einen Tisch neben einer Bank oder einem Bett, auf die bzw. das Sie sich seitlich (links für Rechtshänder, rechts für Linkshänder) hinlegen. Oder Sie legen sich auf den Boden und stellen den Behälter auf einen Sessel. Wichtig ist, dass er höher steht als Sie liegen. Führen Sie das Schlauchende, das Sie mit einer Fettcreme versehen haben, vorsichtig in den After ein. Am Ende des Schlauches befindet sich ein kleiner Hahn, den Sie aufdrehen. Wenn Sie glauben, es nicht mehr auszuhalten, drehen Sie den Hahn wieder ab. Vorteilhaft ist es logischerweise, sich den Einlauf in der Nähe der Toilette zu machen. Eine zweite Möglichkeit, sich einen Einlauf zu verpassen, ist der Vierfüßlerstand. Sie werden bald herausfinden, welche Methode die für Sie geeignete ist. Es ist vollkommen klar, dass ein Einlauf zu Hause wesentlich angenehmer ist als im Spital. Deswegen wäre es so günstig, sich daheim in aller Ruhe und mit der Gewissheit, jederzeit aufhören zu können, mit dem Einlauf auseinanderzusetzen. So verliert der Einlauf im Spital garantiert seinen Schrecken. Und Sie haben für zu Hause ein gutes Mittel, all die bereits erwähnten Beschwerden und Krankheitsbilder selbst zu kurieren.

Mit welcher Flüssigkeit wird der Einlauf nun gefüllt? Was die Dosierung betrifft, gilt grundsätzlich: vier Esslöffel Teeblätter pro Liter Wasser. Schauen wir uns zunächst Rezepte für schwangere Frauen an. Werdende Mütter sollen nur *einen* Einlauf machen und nicht drei hintereinander.

5.1. Rezepte für Schwangere

Für Frauen, die an Eisenmangel leiden

- 1 Liter Brennnesseltee (4 Esslöffel Tee), 1 Kaffeelöffel Steinsalz
- Günstig und angenehm ist ein anschließendes Bad von zirka 20 bis 30 Minuten, wobei Sie dem Badewasser drei Liter Brennnesseltee hinzufügen können.

Für Frauen und selbstverständlich auch Männer, die an Verstopfung leiden

- Kümmel-, Fenchel-, Anistee (eventuell auch Schafgarbentee) zu gleichen Teilen gemischt; Kümmel, Anis, Fenchel vorher mit dem Messer zerdrücken, dann mit kochendem Wasser aufgießen, zehn Minuten ziehen lassen. Dosierung: 1 Esslöffel der Teemischung pro Liter Wasser.

5.2. Rezepte für Frauen *vor* und *während* der Geburt

- **Ab 39. Schwangerschaftswoche, um zu testen, ob es schon „so weit" ist**
  Geburtserleichternder Tee (eine Mischung aus Schafgarbe, Brombeerblättern, Himbeerblättern, Frauenmantel oder nur Lindenblütentee)

- **Bei Wehenschwäche während der Geburt**
  Himbeerblätter-, Brombeerblätter-, Schafgarbe-, Eisenkraut-, Kreuzkümmel-, Wermutkraut- und Frauenmanteltee zu gleichen Teilen gemischt (vier Esslöffel für einen Liter Wasser)

- **Für Frauen, die bei der Geburt, beim Gynäkologen/der Gynäkologin oder auch beim Geschlechtsverkehr sehr verspannt sind und normalerweise unter starken Menstruationsschmerzen leiden, und allgemein für Frauen, die schwer loslassen können**
  Ein Einlauf mit warmem Bohnenkaffee (ohne Zucker). Sollte eine Frau keinen Einlauf wollen, ist das homöopathische Mittel Coffea C30 eine gute Alternative.

- **Für Frauen, die in der Eröffnungsphase der Geburt starke Wehen haben, ohne dass sich der Muttermund merklich öffnet, wenn sozusagen nichts weitergeht**
  Kamillentee-Einlauf beruhigt und wirkt schmerzlindernd.

■ **Für Frauen mit starken Nachwehen**

Melisse, Hopfen, Schafgarbe, Kamille zu gleichen Teilen gemischt. Bei Darmträgheit kann man dem Einlauf auch Kreuzkümmeltee beifügen.

■ **Falls Sie sich schon einige Tage über dem errechneten Geburtstermin befinden oder die Wehen nach einem Blasensprung einfach nicht kommen wollen**

Sie können versuchen, die Geburt mit einem Einlauf in Gang zu bringen. Anschließend fassen Sie Mut zum Hebammentrunk: Eine Schale heiße Milch oder Kakao mit einer Prise Zimt- und Nelkenpulver, dazu zwei Stamperln guten Cognac und vier bis sechs Esslöffel Rizinusöl (je nach Körpergewicht: bis 60 kg vier Esslöffel, bis 80 kg fünf Esslöffel, über 80 kg sechs Esslöffel) mischen und alles am besten mit einem Strohhalm trinken. Erfahrungsgemäß spüren Sie so am wenigsten vom Geschmack. Das klingt nicht sehr verlockend, wirkt aber Wunder. Wenn Sie sich fragen, warum es notwendig ist, auf dieses alte Hausmittel zurückzugreifen, wo es doch schon weit modernere Methoden gibt, die im ersten Moment vielleicht weniger unangenehm sind, versuchen Sie sich vor Augen zu führen, dass all diese alten Mittel den Verlauf einer Geburt wesentlich günstiger beeinflussen als künstlich eingeleitete Wehen, die oftmals immer neue Eingriffe durch Ärzte notwendig machen. Wenn die Geburt dann wirklich losgeht, was sehr wahrscheinlich ist, ist es ratsam, einen wehenfördernden Tee mit ins Krankenhaus zu nehmen und – bei Bedarf – einen Einlauf durchzuführen.

5.3. Indikationen für einen Einlauf

Wie schon erwähnt, hilft der Einlauf nicht nur schwangeren Frauen, sondern stellt auch sonst eine wertvolle Hilfe bei den verschiedensten Erkrankungen dar. Hier einige Beispiele:

■ **Darm-, Gallen- und Nierenkoliken, Verstopfung**

Ein Liter Kümmel-, Mariendistel-, Anis- und Fencheltee, eventuell auch Schafgarbe. Kümmel, Anis und Fenchel mit einem Messer zerdrücken, mit heißem Wasser aufgießen, zehn Minuten ziehen lassen.

■ **Jede Art von Fieber (z.B. hervorgerufen durch eine Brustentzündung, eine Grippe, Erschöpfung, Zahnen oder Wachstumsschübe)**

In diesen Fällen ist Lindenblütentee das Mittel der Wahl. Falls Sie Holunderblüten bekommen, sind sie ebenfalls günstig. Wichtig bei diesem Einlauf ist die Temperatur des Tees, sie soll nämlich niedriger sein als die Höhe des Fiebers. Noch ein Tipp für Kinder, die ja oft Fieber bekommen: Es ist natürlich nicht ganz einfach, Kinder für einen Einlauf zu gewinnen. Mit einiger Diplomatie und vielleicht auch Phantasie oder der Aussicht auf eine Belohnung kann es klappen. Das Kind sollte selbstverständlich genau wissen, was Sie machen. Eine Möglichkeit, ein Kind für den Einlauf positiv zu stimmen, ist es, den Einlauf in der Badewanne zu machen und das Kind den Ballon selbst drücken zu lassen. Mit Zwang geht freilich gar nichts, das wäre der falsche Weg. Wenn ein Kind aber mit dem Einlauf in der Hausapotheke sozusagen aufwächst, wird es vielleicht gar keine Probleme geben.

■ Migräneanfälle

In vielen Fällen hilft folgende, zugegebenermaßen langwierige Prozedur, für die man/frau sich vier Stunden Zeit nehmen sollte. Am günstigsten ist es, bei den ersten Anzeichen eines Migräneanfalles mit drei Einläufen in halbstündlichen Abständen zu beginnen (Lindenblütentee, gemischt mit Schafgarbe und Kreuzkümmel). Dann erfolgt ein intensives Hautreinigungsbad: Nehmen Sie ein Vollbad, dem Sie Lindenblütentee, wahlweise Honig oder 1/4 kg Meersalz (vorzugsweise vom Toten Meer) und etwas kaltgepresstes Öl beigefügt haben. Seifen Sie sich fünfmal hintereinander im Abstand von je 20 Minuten kräftig mit Kernseife ein und legen Sie sich dazwischen immer wieder ins Wasser. Da dieses Programm recht anstrengend ist, ist es wichtig, sich anschließend niederzulegen und auszuruhen. Bei eventueller Kreislaufschwäche können Sie ein Kreislaufmittel einnehmen. Es ist selbstverständlich einfacher und bequemer, ein starkes Schmerzmittel einzunehmen, aber bestimmt nicht gesünder. Die vollkommene Darm- und Hautreinigung kann in vielen Fällen einen Migräneanfall verhindern oder zumindest mildern.

■ Hauterkrankungen, Hautallergien und Neurodermitis

Auch hier hilft ein intensives Reinigungsprogramm. Bevor Sie zu hoch dosierten Kortisonpräparaten greifen, versuchen Sie es mit Einläufen und speziellen Bädern. In die Badewanne kommt für einen Erwachsenen 1/4 kg Meersalz oder ein Esslöffel echter Bienenhonig, vermischt mit zehn Tropfen Teebaumöl, zehn Tropfen Karottensamenöl und fünf Tropfen Lavendelöl, sofern keine Allergie auf ätherische Öle besteht. Außerdem geben Sie Lindenblütentee ins Badewasser. Sollten Sie an einer Blütenallergie leiden, ersetzen Sie den Honig durch vier Esslöffel kaltgepresstes Sesam-, Haselnuss-, Mandel- oder Olivenöl. Für Kinder hat sich auch Walnussöl bewährt. Das Programm läuft ab wie bei Migräne: fünfmal stark einseifen, dazwischen ein 20-minütiges Bad, wobei Sie immer warmes Wasser nachfüllen.

■ **Durchfall oder Brechdurchfall**

Wichtig sind bei dieser Erkrankung eine intensive Hautreinigung und die Darmentleerung. Sofern es der Blutdruck erlaubt, sollte man/frau sich mehrmals täglich mit Kernseife einreiben und wieder abduschen. Der erste Einlauf besteht aus Lindenblütentee, Kümmel, Fenchel und Anis und dient der Darmwäsche. Ungefähr eine Stunde später folgt der zweite Einlauf mit einem Esslöffel jodiertem Kochsalz für einen Liter lauwarmes Wasser. Durch die Salzbeigabe wird der Elektrolythaushalt stabilisiert. Wiederum eine Stunde später gibt es den dritten Einlauf mit schwarzem Tee und Schafgarbentee, der stopfend und krampflösend wirkt. Danach essen Sie Haferflockensuppe mit viel Majoran, weil die Suppe zum Einschleimen wichtig ist und der Majoran die Abwehrkräfte stärkt. Sie sollten die Suppe bewusst langsam essen. Ein bis zwei Stunden später reiben Sie einen Apfel, lassen ihn eine halbe Stunde stehen und essen ihn dann – wieder ganz langsam – mit einer zerdrückten Banane. Das Obst wirkt auf diese Weise stopfend und führt dem Körper wieder Vitamine zu.

Dieses Programm können Sie bei Kleinkindern ab dem achten Lebensmonat bereits durchführen, allerdings müssen Sie beim Einlauf die Dosierung selbstverständlich an das Alter des Kindes anpassen (siehe Beginn dieses Kapitels).

Durch dieses alte Hausmittel können viele, teilweise dramatisch verlaufende Krankenhausaufenthalte vermieden werden, die für die ganze Familie und besonders natürlich für das betroffene Kind sehr belastend sind.

■ **Menstruationsbeschwerden**

Auch hier kann der Einlauf (Schafgarbe, Kamillen-, Frauenmantel- und Kreuzkümmeltee) Wunder wirken.

■ **Neugeborenengelbsucht**

Hier hilft ein Einlauf mit entgiftend wirkender Schafgarbe. Großen Erfolg in der Behandlung von Gelbsucht zeigt auch ein Leberwickel. Geben Sie dazu den Sud von Schafgarbentee in eine Stoffwindel oder ein Leinentuch und legen Sie das lauwarme Tuch rechts unter die Rippen des Kindes. Decken Sie den Wickel mit Plastikfolie (z.B. Einkaufssackerl) ab und lassen Sie ihn eineinhalb Stunden einwirken.

Wenn Sie dieses alte Mittel des Einlaufes einmal für sich entdeckt haben, werden Sie es nicht mehr missen wollen. Möglicherweise wäre sogar die hohe Darmkrebsrate durch ab und zu durchgeführte Einläufe vermeidbar. Das Problem heutzutage ist, dass wir uns alle erst wieder mühsam an die alten Hausmittel herantasten müssen, weil das Wissen um sie in Vergessenheit geraten ist und sie dadurch an Selbstverständlichkeit eingebüßt haben. Was früher ganz natürlich war, empfinden wir heute teilweise als Zumutung. Muten wir es uns doch zu, haben wir Mut, gegen den Strom zu schwimmen, wir können dabei nur gewinnen.

6. Die Hausgeburt

Viele Frauen stellen sich im Laufe ihrer Schwangerschaft einmal die Frage: Kommt eine Hausgeburt für mich in Frage? Ebenso schnell wie die Frage auftaucht, wird sie auch schon wieder verworfen. Das ist sehr schade. Nicht, weil alle Frauen ihre Kinder eigentlich zu Hause zur Welt bringen sollten, sondern weil für viele Frauen die Hausgeburt eine sehr gute Alternative darstellt, die sie aber wegen falscher Vorstellungen und mangelndem Wissen sofort wieder verwerfen. In diesem Kapitel versuchen wir Sie zu ermutigen, eine Hausgeburt ernstlich zu überlegen und sie nicht leichtfertig als Möglichkeit auszuschließen, nur weil sie bei uns nicht (noch nicht?) allgemein üblich ist.

Wir wissen, dass es bei einer Hausgeburt viele Zweifel und Unsicherheiten gibt und werden uns bemühen, Sie umfassend zu informieren und Ihnen die Hausgeburt näher zu bringen. Wenn wir der Hausgeburt gegenüber auch sehr positiv eingestellt sind und meinen, dass viel mehr Frauen ihre Kinder zu Hause zur Welt bringen können, so wollen wir doch klar sagen, dass es keine „bessere oder schlechtere Art" zu gebären gibt. Ob Hausgeburt oder Spitalsgeburt, diese Entscheidung muss jede Frau für sich selbst treffen. Letztendlich trägt die positive Einstellung der Frau, die sie entweder zur Hausgeburt oder zur Spitalsgeburt mitbringt, sehr wesentlich dazu bei, wie sie die Geburt erlebt. Wir meinen nur, dass es über die Hausgeburt ein großes Wissensdefizit und viele Vorurteile gibt, während die Spitalsgeburt in der Öffentlichkeit als nahezu vollkommen sicher gilt, was so nicht stimmt. Wir wollen die Relationen ins rechte Licht zu rücken.

Das häufigste und wichtigste Argument gegen eine Hausgeburt ist immer das angebliche Sicherheitsrisiko. Sie brauchen im Verwandten- und Freundeskreis nur erwähnen, dass Sie eine Hausgeburt in Erwägung ziehen, und schon werden sich alle eifrig bemühen, Ihnen das auszureden. „Was, du traust dich das? Ist das nicht gefährlich? Was ist, wenn Komplikationen auftreten? Du setzt das Leben deines Kindes leichtfertig aufs Spiel!" Das sind schwere Geschütze, die wohl nur sehr selbstsichere Frauen nicht aus der Ruhe bringen. In unserer nur scheinbar toleranten und liberalen Gesellschaft gilt eine zu Hause gebärende Frau als potentielle Kindsmörderin. Wenn Sie das Kapitel über die Sicherheit von Hausgeburten lesen, wird diese unerträgliche Last von Ihnen genommen, und Sie werden sich wirklich frei entscheiden können, welcher Weg für Sie der richtige ist. Das hoffen wir von ganzem Herzen.

Sollten Sie fürchten, eine Hausgeburt verursache zu viel „Schmutz" in Ihrer Wohnung, so vergessen Sie diesen Einwand bitte sofort wieder. Weder Sie noch Ihr Partner müssen nach der Geburt die Wohnung von Blutspuren reinigen. Ihr Baby ist auch nicht schmutzig, wenn es auf die Welt kommt. Es ist in all seiner Runzeligkeit wunderschön und duftet wie sonst nichts auf der Welt. Diese selbstverständlichen Tatsachen müssen wir leider heute extra betonen, damit sie nicht vergessen werden. Wir leben in einer Gesellschaft, die Geburt als Störung und Provokation sieht, sie gern in den weißgekachelten Kreißsaal abschiebt und somit leicht verdrängen kann. Wir leben mit einem Weltbild, das uns Neugeborene als Bedrohung empfinden lässt. Sie erinnern sich wahrscheinlich noch an die Plakatserie einer italienischen Modefirma, die ein Neugeborenes, so wie es wirklich ausschaut, auf Werbeflächen abbildete. Kein anderes Werbeplakat stieß jemals auf so heftige Reaktionen. Dieses nackte Baby erregte die Gemüter, als ob es obszön wäre. Ein Baby wird erst wohlwollend zur Kenntnis genommen, wenn es frisch gebadet im Designer-Strampelanzug steckt. Dann ist es herzig und süß. Die wirklichen Eigenschaften eines Kindes sind seine Kraft, seine Sehnsucht zu leben, sein unendliches Vertrauen, seine unstillbare Neugier, seine uneingeschränkte und vollkommene Hingabe an alles und jedes und seine Kompromisslosigkeit: Wenn es weint, ist darin alles Elend der Welt, wenn es lacht, geht einem das Herz auf. Wenn wir nicht hinschauen auf das Neugeborene, wenn wir nicht hinschauen auf dieses Ausgeliefertsein, übersehen wir etwas ganz Wesentliches, und unser Leben wird ärmer.

Es ist keineswegs so, dass eine Geburt im Krankenhaus nicht ebenso komplex und erfüllend erlebt werden kann wie zu Hause, aber daheim ergibt sich das Hinschauen auf das Wesentliche wesentlich natürlicher.

Die Journalistin und Verlegerin Caroline Oblasser schreibt in ihrem Buch *Luxus Privatgeburt*, dass die Hausgeburt die beste Schutzimpfung für das Leben sei.[11] In den eigenen vier Wänden sind die Frauen bestens vorbereitet und können daher stressfrei ihre Kinder bekommen. Die häuslichen Keime stellen weder

---

11   Caroline Oblasser, Martina Eirich: Luxus Privatgeburt. Salzburg 2012

für die Mutter noch für das Neugeborene eine Gefahr dar, während im Krankenhaus multiresistente Keime die Gesundheit von Mutter und Kind gefährden können. Oblasser nennt die unmittelbare Umgebung des Neugeborenen, die Mutter, den Vater und die Hebamme, „leidenschaftliche Ganztagesbeobachter" und sieht in ihnen die wahren Experten/innen, die instinktiv mögliche Gefahren besser einschätzen können als sogenannte Experten/innen, deren Wissen sich oftmals auf Fallzahlen und Statistiken beschränkt.

6.1. Voraussetzungen für eine Hausgeburt in Sicherheit und Geborgenheit

Als wir bei der Vorbereitung zu diesem Buch in anderen Ratgebern zum Thema Hausgeburt nachlasen, kamen wir aus dem Staunen nicht heraus. Die Anforderungen an die Frauen, die für eine Hausgeburt in Frage kamen, waren unbeschreiblich hoch. Beim Lesen stellte sich langsam aber sicher das Gefühl ein, die Frauen, die sich für die Hausgeburt „eignen", könne man an den Fingern einer Hand abzählen. Zu jung darf sie nicht sein, zu alt darf sie nicht sein, nicht zu dick und nicht zu dünn, sie muss schon „normal" geboren haben, sie darf während der Schwangerschaft praktisch kein Problem gehabt haben, ihr Kind darf weder zu schwer noch zu leicht, keinesfalls zu klein und auch nicht noch zu groß sein usw. Zugegeben, wir überzeichnen diese Bedingungen ein bisschen, aber nur ein bisschen. Die Frau, die diese geforderten Maßstäbe an sich anlegt, muss zwangsläufig zu der Überzeugung kommen, dass sie leider keine geeignete Kandidatin für die Hausgeburt sein kann. Wir hingegen wollen Ihnen Mut machen. Die Hausgeburt ist viel öfter möglich als Sie denken.

Das wichtigste Kriterium ist die Frau selbst, die Frau und ihre Einstellung zu sich selbst. Sie soll ein gutes Gefühl für ihren Körper mitbringen, ein gesundes Selbstbewusstsein und eine gewisse Offenheit. Nur wenn sie zuversichtlich ist und grundsätzlich positiv denkt, wird eine Hausgeburt in Frage kommen. Frauen, die eher ängstlich sind, werden eine Spitalsgeburt vorziehen, weil sie sich dort durch die medizinische Betreuung sicherer fühlen. Eine Frau, die sich eine Hausgeburt für ihr Kind wünscht, ohne sie zur Bedingung zu machen, bringt bereits gute Voraussetzungen mit. Sich auf eine Hausgeburt zu fixieren, ist nicht optimal, weil jede Frau immer offen sein soll für das Befinden ihres Kindes, und wenn es sich wirklich als notwendig erweist, dass das Kind im Spital zur Welt kommt, so darf sich dem niemand verschließen. Allzu fixe Vorstellungen, eine falsch verstandene Ideologie und Fanatismus dürfen bei der Hausgeburt keinen Platz haben.

Eine weitere wichtige Voraussetzung ist die gute Zusammenarbeit zwischen Schwangerer und Hebamme. Es muss von vornherein klar sein, dass sowohl die Frau als auch die Hebamme die Hausgeburt abbrechen können, wenn es zwingende Gründe dafür gibt. Es gibt in seltenen Fällen bei Hausgeburten einen unerwünschten Verlauf, sodass es notwendig sein kann, die Hausgeburt abzubrechen und die Geburt in aller Ruhe im Krankenhaus fortzusetzen. Manchmal ist es notwendig, die Frau nach der Hausgeburt ins Krankenhaus zu bringen, wenn es Komplikationen mit dem Abgang der Plazenta gibt. All das soll daher unbedingt Thema bei den Vorgesprächen zur Hausgeburt sein.

Ich kann mich noch gut an das Gespräch zwischen Ilona und mir erinnern, indem sie mich bat, so viel Vertrauen zu ihr zu haben, dass ich mich füge, wenn sie meint, ich sollte das Kind im Krankenhaus zur Welt bringen. Umgekehrt versprach sie mir, selbstverständlich darauf Rücksicht zu nehmen, wenn ich beim Geburtsbeginn das Bedürfnis hätte, doch lieber ins Krankenhaus zu fahren. Dieses Gefühl, wirklich frei zu sein, war für mich sehr wertvoll. Überflüssig zu sagen, dass ich davon keinen Gebrauch gemacht habe. Ich bin während der Geburt in keinem Moment auf die Idee gekommen, lieber im Spital zu gebären, im Gegenteil, ich war zu jeder Zeit froh und dankbar, bei uns zu Hause sein zu können.

Was soll eine Frau, die eine Hausgeburt plant, noch mitbringen? Die Bereitschaft, sich halbwegs gesund zu ernähren (siehe Seite 29 ff.). Sehr wichtig ist auch die Einstellung des Partners zum Thema Hausgeburt. Er soll sich emotional nicht dagegenstellen, das kostet die Frau zu viel Kraft und Energie, die sie bei der Geburt für sich und das Kind benötigt. Im Idealfall vertraut der Mann seiner Frau oder Partnerin, dass sie am besten weiß, was ihr guttut. Dann wird er ihr die Wahl lassen, wo und wie sie gebären will. Wenn er das Vertrauen nicht aufbringen kann, ist es sehr wichtig, dass das Paar offen über dieses Thema spricht und alles, was dafür und dagegen spricht, erwägt. Nur so kann eine gute Entscheidung für die ganze Familie getroffen werden.

Eine wichtige Voraussetzung für die Hausgeburt ist die Schädellage des Kindes. Sollte sich das Kind bis zur 34. Woche nicht in die ideale Startposition gedreht haben, gibt es einige Möglichkeiten, um ein bisschen nachzuhelfen. Zunächst sei hier das Moxen erwähnt. Mit einer indischen Beifußzigarre werden an bestimmten Reflexpunkten der schwangeren Frau Hitzeimpulse gesetzt, die das

Kind oft dazu bringen, sich zu drehen. Die Erfolgschance beträgt ungefähr 70 Prozent. Auch mit Akupunktur oder einer Laserbehandlung lässt sich diesbezüglich einiges erreichen. Wirken werden diese Methoden allerdings nur, wenn Mutter und Kind das auch wirklich wollen. Es ist wichtig, wenn Sie mit Ihrem Kind immer wieder reden und in sich hineinhorchen. Ihr Kind ist vielleicht fest entschlossen, sich nicht zu drehen und in der Steißlage zur Welt zu kommen. Viele Frauen können das schwer akzeptieren und tun sich selbst leid, weil sie vielleicht eine Hausgeburt planen. Sosehr die Enttäuschung verständlich ist, sollten wir immer offen sein für wirkliche Notwendigkeiten, auch wenn sie nicht unseren Vorstellungen entsprechen. Es gibt eben auch die Vorstellungen Ihres Kindes.

Vollkommen uninteressant für die Entscheidung, ob Hausgeburt oder Spitalsgeburt, sind Größe und Gewicht des Kindes. Hier werden viele Frauen durch Ultraschalluntersuchungen vollkommen verunsichert. Es sollte uns viel stärker bewusst sein, dass Ultraschalluntersuchungen lediglich Orientierungshilfen darstellen und keinesfalls dazu geeignet sind, die „Wahrheit" festzustellen. Es ist völlig unbedeutend, wie groß oder klein ein Baby zur Welt kommt, es kommt, wie es kommen will.

Wie lange vor oder nach dem errechneten Geburtstermin eine Hausgeburt möglich ist, muss mit der Hebamme abgeklärt werden. Voraussetzung ist nach Überschreiten des Geburtstermins eine regelmäßige Kontrolle von Mutter und Kind durch die Hebamme. Außerdem ist es empfehlenswert, mit dem Frauenarzt oder der Frauenärztin Kontakt aufzunehmen. Solange es dem Kind gut geht, die Plazenta (der Mutterkuchen) gut funktioniert und dadurch eine optimale Versorgung des Kindes gewährleistet ist, besteht kein Grund zum Eingreifen. Eine Hausgeburt ist in diesem Fall möglich. Es kommt ja immer wieder vor, dass der Geburtstermin falsch berechnet wird, Sie sollten ihn daher nur als ungefähren Richtwert sehen.

Oft wenden sich Frauen nach negativen Geburtserlebnissen in Krankenhäusern bei einer neuerlichen Schwangerschaft an eine Hebamme, weil ihr nächstes Kind unter für sie besseren Umständen zu Hause zur Welt kommen soll. Diesen Frauen kann in den meisten Fällen geholfen werden. Frühere schwere Geburten, die mit Vakuum oder Zange beendet wurden, sind kein Hindernis für eine Hausgeburt. Aufgrund der langjährigen Erfahrung in der freien Praxis ist mit Sicherheit festzuhalten, dass die meisten Frauen trotz negativer Geburtserlebnisse im Krankenhaus zu Hause vollkommen unkompliziert und natürlich gebären können.

Vor allem besonders sensible Frauen kommen mit einer Hausgeburt viel besser zurecht, weil sie die Spitalsatmosphäre, und sei sie noch so freundlich, hemmt und stört, ohne dass sie sich dessen bewusst sind. Eine Frau muss also nicht fünf Mal bewiesen haben, dass sie perfekt gebären kann, bevor sie sich an eine Hausgeburt heranwagt. Von dieser Vorstellung sollten wir uns endlich lösen. Grundsätzlich kann jede Erstgebärende, bei der es keine gesundheitlichen Einschränkungen gibt, ihr Kind zu Hause zur Welt bringen. Eine Frau, die Zweifel überfallen, ob sie sich eine Hausgeburt zutraut, könnte Folgendes überlegen: Sie war fähig, ein Kind zu empfangen, es neun Monate lang unter ihrem Herzen zu tragen, in jedem Moment der Schwangerschaft wusste sie, was das Kind in ihr brauchte, und sie war bereit, es ihm vorbehaltlos zu geben. Und so ein wunderbarer Körper sollte nicht bereit sein zu gebären? Wäre das in irgendeiner Weise logisch? Das Misstrauen in unsere eigene Gebärfähigkeit wurde von außen in uns hineingetragen. Es liegt an uns, es wieder abzulegen und lieber unserem Gefühl zu folgen.

Die Wohnung bzw. das Haus, in dem eine Geburt geplant ist, soll selbstverständlich zum Zeitpunkt der Geburt ein gewisses Maß an Sauberkeit aufweisen. Es muss aber keinesfalls steril sauber sein. Die hauseigenen Keime und Bakterien sind für Mutter und Kind ungefährlich, mehr noch: Sie sind ausgesprochen gesund.

Wenn Sie sich also eine Hausgeburt wünschen, steht dem meist nichts im Wege. In der 37./38. Schwangerschaftswoche ist eine Ultraschalluntersuchung zu empfehlen. Falls dabei keine tief sitzende Plazenta oder eine Plazenta Praevia festgestellt wird, und wenn die Funktionstüchtigkeit der Plazenta gewährleistet ist und es Ihrem Baby gut geht, es keine Missbildung und keinen Herzfehler aufweist, steht einer Hausgeburt nichts im Wege.

6.2. Welche Vorbereitungen sind vor einer Hausgeburt zu treffen?

Jede frei praktizierende Hebamme hat selbstverständlich ihre eigenen Vorstellungen. Nehmen Sie daher, sobald Sie sich zu einer Hausgeburt entschlossen haben, Kontakt zur gewünschten Hebamme auf. Sie wird sich mit Ihnen und Ihrer Familie zu einem Intensivgespräch treffen, wo Sie alles Nähere erfahren. Es ist absolut wünschenswert, wenn Sie bei derselben Hebamme, die Sie bei der

Geburt begleitet, auch einen Geburtsvorbereitungskurs besuchen, um einen näheren Kontakt aufzubauen und das gegenseitige Vertrauen wachsen zu lassen. Je mehr Sie voneinander wissen, umso harmonischer wird die Geburt vor sich gehen. Die Vorbereitungen zu einer Hausgeburt werden hier nach unseren Empfehlungen vorgestellt. Drei Wochen vor dem Geburtstermin gibt es ein zweites Intensivgespräch, bei dem die Hebamme den Mutter-Kind-Pass genau studiert und Ihnen eine Telefonnummer übergibt, unter der Sie die Geburtshelferin zu jeder Tages- und Nachtzeit anrufen können. Eine Hebamme ist rund um die Uhr erreichbar, scheuen Sie sich nicht, im Ernstfall davon Gebrauch zu machen. Sollte es sich um einen Fehlalarm handeln, fährt die Hebamme ganz einfach wieder nach Hause. Auch bei einer geplanten Hausgeburt sollte eine Krankenhaustasche gepackt werden, um notfalls schnell handeln zu können und keinen unnötigen Stress aufkommen zu lassen, falls eine Fahrt ins Krankenhaus wirklich notwendig sein sollte. Grundsätzlich ist bei einer Hausgeburt die Anwesenheit eines Gynäkologen oder einer Gynäkologin nicht erforderlich. Ihr Frauenarzt/ Ihre Frauenärztin sollte aber von Ihrer Absicht, die Geburt Ihres Kindes zu Hause zu erleben, wissen, um auf eventuelle Komplikationen hinzuweisen. Wenn Ihre Blutgruppe Rhesus-negativ ist und die des Vaters Ihres Kindes Rhesus-positiv, ist es wichtig, dass Sie sich eine Rhesusspritze (Anti-Rho (D)-Immunglobulin) beim Chefarzt besorgen. Sollte die Blutgruppe Ihres Kindes dann Rhesus-positiv sein, bekommen Sie spätestens 48 Stunden nach der Geburt die Spritze, damit bei Ihnen keine Antikörper entstehen, was im Falle einer neuerlichen Schwangerschaft für das Kind gefährlich wäre.

Der Kinderarzt/die Kinderärztin wird über die geplante Hausgeburt informiert, damit er/sie das Neugeborene innerhalb von 24 Stunden nach der Geburt bei Ihnen zu Hause untersuchen kann. Ein praktischer Arzt sollte im Notfall erreichbar sein, um bei einer extremen Kreislaufschwäche eine Infusion zu verabreichen. All das klingt jetzt wieder sehr gefährlich, damit Sie den Stellenwert dieser Risiken aber richtig einschätzen können, hier einige Fakten: Seit 1989 betreute die frei praktizierende Hebamme Ilona Schwägerl mehr als 1000 Frauen bei Hausgeburten. Während dieser Zeit war es nur wenige Male notwendig, den Hausarzt oder die Hausärztin zu rufen. Drei Kinder wurden zur Beobachtung ins Krankenhaus gebracht, die aber nach 24 Stunden wieder entlassen wurden. Sehr selten war es notwendig, die Frauen nach der Hausgeburt ins Krankenhaus zu bringen, weil es Komplikationen mit der Plazenta gab.

Bilden Sie sich ein eigenes Urteil, ob eine Hausgeburt ein kalkulierbares Risiko darstellt oder ein leichtsinniges Spiel mit dem Schicksal ist.

Zurück zur Hausgeburt, der wir positiv und voll Vertrauen entgegensehen. Was bereiten Sie für den großen Tag vor? Halten Sie zwei bis drei Leintücher bereit. In den meisten Fällen bringt die Hebamme eine Kautschukunterlage mit, die sie zum Schutz der Matratze unter das Leintuch Ihres Bettes legt. Die Hausgeburt ist weit weniger kompliziert als allgemein angenommen. Ihr neugeborenes Baby wickeln Sie nach dem Baden am besten in ein sauberes, altes (wegen der besseren Saugfähigkeit!) Flanellleintuch. Vielleicht haben Sie noch einige Tees zu Hause, die sie schon von der Geburtsvorbereitung kennen. Wichtig sind auch Honig oder Traubenzucker, damit Sie sich während oder nach der Geburt, falls das notwendig ist, stärken. Das ist aber auch schon alles. Nein, doch nicht. Das Wichtigste ist Ihre Vorfreude.

6.3. Wie geht eine Hausgeburt vor sich?

Sollten sich die Ereignisse bei der Geburt nicht überstürzen, wird die Hebamme rechtzeitig eintreffen und von der werdenden Mutter herzlich begrüßt. Das mag seltsam oder gar versponnen klingen, ist in Wirklichkeit aber von großer Bedeutung, trägt es doch zu dem alles entscheidenden Klima bei, das nur bei einer Hausgeburt entstehen kann. Hier ist die Geburtsbegleiterin wirklich die enge Vertraute, die in möglicherweise schweren Stunden nur für Sie da ist.

Die Hebamme tastet den Bauch ab, kontrolliert die Herztöne des Kindes und untersucht den Muttermund. Sollte bei Ihnen die Geburt durch einen Blasensprung begonnen haben, so wird die Hebamme feststellen, wo sich der Kopf des Kindes befindet. Üblicherweise wird eine Hebamme mit Vaginaluntersuchungen sehr zurückhaltend sein, um die werdende Mutter nicht zu stören. Die Wehenpausen sind dazu da, dass Mutter und Kind sich erholen und Kraft für die nächste Wehe schöpfen können.

Wie lange die Geburt dauert, spielt zu Hause eine geringe Rolle. Niemand und nichts hetzt Sie. *Sie und Ihr Kind haben alle Zeit der Welt.* Manche Frauen und manche Kinder brauchen eben länger, und das ist vollkommen in Ordnung. Die Geburtsdauer sagt überhaupt nichts über die „Schwere" der Geburt aus. In der heutigen Zeit, wo alles schnell, effizient und ohne Mätzchen über die Bühne gehen soll, wünschen sich die meisten Frauen eine schnelle Geburt, obwohl das kein entscheidendes Kriterium für eine gute Geburt ist. Wenn bei einer Hausgeburt die Wehen zwischendurch nachlassen oder wegbleiben, essen Sie, trinken Sie, plaudern Sie gemütlich mit Ihrem Partner und der Hebamme oder versuchen Sie, ein wenig zu schlafen und Kräfte zu sammeln für das letzte Rennen. Wenn es Ihrem Kind gut geht, besteht keinerlei Anlass zur Hektik. Im Gegenteil, sie wäre kontraproduktiv. Die Hebamme kann jederzeit die Herztöne kontrollieren, sie hat ein kleines und meist auch ein großes CTG-Gerät zur Herzton-Wehen-Überwachung mit (mit dem großen CTG werden die Untersuchungsergebnisse schriftlich dokumentiert).

Sie können sich zu Hause in aller Ruhe ihren Platz suchen, den richtigen Ort, wo Sie Ihr Baby zur Welt bringen möchten. Sie spüren das ganz genau, niemand sonst als Sie. Mag auch der Geburtsort für andere unbequem sein, in diesem Moment gilt nur der Wille der Frau. Sie allein kann entscheiden, wann und wie sie untersucht werden will. Die Hebamme ist nur die Geburtsbegleiterin und keine Wunderfee oder Alleswisserin. Sie ist Gast in Ihrem Haus und wird schon aus diesem Grund ihre Kompetenzen nicht überschreiten. Sie ist ihre ganz persönliche Hebamme, Sie müssen sie nicht – wie das im Krankenhaus sehr oft der Fall ist – mit anderen Frauen teilen. Die Geburt ist ebenso intim wie die Liebe, wieso sollte sie in einem möglicherweise überfüllten Kreißsaal stattfinden? Es ist grotesk, wie sehr das Widernatürliche zur Norm erhoben wurde. Zu Hause bleiben die Intimität und Würde gewahrt. Wie beglückend eine Geburt erlebt wird, hängt unter anderem auch davon ab, wie gut eine Hebamme auf die Gefühle und Bedürfnisse einer Frau eingehen kann. Sicherheit und Geborgenheit haben Vorrang vor Technik und Sterilität. Sie können sich trotz der Schmerzen wohlfühlen. Durch die vollkommen entspannte und vertraute Atmosphäre sind die Wehen zu Hause viel leichter zu ertragen.

Besonders in der Pressphase ist die psychische Betreuung der Frau wichtig. Viele Frauen sind zu diesem Zeitpunkt erschöpft und haben das Gefühl, dass sie nicht mehr weiterkönnen. Dabei sind Sie schon so nahe am Ziel. Sie brauchen sich nur noch ein letztes Mal überwinden und in den Schmerz hineingehen, dann ist „alles" vorbei und gleichzeitig beginnt „alles". Durch Feinfühligkeit und liebevolle Worte kann eine gute Hebamme hier tatsächlich viel bewirken. Bei einer Hausgeburt kann sie optimal auf die Frau eingehen und Rücksicht auf ihre Wünsche nehmen. Bei der Geburt meines dritten Kindes beispielsweise blieb ich während der Presswehen in der tiefen Hocke, Ilona Schwägerl lag seitlich auf dem Boden, um den Damm zu schützen. Eine derartige Position wäre in einem Krankenhaus eher ungewöhnlich, was ja auch irgendwie verständlich ist. Es geht aber nicht nur um den Geburtsort im engeren Sinn. Zuhause wird Ihr Kind in sein Nest hineingeboren, vielleicht kommt es in dem Zimmer zur Welt, in dem es empfangen wurde. Wenn draußen die Sonne grell scheint, wird man die Vorhänge zuziehen oder am Abend das Kind mit Kerzenschein begrüßen. Die Eltern und die Hebamme werden jedes laute Geräusch vermeiden, um das Kind nicht zu erschrecken. Man mag einwenden, all das kann man in einem Spital auch machen, und es wird zum Teil auch so gemacht. Doch auch Kerzenschein und Ihre Lieblingsmusik, die Sie vielleicht mitgebracht haben, werden nicht darüber hinwegtäuschen, dass Sie nicht zu Hause sind.

Selbstverständlich ist zu Hause auch eine Geburt in der Badewanne möglich, auch bei Blasensprung. Der Vorteil der Unterwassergeburt liegt darin, dass warmes Wasser sehr viel zur Entspannung der Frau beiträgt. Der Geburtsschmerz wird leichter erträglich, nicht zuletzt deshalb, weil das eigene Badezimmer mit seinen vertrauten Düften wesentlich zum Gefühl der Geborgenheit und des Sich-wohl-Fühlens beiträgt. Wenn es dem Kind gut geht, spricht nichts gegen eine Unterwassergeburt. Die Hebamme kann die Herztöne des Kindes auch unter Wasser gut hören. Ob eine Geburt in der Badewanne für Sie persönlich in Frage kommt, entscheiden ganz allein Sie. Wichtig ist nur die gute Kommunikation mit Ihrer Hebamme.

Frauen, die unter Kreislaufschwäche leiden, werden diese Form des Gebärens aus verständlichen Gründen meiden. Eher ungünstig ist die Geburt in der Wanne auch bei zu starken Krampfadern, weil dann das Badewasser zu kühl gehalten werden muss, was für das Neugeborene nicht angenehm ist. Badezusätze sind selbstverständlich nicht zu empfehlen, wie sich jede Frau sicher vorstellen kann. Im Schaumbad sollte kein Kind zur Welt kommen müssen! Das einzige, was Sie in das Badewasser geben können, ist Meersalz, Lindenblütentee und Honig (siehe Rezept Entspannungsbad auf Seite 90).

Es ist auffallend, dass es bei Geburten in der Badewanne wesentlich weniger Dammrisse bei den Frauen gibt. Außerdem ist wohl für jeden einsichtig, dass das Kind auf diese Art und Weise besonders sanft geboren wird. Es bleibt länger in seinem vertrauten Element, dem Wasser. Nach der Geburt schwimmt das Baby in der Badewanne, solange die Nabelschnur reicht. Für viele Hebammen zählen diese Momente zu den schönsten ihres Berufes. Sie spüren hier immer wieder, wie wohl sich diese Kinder fühlen. Ihre ersten Atemzüge machen sie, indem sie auf der Brust ihrer Mutter liegen, während der kleine Körper noch immer im wohlig warmen Wasser liegt.

Und wenn es dann nach schwerer Arbeit zu Wasser oder zu Land wirklich so weit ist, und Sie halten Ihr Kind in den Armen, dann können Sie es in aller Ruhe gemeinsam mit Ihrer Familie bestaunen und liebhaben. Das ist das Einzige und

Wichtigste, was Sie sich und Ihrer Tochter oder Ihrem Sohn jetzt geben können: bestaunen und liebhaben. Das neugeborene Kind will gehalten und ge-
kost werden, alles andere ist nebensächlich. Das Kind kann Abschied nehmen
von seiner bisherigen Wohnung, der Gebärmutter, und sich langsam an sein
neues Zuhause gewöhnen. Die Nabelschnur wird erst durchtrennt, wenn sie
vollkommen auspulsiert hat. Das kann zwischen fünf Minuten und zwei Stunden dauern. Vater oder Mutter können die Nabelschnur durchtrennen und das
Baby dann baden, wenn sie wollen, falls es nicht ohnehin im Wasser zur Welt
kam. Wenn die Mutter vielleicht zu erschöpft und der Vater zu beeindruckt ist,
kann diese Aufgabe natürlich die Hebamme übernehmen, sie wird das Baby
dabei aber nie wegtragen, sondern vor den Augen der Eltern baden. Das erste
Baden ist auch so eine Sache. Das Baby wird *nicht* gebadet, weil es schmutzig
ist, sondern weil es sich im Element Wasser wohlfühlt. Neun Monate schwamm
es in der Fruchtblase, es kannte nichts anderes. Das Baden soll dem Baby nur
dieses vertraute Gefühl zurückgeben, dieses Gefühl von Heimat. Ein Kind, das
auf die Welt kommt, ist nicht schmutzig, sondern mit wertvoller Käseschmiere (das Wort weckt leider keine sehr positiven Assoziationen) bedeckt, die die
Haut schützt. Früher wurden die Babys nach der Geburt mit Seife regelrecht
abgeschrubbt, um sie „sauber" zu bekommen. Heute ist man/frau da Gott sei
Dank etwas feinfühliger. Babys brauchen auch keine Badezusätze, Seifen oder
Shampoos, im Gegenteil, das ist sogar schädlich. Der wunderbarste Duft der
Welt ist ohnehin der Geruch Ihres Kindes.

Wenn es der Mutter nach der Geburt gut geht, kann sie mit ihrem Baby auch in
einer großen Wanne baden, falls Sie es nicht schon dort zur Welt gebracht hat.
Vielleicht möchte das Baby jetzt trinken. Dann legen Sie es an. Falls es kein Interesse zeigt, ist es möglicherweise noch zu überwältigt oder zu erschöpft von
der Geburt oder es kommt vor lauter Staunen, Schauen und Riechen nicht zum
Schmecken. Lassen Sie dem Kind Zeit, es möchte sich erst später laben. Schenken Sie sich und Ihrem Baby die Endlosigkeit und geben Sie sich dem Glück einfach hin.

Einige Zeit nach der Geburt löst sich die Plazenta. Bei manchen Frauen geschieht das früher, bei manchen später, in seltenen Fällen muss sie operativ
entfernt werden. Es ist jedenfalls nicht gut, wenn die Hebamme oder/und der
Arzt zu stark auf den Bauch der Mutter drücken. Es verstärkt wieder einmal
das Gefühl in der Frau: Aha, du brauchst Personal, damit sich die Nachgeburt
lösen kann. Diese „Hilfe" ist in Wirklichkeit ein Misstrauen, eine Degradierung.

Die Frau kann selbst in die Hocke oder Kniestellung gehen, sie kann auf die Toilette gehen oder warm duschen. Mit dem Abgang der Plazenta kommt noch einmal eine größere Menge Blut, die dann in eine normale Wochenbettblutung übergeht. Die Plazenta wird von der Hebamme genau untersucht, ob die Eihäute vollständig mit abgegangen sind. Im Spital verschwindet die Nachgeburt in irgendwelchen Eimern. Niemand fragt mehr danach. Zu Hause sind Sie für die „Entsorgung" verantwortlich. Sie können sie beispielsweise nach alter Tradition 60 cm tief vergraben und darüber einen Baum setzen. Es besteht auch die Möglichkeit, sie zu verbrennen, in den Restmüll dürfen Sie sie nicht werfen, das ist aus verständlichen Gründen verboten. Man könnte sie auch einfrieren und zu einem späteren Zeitpunkt entscheiden, was mit ihr geschehen soll. Zu Hause wird Ihnen jedenfalls wieder bewusst, dass die Nachgeburt kein Abfall ist, sondern der wertvolle Mutterkuchen, der Ihr Kind neun Monate genährt hat.

Die Nachbetreuung durch die Hebamme, die Sie vor und während der Geburt begleitet hat, ist zu Hause wesentlich intensiver und natürlich liebevoller, weil persönlicher. Sie wird Sie umsichtig und fürsorglich durch das Wochenbett begleiten.

Wenn wir von der Voraussetzung ausgehen, dass ein Kind sehr viel mitbekommt, was rundherum passiert, so geht eine Hausgeburt wesentlich ruhiger, sanfter und natürlicher vor sich, was für das Kind nur angenehm sein kann. Zwei Begriffe, die ganz eng mit der Hausgeburt in Verbindung stehen, sind *Würde* und *Geborgenheit* für Mutter *und* Kind.

Zum Schluss noch ein Hinweis zu den Kosten einer Hausgeburt. Es gibt frei praktizierende Hebammen *ohne* und – leider viel zu wenige – *mit* Kassenvertrag. Eine Hausgeburt kostet in Österreich derzeit zwischen ca. € 1.100,- und € 1.400,-, wenn die Hebamme keinen Kassenvertrag hat, wobei man/frau zwischen € 600,- und € 850,- von der Kasse erstattet bekommt. Dieser Betrag ist wesentlich günstiger als eine Geburt und ein Aufenthalt in einem Spital oder einem Geburtshaus und beinhaltet die Vorbereitung, eventuelle Besuche in der Hebammenpraxis, die Geburtsbegleitung und Hausbesuche vor und nach der Geburt. Sollten Sie eine Hebamme mit Kassenvertrag haben, entstehen – wenn überhaupt – nur geringe Kosten. Unser ohnehin angeschlagenes Gesundheitswesen würde schlagartig Milliarden einsparen, wenn die Hausgeburt etwas mehr gefördert würde. Doch die Kostenersparnis allein ist natürlich kein Grund, für die Hausgeburt einzutreten.

Wie schaut es mit den immer wieder angeführten Risiken aus, die eine Frau mit der Hausgeburt eingeht?

6.4. Das angebliche Risiko – mehr Sicherheit im Spital?

Alle sind sich heute einig, dass ein Kind möglichst sanft und natürlich zur Welt kommen soll. Es ist doch einleuchtend, dass die eigene Wohnung der ideale Geburtsort ist, denn nur hier fühlt sich eine Frau so vertraut, dass sie sich völlig entspannen kann. In einem Krankenhaus gebiert eine Frau unter Fremden, sie ist von einem ihr meist unbekanntem Geburtsteam umgeben (in Extremfällen sogar ausgeliefert), sie findet möglicherweise ihre Hebamme nicht sehr sympathisch, der Schichtwechsel bringt neuerlich Unruhe in das Geburtsgeschehen, der Personalmangel in den Spitälern bedingt, dass ein Geburtsteam oft mehrere Frauen gleichzeitig betreuen muss. Durch diese und andere nicht kalkulierbare Unsicherheitsfaktoren können gebärende Frauen sehr verunsichert werden, was meist negative Auswirkungen auf den Geburtsverlauf hat. Oft entsteht dadurch ein Teufelskreis, der zahlreiche Komplikationen mit sich bringt. Was sagen die neuesten Studien zum Thema Sicherheit der Hausgeburt?

Ich beziehe mich hier auf einen im Jahr 2010 erschienenen Artikel von Dr. med. Ute Taschner aus Freiburg, der unter www.hebamme-heidi.net nachzulesen ist.[12] Eine groß angelegte kanadische Studie untersuchte den Grad der Sicherheit bei drei Gruppen:

1. Frauen, die zwischen 2000 und 2004 in British Columbia eine Hausgeburt planten,

2. geplante Klinikgeburten, die ebenfalls für eine Hausgeburt in Frage gekommen wären,

3. Geburten, welche im Krankenhaus in Anwesenheit eines Arztes, einer Ärztin geplant wurden.

Es ergaben sich keine signifikanten Unterschiede, was die Sicherheit der Geburten in den drei Gruppen betraf. Allerdings ist bemerkenswert, dass Kinder von Hausgeburtsmüttern seltener Geburtstraumen aufwiesen. Sie brauchten

---

[12] www.hebamme-heidi.net: Sicherheit der Hausgeburt von Dr. Ute Taschner, Freiburg (Letzter Zugriff: 11.07.2010)

weniger Sauerstoffgaben und mussten seltener reanimiert werden als Kinder, die im Krankenhaus zur Welt kamen.

Eine zweite Studie wurde im Zeitraum zwischen Jänner 2000 und Dezember 2006 in den Niederlanden durchgeführt. Dabei wurden 529.688 Geburten mit niedrigem Geburtsrisiko untersucht. Bemerkenswert ist, dass sich in den Niederlanden traditionell sehr viele Frauen für eine Hausgeburt entscheiden (rund 30 % aller Frauen bzw. 60,7 % der Frauen, die an dieser Studie teilnahmen), während in Österreich und anderen europäischen Ländern eine verschwindend kleine Anzahl von Frauen eine Hausgeburt plant. Studien in diesen Ländern sind daher wenig bis gar nicht aussagekräftig.

Beide groß angelegten Studien sowohl in Kanada als auch in den Niederlanden führten zu ähnlichen Ergebnissen:

1. Die Sicherheit einer Hausgeburt unterscheidet sich nicht von der Sicherheit der Krankenhausgeburt.

2. Bei den Hausgeburten gab es weit weniger medizinische Interventionen wie beispielsweise künstliche Geburtseinleitungen, Einsatz von Schmerz- und Wehenmittel, Einsatz von Saugglocke und Zange. Es traten nach der Geburt weniger heftige Blutungen auf, ebenso gab es weniger Dammrisse bzw. -schnitte. Und nicht zu vergessen, es kam zu deutlich weniger Kaiserschnitten.

Für eine sichere Hausgeburt müssen laut Dr. Taschner folgende Punkte klar sein:

Die Hebamme übernimmt eine große Verantwortung. Sie ist es, die letztlich entscheiden muss, ob sie eine Frau für die Hausgeburt annimmt oder nicht. Ebenso fällt ihr eine wichtige Rolle als ständige Begleiterin der schwangeren und gebärenden Frau und als Betreuerin nach der Geburt zu. Ein weiteres Kriterium für eine sichere Hausgeburt ist die rasche Erreichbarkeit einer Klinik, falls Probleme auftreten.

Besonders hervorzuheben ist auch die niedrige Dammschnittquote bei Hausgeburten. Bis vor noch nicht allzu langer Zeit wurde der Dammschnitt in nahezu allen Spitälern routinemäßig durchgeführt. Fast alle Erstgebärenden wurden noch in den 1980er-Jahren geschnitten und genäht. Damit war der Dammschnitt 1986 die häufigste Operation in der westlichen Welt, und die unnötigste, sind wir versucht zu sagen.[13] Bei den über 1.000 Hausgeburten von Ilona Schwägerl war es nur vier Mal (!!!) notwendig, einen Dammschnitt zu machen. Ein einziges Mal wurde der Dammschnitt von der Frau ausdrücklich gewünscht. Ein Vergleich der Dammschnittquote im Krankenhaus und zu Hause spricht eine deutliche Sprache. Wie viel Schmerzen und unnötige Qualen können einer Frau erspart werden, wenn man die Geburt ihren natürlichen Lauf nehmen lässt. Selbst wenn der Damm während der Geburt ein bisschen reißen sollte, ist das immer noch viel besser als ein Dammschnitt, bei dem die Heilung oft Probleme macht. Durch das Schneiden können Blutergüsse und Schwellungen entstehen, die den Heilungsprozess stark beeinträchtigen. Wenn auch heute der Dammschnitt in den meisten Spitälern nicht mehr automatisch erfolgt, so wird er trotzdem noch immer viel zu oft durchgeführt. Es ist eigenartig, dass noch niemand auf die Idee gekommen ist, einen unnötig durchgeführten Dammschnitt als Körperverletzung und ärztlichen Kunstfehler zu sehen.

Ehe Sie sich für ein bestimmtes Spital entscheiden, sollte Sie versuchen herauszufinden, bei wie vielen Erstgebärenden ein Dammschnitt durchgeführt wird.

6.4.1. Kritische Anmerkungen zum Kaiserschnitt

Die Weltgesundheitsorganisation WHO stellt fest, dass es keinerlei Rechtfertigung für eine Kaiserschnittrate von über 10 bis 15 % gibt.[14] In Österreich ist der Anteil in den letzten Jahren auf 31,5 % gestiegen,[15] in den USA auf 40 bis 50 %, Brasilien hält den Negativrekord mit rund 80 %.

Sie sollten sich jedenfalls in der Klinik, in der Sie Ihr Kind zur Welt bringen wollen, unbedingt erkundigen, wie oft eine Geburt mit einem Kaiserschnitt endet.

Eine Kaiserschnittgeburt beraubt die Mutter zwar der Schmerzen während der Geburt, aber auch des himmlischen Gefühls, das sich sofort nach der Geburt einstellt. Es beraubt sie der Erfahrung des schöpferischen Gebärens, es beraubt das Kind seines natürlichen Weges. Die Geburt wird von einem Kind nämlich nicht furchtbar erlebt – diese Vorstellung steht leider heute im Vordergrund –, sondern das Baby wird durch die Geburt gefordert, körperlich stimuliert und intensiv massiert, wodurch das gesamte Nervensystem, die Atmung

---

13 Marjorie Tew zitiert in Sheila Kitzinger: Hausgeburt. München 1994, S 43.

14 http://quag.de content/empfehlungen.htm (Letzter Zugriff: 12.09.2010)

15 www.geburtsallianz.at (Letzter Zugriff: 11.07.2010)

und die Reflexe besser in Gang kommen[16]. Während der Geburt produziert die Mutter Hormone, die dem Kind bei der Reifung von Leber und Niere helfen. Auch die Gefahr eines Atemnotsyndroms ist bei einer Spontangeburt auffallend geringer.[17] Manche Frauen leiden nach einem Kaiserschnitt noch lange an den Folgen des Eingriffes. Die Schmerzen, die sie sich während der Geburt ersparen, stellen sich häufig nach der Geburt ein, in der sie all ihre Energie für das neugeborene Kind bräuchten.

Wie bereits erwähnt, treten Infektionen bei im Spital geborenen Kindern wesentlich häufiger auf als bei Hausgeburt-Babys. Die unnatürliche sterile Atmosphäre, in der es besonders hartnäckigen Keimen immer wieder zu überleben gelingt, trägt nicht zum Wohlbefinden eines Neugeborenen bei. Zu Hause ist die Gefahr für das Kind, an einer Infektion zu erkranken, wesentlich geringer.

Welche Risiken im Spital durch Geburtseinleitungen und der Einsatz von Wehen- und Schmerzmitteln entstehen, lesen Sie bitte auf Seite 88 im Kapitel „Medikamentöse Einleitungen: Vor- und Nachteile".

Bei den herrschenden Vorurteilen gegen die Hausgeburt dürfen auch die finanziellen Aspekte nicht vergessen werden. Würde der Großteil der Geburten wieder zu Hause stattfinden, müssten Spitäler mit Umsatzeinbußen rechnen. Dass ein Kaiserschnitt, der rund 40 Minuten Zeit in Anspruch nimmt (eine natürliche Geburt dauert im Vergleich dazu oft 48 Stunden), finanziell weit lukrativer und zeitmäßig effizienter ist, sei hier nur am Rande erwähnt. Keinem Spitalsträger soll hier etwas unterstellt werden, aber zum Nachdenken anregen muss erlaubt sein.

Es geht hier nicht darum, die moderne Medizin in Bausch und Bogen zu verurteilen und ins Mittelalter zurückzukehren. Gerade durch den sinnvollen Einsatz von medizinischen Apparaten ist die Hausgeburt sicher wie nie zuvor. Die Tragik ist, dass die großen Errungenschaften der Geburtshilfe, der Ultraschall und der Herzton-Wehenschreiber (CTG), auch Gefahren in sich bergen, die leider allzu oft übersehen werden. Medizinische Geräte sind eben nur so gut wie die Menschen, die sie bedienen. Und es ist leider eine traurige Tatsache, dass manche Ärzte und Ärztinnen nicht zuletzt durch ihre Ausbildung das Gefühl für natürliche Vorgänge verloren haben. Sie schätzen die Geburt als hochriskantes

---

16 Sonja Stacherl: Nähe und Geborgenheit. Durch Körperkontakt Säuglinge fördern. Zürich & Düsseldorf 1997, S 66.

17 Ebd.

und äußerst kompliziertes Unternehmen ein, bei dem Technik, Apparate und Medikamente und vor allem Angst im Vordergrund stehen. Kein Wunder, dass sich viele Frauen, die ihr Kind in der Klinik zur Welt bringen, krank fühlen und meinen, ohne medizinische Hilfe wäre alles schief gegangen. Wirklich krank ist allerdings ein „Gesundheitswesen", das derartiges zulässt und fördert.

Viele werdende Eltern hinterfragen die Tatsache, dass heute durchschnittlich 30 % aller Geburten in Österreich – im Wiener AKH sogar 50 % aller Geburten – mit Kaiserschnitt enden, leider nicht. Die Geburt wird heute vor allem unter dem Thema Angst gesehen. Das Krankenhauspersonal hat Angst vor Gerichtsklagen und vor natürlichen Geburten, weil sie immer seltener bereit sind, sich auf Spontangeburten einzulassen und ihnen daher schlicht die Übung fehlt. Die schwangeren Frauen haben Angst vor der Geburt, was bis zu einem gewissen Grad vollkommen natürlich ist, aber leider durch viele Horrorerzählungen und beunruhigende Berichte im Umfeld der Frau oft noch verstärkt wird.

Es ist hier notwendig, näher auf das Thema Angst einzugehen. Zunächst ist die Angst ein vollkommen natürliches Gefühl, für das sich niemand schämen sollte. Es ist ein Schutz vor dem Unbekannten. Erst das Verharren in diesem Zustand ist hinderlich, weil es uns blockiert.

Wovor haben wir im Zusammenhang mit Schwangerschaft und Geburt Angst? Vor der großen Veränderung im Leben einer Frau? Angst, über das eigene Leben nicht mehr hundertprozentig bestimmen zu können, Angst vor der körperlichen Veränderung, Angst vor der neuen Situation, vor der neuen Rolle in der Gesellschaft, Angst, bei der Geburt nicht so zu „funktionieren", wie es die Gesellschaft vorgibt, Angst vor den Erwartungen, die mit Elternschaft einhergehen, Angst vor Veränderungen in der Beziehung, Angst vor einem unbekannten Geburtsschmerz, Angst vor dem Ungewissen, dem Neuen und Unberechenbaren, Angst vor einer Grenzerfahrung. Es gibt wahrlich viele Gründe, Angst zu haben. Früher mussten Frauen noch Angst um ihr Leben und das Leben des Kindes haben, das fällt heute in den meisten Fällen weg. Trotzdem gibt es da diese Angst, die uns eng macht.

Vielleicht kann dieses Buch einen kleinen Beitrag dazu leisten, zu erkennen, dass es sich wirklich lohnt, sich auf diesen Geburtsschmerz einzulassen. Ärztinnen und Ärzte müssen heute die natürliche und die Kaiserschnittgeburt als zwei gleichwertige Möglichkeiten darstellen, ein Kind zu bekommen, wenn sie juristisch nichts riskieren wollen. Es bleibt letztlich in der Eigenverantwortung der Frau, wie sie die Geburt erleben will, außer es handelt sich um einen Notkaiserschnitt. Was spricht eigentlich für die natürliche Geburt? Jede Frau, die spontan geboren hat, wird wahrscheinlich bestätigen, welch überwältigendes Gefühl es ist, ein Kind zur Welt zu bringen, welch unglaubliche Energie dabei frei wird, wie glücklich und berechtigt stolz frau auf ihre Leistung im positiven Sinn ist. Diese Grenzerfahrung positiv bewältigt zu haben, verleiht unglaubliche Stärke in die eigene Kraft. Nichts stärkt das Selbstbewusstsein so sehr wie das Gefühl nach dem Geburtsschmerz, der sich von anderen Schmerzen wesentlich unterscheidet. Er ist positiv und konstruktiv und hat eine unfassbare Freude zum Ziel. Frauen werden reich beschenkt, wenn sie sich diesem Schmerz anvertrauen.

Was hilft Frauen, die große Angst haben? Das Wichtigste ist es, die Angst sehr ernst zu nehmen und sie sich nicht oberflächlich ausreden zu lassen. Jede Frau kann heute selbst darüber bestimmen, wie sie ihr Kind zur Welt bringen will, und das ist gut so. Dieses Buch soll Mut machen, sich auf das Wunder natürliche Geburt einzulassen. Der erste Schritt zur Bewältigung der Angst ist das Gespräch. Suchen Sie schon in der Anfangsphase der Schwangerschaft den Kontakt zu einer guten Hebamme, die Sie begleiten kann. Meist ist das bereits sehr hilfreich. Wer sich informiert, fühlt sich nicht so ausgeliefert und wird selbstbewusster. Neben der Hebamme kann frau einen Psychologen, eine Psychologin oder einen Therapeuten bzw. eine Therapeutin zu Rate ziehen. Es gibt zahlreiche alternative Methoden, die Angst zu überwinden. Atemtechniken, Yoga, Autogenes Training, Hypnotherapie, Akupunktur und Ähnliches können sehr hilfreich sein.

Es gibt selbstverständlich die Möglichkeit, während der Geburt den Schmerz zu reduzieren bzw. mittels einer PDA (Periduralanästhesie) ganz auszuschalten. Im Bedarfsfall, wenn der Schmerz unerträglich erscheint, stehen Mittel zur Verfügung, die Frauen helfen. Das zu wissen und lange vor der Geburt auch anzusprechen, nimmt Angst und beruhigt. Viele Frauen glauben fälschlicherweise, sie müssen bei der Geburt jemandem etwas beweisen und fühlen sich dadurch unter Druck, keine Schmerzmittel für sich zu beanspruchen. Das ärztliche Personal ist zu Stillschweigen verpflichtet, keine Frau darf sich gezwungen fühlen, über Details der Geburt, dieses intimen Vorgangs, Auskunft zu geben. Ob und welche Schmerzmittel eingesetzt wurden, geht niemanden etwas an.

Kehren wir zum Schluss noch einmal zu den positiven Aspekten der Angst zurück. Angst ist, wie gesagt, keine Schwäche, sondern ein Schutzmechanismus. Angst macht uns aufmerksam, achtsam und wach.

Prinzipiell werden geplante (primäre; hier gehören beispielsweise Geburten von Drillingen, aber auch „Wunschkaiserschnitte") und ungeplante Kaiserschnitte (die mit auftretenden Problemen bei der Geburt begründet werden) unterschieden.

Einige „wirkliche" und ernst zu nehmende Gründe für einen geplanten Kaiserschnitt sind

- Quer- und Schräglagen des Kindes,
- Mehrlingsgeburten ab Drillingen,
- Plazenta praevia, wenn die Plazenta teilweise oder ganz vor dem Muttermund liegt,
- vorzeitige Plazentaablösung,
- schwere EPH-Gestose,
- Herpes im Genitalbereich, HPV-, HIV-Infektionen
- u.Ä.

Einige Gründe für einen ungeplanten Kaiserschnitt sind

- bedenkliche Herztonveränderungen beim Kind,
- Blutungen während der Geburt durch vorzeitige Ablösung der Plazenta,
- ein lang zurückliegender Blasensprung mit drohender Infektion,
- ein drohender Schwangerschaftskrampf aufgrund plötzlichen Bluthochdrucks,
- kein Geburtsfortschritt, obwohl alle möglichen Maßnahmen ergriffen wurden,
- u.Ä.[18]

Kommen wir nun zu den möglichen Folgen eines ohne wirkliche Not durchgeführten Kaiserschnittes:

- Bei einer natürlichen Geburt wird das Fruchtwasser, das sich in der Lunge befindet, herausgepresst. Beim Kaiserschnitt bleibt dieses Fruchtwasser in der Lunge und kann beim Neugeborenen Atemprobleme hervorrufen. Außerdem kann die Lungenreifung nicht vollständig abgeschlossen werden.
- Es kommt bei den Neugeborenen häufiger zu Anpassungsschwierigkeiten.
- Die mütterliche Sterblichkeit in Folge eines Kaiserschnitts ist um das Vier- bis Zwölffache höher als nach einer Spontangeburt.

---

18 http://www.familienhandbuch.de (Letzter Zugriff: 12.09.2010)

- Es kommt gehäuft zu Thrombosen, Embolien und verzögerter Wundheilung.[19]
- Benachbarte Organe wie Harnblase, Harnleiter, Darm können durch einen Kaiserschnitt verletzt werden.
- Es kann zu großem Blutverlust kommen, in seltenen Fällen muss sogar die Gebärmutter entfernt werden.
- Verwachsungen an der Narbe und Wucherungen können bei weiteren Schwangerschaften zu Problemen führen.
- Es kann zu Harnblasenentzündungen und Problemen bei der Blasenentleerung kommen, hervorgerufen durch den Blasenkatheter bei der Operation.
- Bei einer Folgeschwangerschaft kann es zu einer Fehllage oder Verwachsung des Mutterkuchens kommen.
- Immer wieder gibt es Berichte, wonach Kaiserschnittkinder angeblich häufiger zu Allergien und Asthma neigen.[20]
- Der Kaiserschnitt führt zu Veränderungen des Erbgutes. Kaiserschnittkinder leiden angeblich öfter an Diabetes Typ 1.[21]

Keinesfalls unterschätzen sollte man/frau die seelischen Folgen eines Kaiserschnitts. Nach einer natürlichen Geburt wird das Glückshormon Endorphin ausgeschüttet. Frauen fühlen sich wie im siebenten Himmel und bauen sofort eine starke Bindung zu ihrem Kind auf. Auch das Stillen kommt nach einer Vaginalgeburt leichter in Gang. Nach einem Kaiserschnitt müssen die Kinder viel öfter in Intensivbehandlung, was sich ebenfalls negativ auf die Mutter-Kind-Beziehung auswirkt.[22] Ein weiteres Problem tritt häufig nach Kaiserschnittgeburten auf: Viele Frauen wünschen sich eine natürliche Geburt, bereiten sich intensiv darauf vor und kämpfen nach einem Kaiserschnitt gegen das Gefühl, versagt zu haben. Sie werden oft mit dem Gefühl der Ohnmacht, Verzweiflung und Schuld konfrontiert. Werden diese Gefühle ignoriert und verdrängt, so kann das Auswirkungen auf weitere Schwangerschaften haben. Es ist jedenfalls ratsam, im Fall eines Kaiserschnittes den Verlauf der Geburt mit einer Hebamme noch einmal durchzugehen und ungelöste Probleme zu bearbeiten.

---

19   Pressemitteilung Hebammenstandpunkt zitiert unter http:// kinderkrankenpflegemetz.de (Letzter Zugriff: 11.07.2010)

20   http://news.doccheck.com/de/article/176362-epigenetik (Letzter Zugriff: 11.07.2010)

21   http://bazonline.chwissen/medizin (Letzter Zugriff: 08.11.2010)

22   http://eltern.t-online.de/kaiserschnitt.ein.schnitt.fuers.leben (Letzter Zugriff: 09.08.2011)

Während einer natürlichen Geburt macht sich ein Kind aus eigenem Antrieb, wenn es so weit ist, auf den Weg und tritt die Reise durch den Geburtskanal an in der von ihm gewählten und zu seinem Charakter passenden Geschwindigkeit. Bei einem Kaiserschnitt wird ein Kind jäh und unvermittelt aus seiner Geborgenheit gerissen.[23] Ohne melodramatisch sein zu wollen, aber das muss ein Schock für jedes Kind sein, der Folgen haben kann. Ausgenommen sind hier selbstverständlich jene Fälle, wo das Kind aus einer Notsituation befreit wird und der Kaiserschnitt lebensrettend ist. Es soll keinesfalls der Eindruck erweckt werden, dieses Buch richte sich pauschal gegen die sogenannte Schulmedizin. In vielen Fällen ist der Kaiserschnitt die einzige Lösung, um eine komplizierte Geburt erfolgreich zu beenden.

6.5. Kritische Anmerkungen zur Spitalsgeburt

Falls Sie bereits fest entschlossen sind, Ihr Kind im Krankenhaus zur Welt zu bringen, lesen Sie dieses Kapitel am besten gar nicht. Wenn Sie sich dort sicher und geborgen fühlen und Vertrauen zu Ihrem Geburtsteam haben, wird auch alles gut gehen. Wir wollen Ihnen die Krankenhausgeburt keinesfalls ausreden. Es ist in diesem Fall sehr empfehlenswert, eine Hebamme ins Krankenhaus mitzunehmen, die während der Geburt nur für Sie da ist.

Falls Sie aber gefühlsmäßig eine Hausgeburt bevorzugen, sich aber nicht trauen, auf den medizinischen Beistand im Krankenhaus zu verzichten, möchten wir Sie auf psychologische und andere Bedingungen hinweisen, die bei einer Geburt sehr wichtig sind und in vielen Spitälern leider zu kurz kommen.

Zunächst gibt es im Krankenhaus die erhöhte Bereitschaft, eine Geburt künstlich einzuleiten. Sobald man/frau meint, das Kind sei „fertig" und der Geburtstermin überschritten, besteht die Tendenz, etwas zu tun, nachzuhelfen in der Meinung, ohne diese medizinischen Manipulationen käme das Kind nicht zur Welt. Es zeigt sich auch hier wieder die Ungeduld und das Misstrauen der Natur gegenüber. Nehmen Sie eine Geburtseinleitung nicht unwidersprochen hin, hinterfragen Sie, wie es Ihrem Kind geht. Nur wenn es ihm schlecht geht, ist ein Agieren des Ärztepersonals notwendig. Dass das Kind schon „groß" und „genügend schwer" sei, darf keinerlei Rolle spielen. Entsprechende Ergebnisse von Ultraschalluntersuchungen stellen sich nachträglich oft als falsch heraus,

---

23 www.kaiserschnitt.ch (Letzter Zugriff: 11.07.2010)

errechnete Größe und Gewicht des Kindes sollten daher nicht als Argument für das Einleiten der Geburt herhalten. Ultraschalluntersuchungen sind Orientierungshilfen, die allerdings nichts über die Reife eines Kindes aussagen, die nicht in Zahlen ausgedrückt werden kann. Über die Reife eines Kindes bestimmen Mutter und Kind und nicht das Krankenhaus.

Besonders während einer lang andauernden Geburt ist es in Krankenhäusern üblich, die Frau relativ oft vaginal zu untersuchen. Der Assistenzarzt/die Ärztin, der/die Professor/in, die Hebamme und das nach einem Schichtwechsel komplett ausgetauschte Geburtsteam, alle wollen immer ganz genau wissen, wie weit der Muttermund geöffnet ist, obwohl das relativ wenig darüber aussagt, wann das Baby endgültig da ist. Abgesehen davon, dass die Vaginaluntersuchung unangenehm ist, dass bei häufigen Untersuchungen die Würde der Frau verletzt werden kann und viele Frauen auch Schmerzen dabei haben, verunsichert sie die Frauen nur unnötig. Oft ist trotz längerer, heftiger Wehen der Muttermund noch wenig geöffnet, was Frauen stark verunsichert. Jetzt hat sie schon so starke Schmerzen, und trotzdem geht nichts weiter! Dieses Gefühl ist sehr entmutigend und lässt Zweifel aufkommen, ob auch alles normal ist und gut geht. Diese Gefühle sind meist unbewusst, aber sie wirken und haben sehr wohl Einfluss auf den Fortgang der Geburt. Außerdem führt die ständige Kontrolle zu einer erhöhten Bereitschaft, medizinisch nachzuhelfen und in den natürlichen Fortgang einzugreifen, oft zum Nachteil von Mutter und Kind. Selbstverständlich macht der Arzt, die Ärztin keinen Fehler, wenn er/sie die werdende Mutter untersucht, aber zu häufige Vaginaluntersuchungen sind überflüssig und können allein schon durch die psychische Belastung schädlich sein. Alles, was eine Frau während der Geburt belastet – und sei es auch noch so eine scheinbare Kleinigkeit – ist tunlichst zu vermeiden. Aber nicht nur die Frau, auch das Kind soll geschont werden. Manche Babys werden durch den ständigen Widerstand, den sie bei der Untersuchung spüren, irritiert und reagieren mit Verunsicherung.

Im Krankenhaus wird der Dauer der Geburt eine zu große Bedeutung beigemessen, obwohl sie überhaupt nichts über die „Schwere" der Geburt aussagt. Leider können wir auch hier das Leistungsdenken nicht ausschalten und legen den Tüchtigkeitsmaßstab an. Alle träumen von einer schnellen, effizienten und komplikationslosen Geburt. Wir verwenden Vokabeln, die wir im Zusammenhang mit der Geburt gar nicht in den Mund nehmen sollten. Es handelt sich hier nicht um einen sportlichen Wettkampf, bei dem die schnellste gewinnt. „Gewonnen" hat die Frau, die trotz der Schmerzen die Geburt als angenehm und beglückend empfinden kann. Leider müssen sich schwangere Frauen immer wieder Geschichten von qualvollen 30-Stunden-Geburten anhören. Überflüssig zu betonen, dass diese Horrorberichte nicht dazu angetan sind, Mut zu machen für die Geburt. Manche Frauen erleben die Geburt ihres Kindes im Krankenhaus tatsächlich sehr negativ. Wieso gibt es das, wo doch die Geburt angeblich so natürlich und einfach ist, dass sie jede Frau positiv erleben kann? Was hat es mit diesen Albtraumgeschichten auf sich?

In einem Krankenhaus kann eine lange Geburt manchmal schon zum Albtraum werden. Stellen Sie sich vor, Sie liegen im überfüllten Kreißsaal, wie es leider in vielen Spitälern noch immer üblich ist, und müssen einige Geburten miterleben. Eine Frau jammert leise vor sich hin, eine andere befindet sich gerade in der dramatischen Phase der Geburt, sie presst mit aller Kraft ihr Kind ins Leben, wieder eine andere hält bereits selig ihr Baby in den Armen. Bei Ihnen ist es trotz heftiger Schmerzen noch immer nicht so weit. Das zehrt an den Nerven, und Sie können unter Druck geraten. Sie werden ungeduldig, verkrampfen, Ihr Arzt/Ihre Ärztin hat das Gefühl, die Geburt sollte jetzt endlich weitergehen, bevor Sie den Mut verlieren. Diese Gefühle führen Ärzte/innen in Versuchung, einzugreifen und dann bedingt ein noch so kleiner Eingriff meist den nächsten. Die Frau muss zwangsläufig das Gefühl bekommen: Allein schaffe ich das nicht!

In einem Kreißsaal ist jeder Ton, den Sie von sich geben, öffentlich. Das hemmt viele Frauen, sie nehmen dann zu viel Rücksicht auf ihre Umgebung und unterdrücken ihre wahren Gefühle. Im Spital muss sich eine Frau auf so viele unbekannte und damit „bedrohliche" Faktoren einlassen, die sie viel Kraft kosten. Sie muss sich in kurzer Zeit mit dem Geburtsteam bekannt machen, sie kennt die örtlichen Gegebenheiten meist nicht, sie weiß nicht, mit wem sie im Kreißsaal liegen wird, die Gerüche in einem Spital sind alles andere als Vertrauen erweckend und angenehm, von den Geräuschen gar nicht zu reden. Diese fremden Umstände irritieren, lenken ab und bereiten sensiblen Frauen großes Unbehagen.

Freilich bemühen sich die meisten Krankenhäuser sehr, dass sich Frauen dort wohlfühlen können. Ein Kreißsaal schaut heute nicht mehr wie ein Operationsraum aus. Bunte Vorhänge, Stofftiere, Bilder von entzückenden Kindern und viele andere „Behübschungen" sollen es der schwangeren Frau im Spital so angenehm wie möglich machen. Das Personal bemüht sich sehr, die Wünsche der Frauen – soweit es möglich ist – zu erfüllen. Und doch – ein bisschen kommt uns das vor wie eine Inszenierung und eine Vortäuschung falscher Tatsachen. Selbst im schönsten Geburtshaus, das ja wirklich nichts mehr von einem Krankenhaus an sich hat, mit wunderbar eingerichteten Zimmern, sind Sie nicht in Ihren eigenen vier Wänden. Nur zu Hause gibt es keine fremden Geräusche, keine fremden Gerüche und keine fremden Menschen. Sie sind nur mit ihrer eigenen Wohnung vollkommen vertraut und können sich dort wirklich fallen lassen.

Ein weiterer Unterschied zur Hausgeburt besteht darin, dass die Hebamme, die während der Geburt für Sie zu einer wichtigen Bezugsperson wird, ganz schnell wieder aus Ihrem Leben verschwindet. Das ist ihr auch gar nicht anzukreiden. Ihr Arbeitsplan erlaubt es nicht, sich allzu intensiv um Sie zu kümmern. Nach der Geburt sind die Kinderschwestern Ihre Ansprechpartnerinnen, die Hebamme bekommen Sie möglicherweise gar nicht mehr zu sehen.

Wenn wir von der Voraussetzung ausgehen, dass ein Kind sehr viel mitbekommt, was rund um seine Person passiert und was seine Mutter fühlt, so geht eine Hausgeburt schon wesentlich ruhiger, sanfter und harmonischer vor sich. Das beginnt schon beim Geburtsbeginn, der ja manchmal gar nicht so einfach zu erkennen ist. Sie spüren die ersten Wehen, fahren ins Spital, die Wehen hören wieder auf, Fehlalarm, Sie fahren wieder nach Hause. Beim nächsten Mal – vielleicht schon ein paar Stunden später – ist es so weit, wieder Aufbruch ins Krankenhaus, Untersuchungszimmer, Kreißsaal, wo Ihr Baby zur Welt kommt, anschließend Beobachtungsraum, Ihr Zimmer, das Sie vielleicht mit anderen teilen müssen, nach drei bis fünf Tagen neuerlicher Ortswechsel, diesmal endlich nach Hause, auf Umwegen ins eigene Nest sozusagen.

Diejenigen Frauen, die die hier angeführten Argumente für unwesentlich halten, werden sich im Krankenhaus auch sehr wohl fühlen. Wichtig sind die Einstellung und die Zuversicht, die Sie zur Geburt, ob im Krankenhaus oder zu Hause, mitbringen.

Wer sich nicht auf die Hausgeburt einlassen möchte, auf die wohnliche Atmosphäre aber nicht verzichten und gleichzeitig im Notfall alle technischen Möglichkeiten in Anspruch nehmen will, hat im Krankenhaus Klosterneuburg dazu die Möglichkeit. Hier können alle Familienmitglieder bei der Geburt dabei sein. Es gibt individuell eingerichtete Familienzimmer, die für eine häusliche Atmosphäre sorgen. Dieses gelungene und zukunftsweisende Modell, das von der Krankenkasse bezahlt wird, findet hoffentlich zahlreiche Nachahmer.

7. Aussagen, die Sie nicht unwidersprochen hinnehmen sollten

Wir wollen Sie nicht misstrauisch gegenüber Ärzten und Ärztinnen machen, sondern dazu animieren, Fragen zu stellen und nicht passiv alles über sich ergehen zu lassen. Im Allgemeinen ist das Ärzteverständnis immer noch geprägt von einer tiefen Autoritätsgläubigkeit. Wir meinen, gehorsam sein zu müssen, und vergessen oft, dass es *unser* Leben ist, für das *wir* Verantwortung tragen. Ärzte/innen sind keine Halbgötter, sondern Partner, die uns ihr Spezialwissen anbieten. Das gilt in besonderem Maße, wenn es um Schwangerschaft und Geburt geht. Frauen sind in den allermeisten Fällen keine Patientinnen, sie sind nicht krank. Daher sollte hier der Grad der Selbstbestimmung auch besonders hoch sein. Suchen Sie daher bei jeder ärztlichen Maßnahme das Gespräch, hinterfragen Sie jeden scheinbar noch so kleinen Eingriff. Ein/e gute/r Arzt/Ärztin wird das verstehen und alle Ihre Fragen ausführlich und verständlich beantworten und sich nach dem richten, was Sie als Gebärende wünschen.

In diesem Kapitel finden Sie Sätze, die vor oder während einer Geburt häufig fallen und die Sie nicht unwidersprochen lassen sollten.

„Ihr Kind ist reif für die Geburt."

Gratulation, Sie haben einen Hellseher im Ärzteteam! Im Ernst: Diese Aussage allein soll nie Grund für eine medikamentöse Einleitung sein. Größe und Gewicht des Kindes sagen wenig aus über seine Reife. Haben Sie mehr Vertrauen zu sich und zu Ihrem Kind. Niemand sonst auf dieser Welt weiß, wann die Zeit der Geburt gekommen ist.

„Der Kopf des Kindes ist zu groß, wir müssen einen Kaiserschnitt machen."

Wenn es sich nicht um eine krankhafte Veränderung handelt, weisen Sie dieses Vorhaben zurück. Was für ein Gefühl muss eine Frau kurz vor der Geburt haben, wenn ihr so etwas gesagt wird? Derartige Aussagen tragen nicht dazu bei, die Geburt als Fest zu sehen. Kein Wunder, wenn eine Frau von Angst erfüllt wird. In Wahrheit ist es so, dass schon die größten Köpfe durch die schmalsten Becken marschiert sind. Wäre der Satz richtig, würde das ja bedeuten, dass Frauen, die größere Kinder zur Welt bringen, mehr Schmerzen oder gar Komplikationen bei der Geburt haben. Das ist blanker Unsinn!

„Ihr Becken ist für eine natürliche Geburt zu schmal.”

Diesen Satz hörte auch Ilona Schwägerl 1980, als sie zum ersten Mal schwanger war. Da sie aber das Beispiel ihrer Mutter vor Augen hatte, die mit einer ähnlichen Figur problemlos neun Kinder zu Hause zur Welt gebracht hatte, wollte Ilona diese Aussage so nicht hinnehmen. Sie wandte sich damals an ihren ehemaligen Chef in Zell am See, der sie einlud, in seinem Krankenhaus die Geburt auf natürlichem Weg zu versuchen. Es war eine kurze, vollkommen problemlose Geburt, und auch ihr zweites Kind kam auf normalem Weg – wieder in Zell am See – zur Welt. Ilona war bereits damals ihrer Zeit voraus und ihre persönlichen Erfahrungen trugen wesentlich zu ihrer Skepsis gegenüber solchen Pauschalaussagen bei.

„Wir müssen etwas unternehmen. Der Muttermund geht nicht auf.”

Wie oft hört eine Frau im Krankenhaus diesen Satz und verzweifelt. Also doch, sie ist unfähig. Die passende Antwort darauf ist: „Gut, dann warten wir eben." So viele großartige Dinge passieren, damit ein Kind entstehen und im Mutterleib heranwachsen kann, warum sollte dann ausgerechnet der Muttermund nicht aufgehen? Unser Mund öffnet sich wie von selbst, wenn wir etwas sagen wollen, der Muttermund öffnet sich, wenn es so weit ist. „Es" kommt heute leider unter die Räder, „es" wird verleugnet, wenn es sich nicht nach Plan verhält. „Es" muss unbedingt korrigiert werden und an das Licht der Öffentlichkeit gezerrt werden. Für das Geheimnis „Es" ist kein Platz und keine Zeit.

„Sie haben eine Wehenschwäche.”

Denken Sie sich: „Na und, diese angebliche Schwäche ist in Wirklichkeit eine Stärke, ein Rasten und Noch-einmal-in-sich-Einkehren vor der letzten großen Kraftanstrengung."

„Wegen Ihres Nabelbruches (Leistenbruches) müssen wir einen Kaiserschnitt machen.”

Nabel- oder Leistenbruch sind auch schulmedizinisch keine Indikation für einen Kaiserschnitt.

„Wir müssen die Fruchtblase künstlich sprengen, um die Geburt voranzutreiben."

Das Öffnen der Fruchtblase ist kein geeignetes Mittel, um die Geburt einzuleiten. Falsch ist es auch, auf diese Weise die Wehen zu verstärken und die Geburt zu beschleunigen. Die Verstärkung der Wehen stellt dann ein Risiko dar. Außerdem: Je länger die Fruchtblase intakt bleibt, desto schonender ist die Geburt. Einrisse des Muttermundes sind seltener und die Belastung des Kindes ist geringer.[24]

„Sie sind schon zehn Tage über dem errechneten Geburtstermin. Wir müssen die Geburt jetzt einleiten."

Warum? Wenn es dem Kind gut geht, und das kann man heute leicht feststellen, besteht kein Grund zum Eingreifen.

„Sie haben zu viel oder zu wenig Fruchtwasser."

Die Menge des Fruchtwassers sagt nichts aus über den bevorstehenden Geburtsablauf und sollte daher nie der Anlass für eine medizinische Maßnahme sein. Es gibt eben Kinder, denen genügt ein Planschbecken, manche brauchen einen Teich, andere wieder einen ganzen See, um glücklich zu sein. Was ist schon normal, und wer darf sich anmaßen zu wissen, was normal ist? Das Wesen Ihres Kindes entscheidet, wie viel Fruchtwasser es braucht, und das Fruchtwasser wird von der Eihaut, die zum Kind gehört, gebildet.

„Mit dieser Brust/diesen Brustwarzen können Sie nicht stillen." – „Ihre Brüste sind zu groß (oder zu klein) zum Stillen."

Wir hoffen von ganzem Herzen, dass sich das heute keine Frau mehr sagen lässt. Das ist kompletter Unsinn und stellt eine schwere Verletzung der Würde der Frau dar.

„Machen wir einen Kaiserschnitt bei gutem Wind."

Klingt locker und leicht, ist aber inakzeptabel. Ein Kaiserschnitt ist kein Spaziergang, sondern ein großer Eingriff bzw. Einschnitt, eine schwere Operation mit zahlreichen Risiken. Guter Wind soll wohl heißen, bevor es Komplikationen gibt – oder anders ausgedrückt: ohne Not. Aus den Ausfüh-

---

24 Michael Adam, Renate Daimler, Volker Korbei: Kinder kriegen. Köln 1985, S. 121

rungen im letzten Kapitel ist klar geworden, dass in diesem Fall der Kaiserschnitt keine Option sein sollte.

„Nach einem Kaiserschnitt ist eine Spontangeburt nicht mehr ratsam oder gar möglich."

Auch in diesem Fall kann eine natürliche Geburt erfolgen. Wichtig ist es, sich rechtzeitig entsprechende Ärzte/Ärztinnen und eine gute Hebamme zu suchen, die die Frau gut begleiten. Erst nach zwei Kaiserschnitten kann keine natürliche Geburt mehr angestrebt werden.

Selbst bei „Wunschkaiserschnitten" oder anderen geplanten Kaiserschnitten sollte es zu zwei Stunden Wehentätigkeit kommen. Der positive Geburtsstress wäre wichtig für das Kind.

Eine natürliche Geburt ist sogar bei sehr schweren Erkrankungen der Mutter möglich, so zum Beispiel bei Multipler Sklerose, ja sogar dann, wenn die Frau im Rollstuhl sitzt. Sie kann sogar eine Hausgeburt erleben, auch das ist möglich und gut, wenn die Frau sich das wünscht. Es ist immer den Versuch wert, eine natürliche Geburt zu wagen, und keine Frau soll sich allzu schnell davon abbringen lassen.

Das Maß aller Dinge während der Geburt soll für jede Frau sie selbst und das Kind sein. Wenn es ihm und ihr gut geht, geht auch die Geburt gut voran, wie immer sie von Natur aus vor sich geht und egal wie lange sie dauert. Dass Frauen während der Geburt Tiefpunkte erleben, in denen sie alles mit sich machen lassen, um die Geburt schleunigst zu beenden, ist verständlich. In solchen Momenten braucht die Gebärende eine äußerst liebevolle Betreuung und innige Zuwendung und nicht ein Medikament.

8. Frauen und Männer erzählen über die Geburt ihrer Kinder

8.1. Mag. Gertraud Knoll

(ehemalige evangelische Superintendentin des Burgenlandes und 1998 Präsidentschaftskandidatin in Österreich)

Als sich unser drittes Kind ankündigte, war die Freude riesengroß. Gleich parallel zum Be-greifen der Schwangerschaft wölbte sich auch schon verdächtig rund mein Bäuchlein vor, und unsere beiden Töchter, Esther und Eleni, lebten von da an in staunendem Austausch mit dieser „Person Babybauch". Streichelnd. Umarmend. Mit ihm redend. Mit einer so intensiven Art selbstverständlicher Natürlichkeit, dass dann der Wunsch nur mehr eine ganz logische Folge war: „Wir wollen bei der Geburt dabei sein!"

Und so war es auch. Sie interessierten sich für alle bebilderten Bücher über Geburten und lauschten besonders gern detaillierten Schilderungen, wie das bei ihrer eigenen Geburt war. Ich bemühte mich sehr, ihnen vor allem die „umwerfende" Kraft der Wehen zu erklären, damit sie auf die Eigendynamik der Geburtsarbeit gut vorbereitet wären.

Als es dann wirklich so weit war, in der Nacht von Sonntag auf Montag nach dem Geburtstermin, kam alles so natürlich und selbstverständlich, als würde Esther jede Nacht um halb drei aufstehen (Eleni wurde erst eine Stunde später geweckt).

Ich hatte Ilona angerufen, nachdem ich mir ganz sicher war, dass es sich nicht mehr um heftige Senkungswehen, sondern eindeutig um regelmäßig wiederkehrende und dabei heftiger werdende Eröffnungswehen handelte. Sie klang auch aus dem Schlaf geweckt hellwach und sagte: „Ich freue mich!" Das war wunderschön, weil es wie eine heilige Allianz für diese kommende Nacht der Erwartung war.

Bis sie kam, hatte Otmar Kaffee gemacht, und mitten im Wohnzimmer war am Boden das riesige Schaffell ausgebreitet, mit weichen Flanelltüchern, damit ich es ganz bequem hatte, und für Wanda, unsere Riesenschnauzerhündin, ein extra Fleckerlteppich (der aber nie gebraucht wurde, weil sie die ganze Geburt über dicht neben mir lag und sich nicht wegrührte). Ich legte eine wunderschöne, jazzige CD auf, plauderte mit Esther über den Stand der Geburt und konnte mich immer wieder in den Wehenpausen herrlich entspannen. Der Kaffee tat mir sehr gut.

Kaum war Ilona da, verbreitete sich im Haus das wohlige Gefühl vertrauter Sicherheit, so wie es nur zu den tiefsten Kindheitsträumen gehört, und es musste eigentlich nicht darüber geredet werden, dass jetzt alles nach meinen Bedürfnissen laufen sollte, soweit diese zu erfüllen waren. Und sie waren.

Es war unglaublich, wie kraftvoll und zugleich zärtlich fühlend Ilona es verstand, den Wehenschmerz in der Kreuzbeingegend wegzustreichen und „hinauszumassieren".

Vor dieser Phase hatte ich seit einem Bandscheibenvorfall ein wenig Angst. (Aber dieser Risikofaktor hätte ja auch schon in der Schwangerschaft zu Problemen führen können. Tatsache war, dass es mir alle neun Monate so gut ging, wie schon lange nicht.) Vornüber gebeugt auf einem Gymnastikball fand ich einen klaren Rhythmus beim Wehenaufbau. Nur einmal wurde ich durch mein eigenes Lachen gestört, weil mein Wanda-Hund begonnen hatte, wie mein Echo mitzuatmen!

Inzwischen war auch Eleni dazugekommen, und wir waren die ganze Geburt über immer miteinander im Austausch. Die Mädchen waren hoch konzentriert, ganz entspannt und fröhlich und brauchten keinerlei Hilfe von den Erwachsenen.

So war Otmar ganz für mich da, streichelte meinen Kopf, Schulter und Arme, und ich fühlte mich sehr geborgen.

Um halb fünf schon war Levi Simeon geboren. Durch das Höchstmaß an Entspannung erlebte ich die Austrittsphase sehr bewusst als mächtigen Akt des Loslassens. Kein Gewaltakt. Kein von anderen eingeredetes „Jetzt!" und „Richtig atmen!" Levi kam, wie er wollte und konnte. Ich war bloß da und sagte JA zu diesem Wunder an Geben und Nehmen, Empfangen und Herschenken. Nichts kam vom Kopf gesteuert, alles WURDE ... (Und nie sonst könnte ich für das, was mit GLAUBEN gemeint ist, ein besseres Beispiel bringen.) Mein

Herz war so übervoll an Freude und Dankbarkeit, dass ich dafür keine Worte habe. Nur das Gefühl werde ich nie vergessen. Otmar und ich – wie eine kleine Herde – von unseren nunmehr drei Kindern umgeben, aus Glück zusammengekauert. Staunend, sehr leise. In Levis offene Augen schauend, der uns aufmerksam einen nach dem anderen musterte und wahrlich keinen Grund zum Weinen hatte. Abgenabelt wurde erst sehr viel später. Ich weiß es nicht mehr genau. Esther schnitt die Nabelschnur durch, als diese längst auspulsiert hatte. Danach ging ich mit Levi gemeinsam in die Badewanne.

Längst war es Morgen geworden, und ich konnte es kaum erwarten, meinen Freunden und Verwandten selbst per Telefon die frohe Nachricht zu bringen. Mir ging es so gut, dass ich am Nachmittag ein Pressegespräch mit Fernsehen zuließ. Alle staunten.

Besser kann nicht erzählt werden, dass Kinderkriegen keine Krankheit ist.

Vorausgesetzt, es gibt eine Ilona.

8.2. Eva-Maria Jeindl

In der Schwangerschaft ist alles anders! So war es jedenfalls bei mir. Nicht nur, dass ich gerne Topfen, Essiggurkerln und Senf esse, beginne ich auch noch meine nächste Umgebung zu benörgeln. Gott sei Dank habe ich einen Partner, der sich auf meine Veränderungen in der Schwangerschaft einstellt und mir eine große Hilfe und Stütze ist. Was von vielen als eine unangenehme Nebenerscheinung der Schwangerschaft gewertet wird, ist für mich eine wichtige Erfahrung, die ich nicht mehr missen möchte. Zugegeben spielt die glückliche Beziehung zu meinem Ehemann eine entscheidende Rolle. Niemals ist und war es *mein* Kind, sondern immer *unseres*. Niemals habe oder hatte *ich* ein Problem, sondern wir bemühten *uns* gemeinsam, es zu lösen.

Nach neun Geburten, bei denen ich fünf Buben und vier Mädchen glücklich zur Welt bringen durfte, ergeben sich für mich im Wesentlichen zwei bedeutende Erfahrungen:

In der Schwangerschaft sehe ich mein gegenwärtiges Leben und meine vergangene Zeit in einem anderen Licht. Jede Begebenheit, alles was ich tue oder auch nicht, erhält einen eigenen, kritischen Charakter. Sinn oder Unsinn einer Handlung werden von mir viel bewusster erlebt. So erkannte ich in der

Schwangerschaft viel klarer, dass es wichtiger ist, für meine Kinder da zu sein, als mein Studium zu beenden. Oder zum Beispiel, dass es nun höchste Zeit sei, schon fast vergessene Freundschaften zu pflegen.

Von einer anderen Perspektive werden eigene gute oder schlechte Angewohnheiten und die meiner engsten Familienmitglieder durchleuchtet. Das Schlürfen beim Essen oder die aufgeklappte Klobrille stören mich plötzlich weit mehr. Andererseits freue ich mich über ein liebes Wort, das ich sonst vielleicht gar nicht beachtet hätte. Ich werde viel empfindsamer.

Mein objektives Urteilungsvermögen ist besser ausgeprägt, aber nicht nur hinsichtlich meines eigenen Verhaltens. Es gibt keine Gleichgültigkeiten, wenig Lauheit, es gibt nur kalt oder warm, gut oder schlecht, interessant oder uninteressant. Dadurch werde ich konfliktanfälliger, weiß genau, was mich stört, wie ich zu handeln habe oder wie sich andere zu verhalten hätten. In diesem Zusammenhang erlebe ich auch viele vergangene Ereignisse und Erfahrungen noch einmal und arbeite sie im Geiste auf. Gerade das empfinde ich als besonders wertvoll. Echte Verzeihung birgt großen Frieden.

Die zweite Erfahrung steht in engem Zusammenhang mit der Geburt. Noch nie im Leben konnte ich die Nähe des Todes so deutlich spüren, wie bei der Geburt. Dieser Gedanke enthält etwas Paradoxes, da man doch Mutter wird, und gleichzeitig ist das einer der schönsten Augenblicke meines Lebens. Diese Erfahrungen konnte ich in ungestörter Atmosphäre viel eindeutiger erleben. In der Hausgeburt habe ich die optimalen Voraussetzungen für dieses beglückende Geschehen gefunden. Für mich gibt es keine schönere Zeit, als das erste Berühren, Aufnehmen und Bestaunen meiner Kinder nach der Geburt. Ich danke Gott für jedes Kind, das ich zur Welt bringen durfte.

8.3. Uli Ozlsberger

Als ich mit meinem ersten Kind schwanger war, war „Hausgeburt" fast ein Fremdwort für mich. Eine Freundin erzählte mir von ihrer Hausgeburt mit Ilona. Mein Freund Wolfgang und ich hatten uns noch keinerlei Gedanken über die Geburt gemacht, aber mein Gefühl sagte mir sofort: „Das ist es!" Auch für Wolfgang war es absolut in Ordnung. Nur meine Familie lieferte eine Schreckensgeschichte nach der anderen, weil eine Hausgeburt „ist ja so gefährlich" und „was da alles passieren kann". Ich hätte keine Ahnung von einer Geburt, und da sei ein Krankenhaus viel sicherer.

Doch ich zweifelte keine Sekunde an meiner Entscheidung. Das Kind in mir, Wolfgang und Ilonas Worte bestärkten mich darin.

Bei der Geburt gab Ilona mir Sicherheit und Geborgenheit und meiner Tochter die Zeit, die sie benötigte. Ich konnte mich bewegen, wie ich wollte, tun, was mir und dem Baby gut tat. So verbrachte ich die meiste Zeit in der Badewanne. Ich hatte mir die Wehen schlimmer vorgestellt. Durch die angenehme Wärme des Wassers, die Bewegung, waren sie sehr mild. Das Pressen war dann ein richtiges Aha-Erlebnis. Ich wusste zwar, was vor sich ging, doch wie es sich anfühlte – das war etwas ganz anderes.

Die optimale und individuelle Betreuung in gewohnter Umgebung machten Tatjanas Geburt zu einem einmaligen Erlebnis. Das war sogar für meine Familie nachvollziehbar, sodass während meiner zweiten Schwangerschaft keiner an etwas anderes als eine Hausgeburt dachte. Es war eine Selbstverständlichkeit.

Bei der Geburt meines Sohnes Raphael wurde ein Traum von mir wahr – Raphael kam in der Badewanne auf die Welt.

Ich hatte dieses Mal starke Wehen, doch die schaukelnden Bewegungen im Wasser und die Bauchatmung taten uns gut. Meine Tochter unterstützte Ilona, indem sie mir den Bauch massierte. Auch kannte ich den Punkt beim Pressen, über den ich „d'rüber" musste. Ich wusste, dann ist das Baby da.

Wir konnten Raphael nicht genug bestaunen, und Tatjana war fasziniert von ihrem kleinen Bruder.

Beide Kinder konnten – so unterschiedlich sie sind – auf ihre individuelle Art das Licht der Welt erblicken, begleitet von einer Hebamme, die sie ernst nahm und eine Atmosphäre der Geborgenheit schaffte.

8.4. Dr. Rosemarie Hebenstreit

Ich bin homöopathisch tätige Ärztin und Mutter von fünf Kindern.

Die ersten beiden kamen in einer Geburtshilfeabteilung zur Welt, die anderen zu Hause. Diese Entwicklung steht als ein Symbol für alle Bewusstwerdungsschritte, die ich im Laufe der Jahre machen durfte. Immer mehr drängte es mich, den Menschen als einzigartige Persönlichkeit in den Mittelpunkt meines Lernens, meiner Arbeit zu stellen. Die Person (personare = „durchklingen, durchtönen") mit ihrem Leiden, ihrer Art zu leiden, ihren Stärken und Schwächen, ihren Bedürfnissen – meine Kinder waren mir dabei wichtige Lehrer und Lehrerinnen. Ich nutzte das lange Warten zwischen Studium und Spitalsplatz mit einer Psychotherapieausbildung und wandte mich schließlich ganz der Homöopathie zu.

Zu Beginn meines Studiums, das ich mit viel Idealismus gewählt hatte (ich wollte in der Krebsforschung mitarbeiten, denn mein Vater war sehr früh an einem Melanom verstorben), wurde ich zum ersten Mal schwanger. Alle drei Wochen ging ich zum Frauenarzt, um mir bestätigen zu lassen, dass es mir gut ging. Ich besuchte die Geburtsvorbereitung, machte meine Gymnastik und meldete mich in einem kleinen Wiener Spital zur Entbindung an. Als großen Fortschritt konnte man das „rooming-in" – allerdings nur untertags – wählen. Die Entbindung verlief völlig problemlos und normal. So normal, wie ich sie aus Erzählungen meiner Mutter, meiner Schwiegermutter, aus Filmen kannte. Ich wunderte mich also nicht, dass wir vehement darauf dringen mussten, dass mein Mann nicht weggeschickt wurde, dass ich die Geburt liegend mit angebundenen Beinen verbrachte, meine Tochter an den Füßen hochgezogen und kräftig geklapst wurde, ich sie gerade zwei Minuten halten durfte und mich kurz darauf völlig allein – ohne Mann, ohne Kind – in einem Zimmer wiederfand. Es war 23 Uhr und daher keine „Rooming-in"-Zeit. Unruhig und traurig wurde ich erst, als mir meine Tochter täglich morgens mit den Worten gebracht wurde: „Na, Sie haben ja eine kleine Opernsängerin, die ganze Nacht schreit sie durch!" Ich nahm mir vor, sie zu Hause nicht nachts weinen zu lassen, und auch sonst stellten wir bald alles um, zu allererst den pünktlichen Vier-Stunden-Still-Rhythmus.

Diese Kritik richtet sich jedoch nicht gegen dieses eine Spital; denn sowohl die Mütterheim- als auch Kinderschwestern waren wirklich liebenswürdig, und ich fühlte mich gut aufgehoben. Es ist vielmehr eine Rückschau, was vor jetzt ungefähr 30 Jahren in vermutlich den meisten Geburtshilfeabteilungen für das „Normalste" und „Selbstverständlichste" gehalten wurde.

Ich wählte für meine zweite Entbindung, eineinhalb Jahre später, deshalb auch wieder dieselbe Station. Mein Vertrauen war allerdings bei der Geburt erschüttert, als die Hebamme meinte, dieses Kind wäre zu klein für das „rooming-in", es habe sicher nicht die erforderlichen drei Kilogramm. Vielleicht hat Babette meine Verzweiflung erkannt, denn sie wog dann doch „genau" die erforderlichen 3.000 g.

Selbst zur dritten Geburt war ich wieder dort angemeldet. Inzwischen aber hatte ich andere Mütter kennengelernt, und es wurde viel über Schwangerschaft und Geburt diskutiert. Bücher von Frederic Leboyer, Jean Liedloff, Sheila Kitzinger fielen mir in die Hände.

Ich war sehr berührt und bald überzeugt von der Idee, dass Neugeborene etwas ganz anderes erwarten als Wiegen, Messen, Waschen und ab ins Kinderzimmer. Dass Mutter und Kind nach der Geburt zusammengehören, muss man gar nicht damit begründen, dass wir als Menschen Humanisten sind (oder sein sollten?) mit hochentwickeltem Verstand, Gefühlen und der Fähigkeit zum eigenen Willen. Da reicht es, dass wir immer noch die Instinkte der Säugetiere in uns tragen, die sich am intensivsten um ihre Neugeborenen kümmern, einfach schon deshalb, weil sie nur sehr wenige im Laufe des Lebens gebären können.

Ich war bereits im sechsten Monat, als Wolfgang und ich deshalb entschieden, dass unser drittes Baby zu Hause zur Welt kommen sollte. Eines spürte ich sofort: Initiative und Verantwortung lagen plötzlich bei uns. Als Erstes und Wichtigstes: Ich brauchte eine Hebamme. Das war zu diesem Zeitpunkt der Schwangerschaft schon schwierig, denn es gab in Wien damals nur etwa acht freischaffende Hebammen. Aber nach einem ganzen Nachmittag Telefonieren hatte ich Erfolg. Sonja Höfer hatte noch Platz für mich, und wir besuchten sie zu einem Vorstellungsgespräch. Wir erfuhren, was wir alles vorbereiten sollten (wofür wir uns fast zu lange Zeit ließen, denn Benjamin kam 10 Tage zu früh). Ich erinnere mich noch gerne an die sorgfältige und bereichernde Geburtsvorbereitung. Neben Information, Übungen, Atemtechniken war viel Raum für Erfahrungsaustausch. Noch heute pflegen wir Freundschaften aus dieser Zeit.

An einem Septembertag 1983 war es schließlich so weit. Die Wehen kamen kräftig und regelmäßig, und ich piepste Sonja an. Sie kam, packte aus, untersuchte mich, und dann warteten wir zu dritt. Ich spüre noch diese dichte, ja feierliche Ruhe, in der alles geschah.

Anfangs war es noch angenehm herumzugehen, aber bald musste ich stehen bleiben und mich ganz aufs Veratmen einstellen. Wolfgang massierte meinen Rücken während der Wehen, und Sonja gab von Zeit zu Zeit Bericht, munterte mich auf oder gab Anweisung, was ich besser tun oder lassen sollte. Der Druck nach unten wurde immer größer und mit der heiß ersehnten Botschaft, dass der Muttermund verstrichen sei, durfte ich endlich mitpressen.

Bisher gewohnt, im Liegen zu gebären, war es gar nicht so einfach, meine eigene Position zu finden. Schließlich lehnte ich mich halb hockend, halb sitzend an Wolfgang. Ihn zu spüren, gab mir Stütze und Geborgenheit. Wie bei allen Geburten, ging auch diesmal die letzte Phase an meine Grenze. Welche Freude war es da, als ich schon die Haare unseres Babys spüren konnte, welches Glücksgefühl, als wir Benjamin endlich in unseren Armen hielten.

Und diese ersten Stunden nach der Geburt, die zu den schönsten Stunden unseres Lebens gehören, die durften wir richtig genießen. Das erste Kennenlernen, diese ersten Handlungen, halten, streicheln, Nabelschnur durchtrennen, baden, anlegen, wiegen – sie geschahen langsam, ja andächtig. Benjamin war das einzige Neugeborene von unseren fünf Kindern, das nicht einmal geweint hat. Er lag ganz ruhig da, schaute mit großen Augen in die Welt und nach einigen Minuten suchte er schon nach dem Wichtigsten seiner ersten Lebenszeit, nach meiner Brust. Inzwischen war es Morgen geworden, und unsere zwei jetzt plötzlich ganz großen Mädchen kamen und staunten mit uns. Wolfgang hatte sich eine Woche freigenommen, und wir konnten einfach nur „Familie sein".

Eigentlich betrachteten wir unsere Familienplanung mit diesem dritten Kind als abgeschlossen, aber 1987 wurde ich kurz nach meiner Promotion noch einmal schwanger. Berenice kam im November 1987 mit Claudia Schachner zur Welt (Sonja war selbst gerade schwanger). Im Juni 1992 – wir waren inzwischen ins Piestingtal übersiedelt – wurde Konstantin geboren. Bei ihm stand uns Ilona zur Seite.

Die letzte Geburt ging wider Erwarten sehr schnell – nach fünf Jahren Pause hatte ich mich auf einen zäheren Ablauf eingestellt. Ich bildete mir ein, die Küche besonders gründlich aufräumen zu müssen und schrubbte bis Mitternacht den Boden. Um drei Uhr mussten wir Ilona aus dem Schlaf reißen, sie war gleich da – noch rechtzeitig, dass ich beim letzten Kind die Annehmlichkeiten eines Gebärhockers „genießen" durfte.

Obwohl ich schon Erfahrung mit der Wochenbettzeit hatte, war ich doch jedes Mal froh, wenn es während der ersten zehn Tage an der Tür läutete und meine Hebamme dastand. Diese halbe Stunde „mütterliches" Ohr für meine Fragen, die guten Ratschläge sind ein wichtiger Teil der Geborgenheit, die ich erlebte. Dieses Getragenwerden verdanke ich aber auch meiner Familie und nicht zuletzt meinen Freunden und Freundinnen, die „einfach so" mit einem fertigen Mittagessen in der Tür stehen, weinende Babys herumtragen oder meine „Großen" mitnehmen, um mir einige ruhige Stunden zu bescheren. Wir wussten alle: Die Neigung, sich in dieser labilen Zeit zu überfordern, ist groß. Mich warnte immer meine Brust – sobald sie begann, sich zu entzünden und das Stillen höllisch weh tat, wusste ich, ich war bettreif für zwei Tage mit Kamillentee- und Leinsamenumschlägen und einem „Danke" an alle, die sich um den „Rest" kümmerten.

Auch das Stillen veränderte sich positiv seit den Hausgeburten. Hatte ich für meine beiden großen Mädchen nur jeweils einige Wochen Milch, konnte ich die anderen alle ein Jahr und länger stillen.

Seit der Lektüre des Buches *Auf der Suche nach dem verlorenen Glück* von Jean Liedloff verschwand der Kinderwagen und wurde durch Tragetuch und „Snuggli" ersetzt. Wir lernten, die tapferen „In-die-Welt-hinaus-Schritte" unserer Kinder mit Gelassenheit und Freude zu beobachten. Wir wünschten ihnen – und tun es auch heute noch – so in die Freiheit zu gehen, wie Astrid Lindgren ihre Ronja Räubertochter lernen lässt, mit den Gefährlichkeiten des Borka-Waldes umzugehen.

> *In den Fluss zu plumpsen, davor sollte sie sich hüten, hatte Mattis gesagt, und darum sprang sie am Ufer kühn und keck von einem glatten Stein zum anderen, dort, wo das Wasser am wildesten toste. Schließlich konnte sie sich ja nicht im Wald davor hüten, in den Fluss zu fallen. Welch ein Glück, dachte sie, dass ich eine Stelle gefunden habe, wo ich mich davor hüten kann, ins Wasser zu plumpsen und mich gleichzeitig darin üben kann, keine Angst zu haben.*

(Aus: *Ronja Räubertochter* von Astrid Lindgen, Verlag Friedrich Öttinger, Hamburg 1982)

Ein Nachsatz und Trost für jene, die vielleicht gerade jetzt zwischen „zu Hause oder im Spital" zu entscheiden haben: Meine Erfahrungen mit der Entbindung im Krankenhaus sind fast 30 Jahre her. Seither hat sich Grundlegendes verändert. Ich habe im Laufe meines Turnus acht Monate an der Geburtshilfe in Wiener Neustadt verbracht. Vieles hat sich so entwickelt, wie ich es mir damals gewünscht hätte. Liebevolle Betreuung, rooming-in für alle bei Tag und Nacht, Entspannen in der Badewanne, Gebärhocker, alle Väter werden ermutigt, die Geburt mitzuerleben und vieles mehr. Es gibt auch die Möglichkeit der ambulanten Geburt, seit kurzem sogar mit der eigenen Hebamme.

Eine breite Palette also zwischen Hausgeburt mit der Möglichkeit, bei Schwierigkeiten doch im Spital aufgenommen zu werden, und der Entbindung im Krankenhaus mit dementsprechender Sicherheit und doch „heimeliger" Atmosphäre und Möglichkeit zur Selbstgestaltung.

Das ist mein Traum: Nicht in Konkurrenz treten, sondern ein liebevolles, achtsames Miteinander im Umgang mit den Bedürfnissen der werdenden Mütter.

8.5. Claudia Jell

Ich bin Mutter zweier Kinder und habe beide zu Hause mit meiner Hebamme zur Welt gebracht. Es sind heute fast fünf Jahre her, als ich mich zum ersten Mal für die Hausgeburt entschied.

Damals lernte ich Ilona Schwägerl bei einem ihrer Geburtsvorbereitungskurse kennen. Mein Mann und ich belegten einen Paarvorbereitungskurs. Gleichzeitig ging ich in ein Krankenhaus zur Geburtsvorbereitung.

Ich war sehr froh, bei Ilona auch über alternative Methoden, wie Massage oder Akupunktur, und nicht nur über körperliche Vorgänge informiert zu werden.

Mich beeindruckten vor allem das Bedenken der Gefühle des Babys im Mutterleib während der Schwangerschaft und Geburt und auch die Gefühle der schwangeren und gebärenden Frau.

Auch die vielen Möglichkeiten von Homöopathie und anderen alternativen Methoden gaben mir Sicherheit. So reifte langsam in mir der Entschluss zu einer entspannten harmonischen Geburt in vertrauter Umgebung.

Für mich war es wichtig, meine eigene Wohnung mit Bad, Küche und Toilette jederzeit, ohne Wartezeiten, zur Verfügung zu haben. Denn zu Hause konnte ich einfach besser entspannen.

Sehr wichtig war das Beisein von Ilona, weil sie auf ihrem Gebiet eine sehr versierte, kompetente Frau ist. Ich konnte mich auf ihr Wissen verlassen, sie gab mir Sicherheit, und so konnte ich der Geburt als natürlichen Vorgang ihren Lauf lassen. Ein weiterer Entscheidungsgrund zur Hausgeburt war auch, dass ich mein Baby bei meiner Hebamme gut versorgt wusste. Ich wusste, sie würde es ganz sanft und liebevoll in unserer Welt willkommen heißen.

Meine erste Tochter kam wirklich bei gedämpftem Licht zur Welt und wurde anschließend neben mir, neben dem Bett gebadet. Alles geschah in Ruhe und Respekt. Das Baby musste keinen Schrei zu viel tun.

Auch meine zweite Tochter wurde, Gott sei Dank, so sanft in dieses Leben geboren.

Nach der Geburt brauchen nicht nur die Mütter Ruhe, sondern auch die Babys. Auch die Babys wollen sich von den Strapazen der Geburt erholen und nicht unter zu vielen fremden Leuten sein. Ich bin der Meinung, man sollte Neugeborene nicht dem Krankenhausalltag aussetzen. Vorausgesetzt, es ist alles in

Ordnung. Denn Kindergeschrei ist für Babys ansteckend, und wer könnte liebevoller wickeln als die eigene Mutter.

Ruhe und Hilfe sind sehr wichtig und unverzichtbar nach der Geburt. Aber ich lag oft in den Tagen nach der Geburt neben meinem schlafenden Kind und konnte vor Glück kein Auge zutun. Nicht, dass ich dann aufstand, um Hausarbeiten zu erledigen, sondern ich war ganz auf Babyversorgen und Babystillen eingestellt.

Vielleicht ist das auch eine Einrichtung der Natur?!

8.6. Doris Ruhnau

Wir haben drei Kinder: Daniel, Paul und Elisabeth. Als ich mit Daniel schwanger war, entschied ich mich für eine Geburt in der Semmelweis-Klinik. Diese hatte den Ruf, *für* sanfte Geburt zu sein. Meine Vorstellungen darüber unterscheiden sich wohl heute sehr von den damaligen. Ich hatte zwar keinen Vergleich zu anderen Krankenhäusern, dachte aber doch, die beste Möglichkeit für uns gefunden zu haben. Ich fand sehr positiv, dass man, unter häufiger Kontrolle, bis zu vierzehn Tage Zeit bis zu einer Einleitung bekam.

Am 29. November war es dann, elf Tage nach dem errechneten Termin, endlich so weit. Ich war glücklich, als am 28. November am Abend die Wehen begannen. Wir waren gerade bei Freunden zu Besuch. Ich genoss das Abendessen, wie nur schwangere Frauen bestimmtes Essen genießen können. Ich wusste noch nicht, dass ich es später wieder unfreiwillig hergeben musste. Wir fuhren gegen 21 Uhr nach Hause. Dort versuchte ich, noch ein wenig zu schlafen, was aber nicht wirklich gelang. Um ein Uhr fühlte ich mich schon ein wenig unsicher ohne Kontrolle. Also packten wir alles zusammen und fuhren los. Bei der Aufnahme um zwei Uhr und der ersten Untersuchung stellte irgendein Arzt einen drei Zentimeter offenen Muttermund fest. Ich fühlte eine kleine Enttäuschung, da ich dachte, es wären schon einige Zentimeter mehr. Ich bekam einen Einlauf in einem Zimmer. Ich musste dann über einen langen (und immer länger werdenden) Gang zur Toilette laufen. Eine schwierige Aufgabe, speziell in diesem dünnen Nachthemd, welches ich schon davor erhalten hatte. Anschließend wurden wir in eine Art Wehenzimmer gebracht. Es war ebenso halbdunkel wie das erste Zimmer. Sechs bis acht Frauen lagen dort drinnen. Mein Mann und ich teilten uns ein Bett, da wir beide hundemüde waren. Davor ging ich noch ziemlich lange auf dem Gang herum. Ich hatte schon etliche anstrengende Wehen. Ich glaubte, durch das viele Herumgehen den Geburtsvorgang zu beschleunigen. Es beschleunigte nichts. Irgendwann kam eine Schwester und sagte mir, ich solle mich niederlegen, da ich sonst keine anständigen Wehen produzieren könne. Es vergingen Stunden mit unbequemer Schlaflosigkeit.

Es gab zu wenig Platz und zu viel Unruhe in allen möglichen Formen. Zwischendurch verabschiedete sich plötzlich mein Abendessen wieder. Sofort wurde ich gerügt, weil ich alleine auf die Toilette gelaufen war, um zu erbrechen. Ich hätte wohl Mitteilung machen sollen, aber gerade das Sprechen ist mir in diesem Moment etwas schwergefallen. Um neun Uhr war mein Muttermund vier Zentimeter offen, und ich war noch immer müde, müde, müde.

Endlich, um zehn Uhr, war ich bei fünf Zentimeter angelangt. Wer auch immer dies feststellte, schickte mich in den Kreißsaal.

Endlich stand dort ein zweites Bett. Martin legte sich darauf, um wieder etwas auszuruhen. Als die Hebamme kam, fragte sie ihn, ob ihm schlecht sei. Dann wandte sie sich mir zu. Sie schien sehr freundlich und vertrauenswürdig. Ich durfte aufstehen, konnte mich aber nach einer Weile nicht mehr auf den Beinen halten. Also legte ich mich hin. Eine Hebammenschülerin kam und betreute mich. Sie blieb die ganze Zeit bei mir. Martins und ihre Zuwendung taten mir sehr gut. Was mich allerdings irritierte, war das breite, „zentnerschwere" Gummiband auf meinem Bauch. Immer wieder bat ich, es mir herunterzunehmen, aber es half alles nichts. Es musste offensichtlich sein. Stündlich oder seltener kam die Hebamme zur Kontrolle. Ich sehnte mich zwar öfter nach ihr, sagte aber nichts. Dann bekam ich eine Spritze, die meinen Zustand seltsam veränderte.

Ich verfiel innerhalb von Sekunden in eine Art Schlaf, träumte sofort und redete dann wirres Zeug. Als Martin mich danach fragte, wurde ich wieder wach. Ich hatte wohl Halluzinationen. Die Injektion sollte der Entspannung dienen! Als der Muttermund acht Zentimeter offen war, kam ein Arzt und öffnete die letzten zwei Zentimeter mit seiner Hand, was mir Höllenschmerzen bescherte! Das ist der einzige Arzt, dessen Gesicht ich bis heute in Erinnerung habe. Auch die Fruchtblase wurde geöffnet. Kurz darauf begannen heftige Presswehen. Ich sollte aber *nicht* pressen.

Es war sehr schwierig, dem Druck standzuhalten. Also hieß es: nicht mehr aufstehen, maximal Seitenlage und hecheln. Der Kopf unseres Kindes war noch nicht weit genug unten. Vor lauter Hecheln fingen meine Gliedmaßen an zu kribbeln, bis ich sie fast nicht mehr spürte. Ich durfte dann in ein Nylonsäck-chen atmen und mein Zustand besserte sich nach einiger Zeit. Insgesamt muss-te ich vier Stunden Presswehen verhecheln. Ich wurde schon sehr ungeduldig. Endlich durfte ich sogar einen Versuch starten zu pressen. Ich musste aber auf-geben. Die Hebamme verließ lächelnd den Saal. Sie hatte es ja gewusst, dass ich es noch nicht schaffen würde. Ich fühlte mich sehr klein. Martin redete mir gut zu. Es tat mir gut, nicht alleine zu sein. In weiser Voraussicht hatten wir zu Hause noch eine Jause für Martin eingepackt. So konnte er sich wenigstens ein bisschen stärken. Ich war mächtig durstig, durfte aber leider nichts trinken. Es verging eine Menge Zeit, bis die Hebamme wieder hereinschaute. Sie sag-te: „Fünf Presswehen noch, dann dürfen sie pressen!" Ich zählte mit, endlich, endlich war es so weit. Die Enttäuschung war groß, als die Hebamme nicht rechtzeitig zurückkam. Ich wurde wirklich böse und begann, fürchterlich zu schimpfen. Meine zwei ständigen Begleiter, besonders Martin, bekamen mei-ne Wut zu spüren.

Ich wollte, dass jemand sie holt. Endlich kam sie und ebenso der Arzt. Es hieß, ich dürfte pressen, also tat ich es. „Na, Moment, Moment, des is' ja noch nix!", wurde mir gesagt. Ich fühlte mich nun völlig durcheinander. Ich konnte nicht mehr unterscheiden, ob ich eine Wehe hatte oder nicht. Martin sollte dann auf meinen Bauch drücken, damit das Baby nicht zurückrutscht. Er war so lieb und sanft. Der Arzt übernahm, etwas kräftiger! Um 17.13 Uhr erblickte unser kleiner Daniel das Licht. Wie froh war ich, als ich die Geburt geschafft hatte. Ich war sehr mit Stolz erfüllt. Jede Anstrengung war vergessen. Ein weiches, warmes, glitschiges, lebendiges, 4.001 g schweres süßes Kerlchen lag in meinem Arm. Ich erinnere mich, dieses Gefühl eingesogen zu haben, um es niemals zu ver-gessen.

Pauls Geburt war unsere erste Hausgeburt. Ich hatte mich schon lange davor entschieden, zu Hause zu gebären. Ich hatte bereits mit ungefähr 18 Jahren darüber gelesen. Am meisten aber faszinierten mich die Berichte von Frauen, die ich in der „La-Leche-Liga"-Stillgruppe kennengelernt hatte. Einige davon hatten bereits zu Hause geboren. Ich konnte mir plötzlich nichts anderes mehr vorstellen. Ich stellte mir die Ankunft unseres zweiten Kindes friedvoll, gemüt-lich und ruhig vor. Das konnte aber nur in meiner gewohnten Umgebung Wirk-lichkeit werden. Es war nicht schwer, Martin davon zu überzeugen. Wir freuten uns beide darauf, wie auf eine Reise in ein wunderschönes Land. Am Montag, den 11. Oktober 1993 war es dann so weit. Ich war acht Tage über dem errech-neten Termin und schon etwas ungeduldig. Ich entschied mich, einen Geburtscocktail zu trinken. Ilona, unsere vertraute Hebamme, brachte mir die Zutaten. Martin besorgte eine große Topfengolatsche (Quarkkuchen) für hinterher, damit der etwas ekelhafte Geschmack verging. Ich musste dann schon einige Zeit auf die Wirkung warten.

Wir hielten ständig Kontakt zu Ilona, um den neuesten Stand der Dinge bekannt zu geben. Während des Tages richteten wir uns im Wohnzimmer gemütlich ein. Matratzen, Decken, Sitzpolster, eine Kerze und dergleichen wurden vorbereitet. Am Abend war mein Darm wohl völlig leer. Ich spürte ein leichtes Ziehen. Um 18 Uhr kam Ilona wieder zu uns, um mich zu untersuchen. Der Muttermund war tatsächlich schon ein Stück geöffnet. Da Ilona nicht weit weg wohnt, fuhr sie nach Hause. Kaum machte sie die Tür hinter sich zu, begannen deutliche Wehen. Wir zogen die Jalousien herunter und dämpften das Licht. Dann zündete ich noch eine geweihte Kerze an, die ich von einer lieben Freundin bekommen hatte. Ich fand es so schön gemütlich in unserem Wohnzimmer. Unser Sohn Daniel wurde inzwischen müde. Mein Mann brachte ihn ins Bett. Als er seelenruhig schlief, wurden die Wehen noch ein wenig intensiver. Ich genoss die ungeteilte Aufmerksamkeit meines Mannes. Unsere gemeinsame Abenteuerreise hatte begonnen. Um ca. 21 Uhr waren die Wehen schon sehr stark. Ich bat Martin, Ilona zu verständigen. Als sie kam, richtete sie mit großer Ruhe und Sorgfalt ihre Utensilien her. Jedes Teil wurde behandelt wie ein kleines Heiligtum. Wir waren während der Wehen auf mich konzentriert. Zwischendurch ließen wir die Stimmung auf uns wirken. Ilona war sehr still, jedoch aufmerksam, wie eine Reisebegleiterin. Einen Moment hatte ich den Eindruck, sie bete.

In einer Wehenpause stellte Ilona fest, dass der Muttermund schon sieben Zentimeter offen war, was mir große Freude bereitete. Es würde nicht mehr lange dauern, bis unser zweites Kind geboren würde, höchstens eine Stunde. Dann würde das Ziel unserer Reise erreicht sein.

Der Muttermund verstrich in kurzer Zeit. Die letzten Wehen veratmete ich auf dem Gebärhocker, dann konnte ich pressen. Nach drei bis vier Versuchen wechselte ich auf die Matratze. Die ganze Zeit der Geburt befand ich mich in Martins Armen. Ich fühlte mich in jeder Hinsicht gestützt und geschützt. Die Freude war gewaltig, als Pauli um halb zehn Uhr am Abend die Welt erblickte. Er lag so warm und weich auf meinem Bauch. Ich spürte, wie die Nabelschnur noch pulsierte.

Erst als sie aufhörte, durchtrennte Martin sie. Ich legte Pauli an die Brust. Er saugte perfekt von der ersten Minute an. Dann brachten Ilona und Martin eine

Wanne mit einem Entspannungsbad für unseren Kleinen. Ilona blieb noch ein Weilchen bei uns. Als sie gegangen war, richtete Martin ein Schlaflager neben mir im Wohnzimmer für uns alle ein. Als unser Sohn Daniel am nächsten Morgen munter wurde, sagte er nur: „Oh, das Baby ist da!" Wir fühlten uns sehr wohl und behütet in unseren eigenen vier Wänden und waren stolz, unsere Abenteuerreise bestanden zu haben.

In der Zeit des Wochenbettes wurden wir von Ilona liebevoll betreut. Wir waren sehr traurig, als diese Zeit beendet war.

Als sich unser drittes Kind ankündigte, war mein erster Weg zu Ilona, um mich wieder für eine Hausgeburt anzumelden. Eine andere Möglichkeit zogen mein Mann und ich nicht mehr wirklich in Betracht. Mit Leidenschaft trafen wir die großen und kleinen Vorbereitungen dazu. Speziell unsere beiden Söhne wollten wir gut vorbereitet wissen, da wir auch nicht voraussehen konnten, ob sie zur Geburtszeit schlafen würden oder nicht. Ich las ihnen oft und oft Bilderbücher zum Thema vor und beantwortete vor allem Daniels Fragen. Pauli war noch sehr klein. Aber ich glaube, dass er gefühlsmäßig verstand. Wir fragten Ilona um ihre Erfahrungen mit Geschwisterkindern bei der Geburt. Nachdem es keine schlechten Erfahrungen gab, fühlten wir uns sicher. Wir ließen einfach alles auf uns zukommen.

Elisabeth meldete sich, zu unserer Überraschung, schon einen Tag nach dem Termin. Wir hatten erst später mit der Geburt gerechnet, da unsere zwei Buben mit Verspätung angekommen waren.

Ich hatte schon in der Nacht zum 8. September ganz leichte Wehen. Am Vormittag des nächsten Tages verständigte ich Ilona. Der Tag verlief ruhig. Martin kümmerte sich um unsere Buben, und ich kümmerte mich um mich und unser noch ungeborenes Baby. Die Wehen wurden nur langsam stärker. Ich richtete mich im Wohnzimmer gemütlich ein, hörte Musik, schlief manchmal für kurze Zeit. Es tat mir gut, mich in aller Gemütlichkeit und Ruhe auf die Geburt einzustellen.

Martin ging mit Paul und Daniel an die frische Luft. So gegen 16 Uhr rief ich ihn an. Ich spürte, dass ich ihn schon in meiner Nähe brauchte. Die Wehen waren noch immer gut erträglich. Ich hatte einen großen Gymnastikball, auf den ich meinen Oberkörper während der Wehen legte. Ich konzentrierte mich darauf, offen zu werden.

Ilona kam um ca. 17 Uhr. Wir freuten uns über ihre Anwesenheit, und ich fühlte mich geborgen. Ich hatte aber im wahrsten Sinn des Wortes leider kalte Füße bekommen. Ich weiß nicht, warum gerade beim dritten Kind. Ich fürchtete mich ein bisschen vor der Geburt. Also richtete sie mir ein herrliches Fußbad und gab ätherische Öle in meine Duftlampe. Ebenso gut tat mir die Rückenmassage.

Um 18 Uhr rief sie Martin, Daniel und Pauli. Alle drei waren überrascht, dass es schon so weit war. Daniel positionierte sich auf einem Sessel hinter Ilona, damit er alles genau sehen konnte. Pauli weinte ein bisschen. Er wollte Ilona die Uhr bringen. Daniel war aber schneller gewesen. Ich saß schon auf dem Gebärhocker. Martin stütze mich von hinten. Er tröstete gleichzeitig auch Pauli, der sich schnell wieder beruhigte.

Mit der dritten Presswehe war Elisabeth da. Wir hießen sie alle, fast laut jubelnd, willkommen. Die Buben freuten sich über die kleine Schwester. Ilona und Martin halfen mir auf die Matratze. Die Nabelschnur hatte aufgehört zu pulsieren. Martin durchtrennte sie. Plötzlich fragte Daniel: „Und wo ist jetzt der Mutterkuchen?" Bei all der Vorbereitung auf die Geburt hatte ich wohl vergessen zu erzählen, wie ein Mutterkuchen aussieht. Offensichtlich stellte er sich einen richtigen Kuchen vor.

Elisabeth suchte nach einer kleinen Verschnaufpause heftig nach meinem Busen und saugte kräftig und gekonnt. Alle waren fasziniert. Dann wurde sie in unserer bewährten Babywanne im Wohnzimmer direkt neben mir gebadet. Sie genoss es sichtlich. Ich empfand es als kleines Wunder, dass ich diesmal keinen Dammriss hatte. Ilona ging etwa eine Stunde nach der Geburt.

Martin und ich betrachteten spät am Abend unsere drei schlafenden Kinder mit Stolz. Wir waren noch lange erfüllt mit einem besonderen Glücksgefühl, fast „high" von den Ereignissen.

Die folgenden Tage unter Ilonas Betreuung und Fürsorge genossen wir sehr. Der Abschied von dieser schönen Zeit des Umsorgtseins fiel uns diesmal nicht so schwer, weil wir sie zum zweiten Mal erleben durften. Wir empfanden es wohl mehr als ein Geschenk: Nicht traurig, dass es vorbei war, sondern glücklich, dass es gewesen.

8.7. Nina Stein

Im Juni 1997 stand es fest: Ich war schwanger und erwartete mein erstes Kind.

Von nun an begann eine ganz besondere und wunderbare Zeit in unserem Leben.

Viele Gedanken kamen in mir auf, viele Fragen beschäftigten uns.

Eine dieser Fragen, die ich mir sehr bald stellte, war die der Geburt. Wie es wohl werden würde? Ich hatte anfangs eher gemischte Gefühle, wenn ich an dieses große Ereignis dachte. Die meisten Frauen, die ich kannte und die Geburt schon erlebt hatten, waren dieser gegenüber ziemlich negativ eingestellt. „Ich erzähl' dir lieber nichts", war die Reaktion vieler Frauen, als ich sie während meiner Schwangerschaft nach ihren Geburtserfahrungen fragte.

Ich hörte sehr bald auf, mir irgendwelche Schreckensberichte zu Herzen zu nehmen. Wer sagte denn, dass es bei mir so werden müsste?

Ich war mir recht bald im Klaren: Für mich sollte die Geburt ein schönes Erlebnis werden und kein Horrorszenario! Wie konnte ich diesen Wunsch aber nun verwirklichen? Nur an einem Platz der Geborgenheit kann die Geburt meiner Meinung nach zu einem schönen Erlebnis werden.

Bei dem Gedanken, mein Kind im Krankenhaus zur Welt zu bringen, wurde mir von Anfang an mulmig. Krankenhäuser bieten für mich eine Atmosphäre, die in mir Unbehagen hervorruft, die mir sogar Angst macht. Mit der Vorgangsweise in Krankenhäusern bin ich oft nicht einverstanden, und Ärzte besitzen meist nicht mein vollstes Vertrauen – zumal ich die, die mich bei der Geburt betreuen würden, nicht einmal kennen würde, ebenso wenig die Hebamme.

Noch etwas schreckte mich von einer Krankenhausgeburt ab: Ich glaubte, dass ich hier das Vertrauen in meine eigene Kraft, ein Kind zur Welt zu bringen, verlieren würde. Mit all der Gerätetechnik und den medizinischen Mitteln im Hintergrund, die ständig zur Anwendung bereitstehen, passiert es, glaubte ich, recht schnell, sich auf diese mehr zu verlassen als auf sich selbst. Immer der Gedanke im Hinterkopf: Wenn ich nicht mehr kann, wird schon irgendwer etwas tun – Wehentropf, Saugglocke, Kaiserschnitt, …

Diese Überlegungen brachten mich dazu, eine Hausgeburt ernsthaft in Erwägung zu ziehen. Hier konnte ich in der Geborgenheit meiner eigenen vier Wände bleiben und sehr viel selbstbestimmter an die Geburt herantreten. Oder war dies nun doch zu gefährlich?

Ich sprach mit Andi, dem Vater des Kindes, darüber. Er war dem Gedanken einer Hausgeburt gegenüber nicht abgeneigt, hatte aber doch Zweifel und Ängste. Wir wussten auch noch viel zu wenige Details über Hausgeburten.

Wir beschlossen, uns eingehend zu informieren – am besten bei einer Hebamme, die Hausgeburten durchführt. Ich erfuhr von Ilona Schwägerl und vereinbarte bald darauf einen Termin zu einem Informationsgespräch mit ihr. Bei dieser Gelegenheit konnten offene Fragen unsererseits beantwortet werden. Nach dem Gespräch hatte ich ein sehr gutes Gefühl. Wir meldeten uns vorläufig einmal für eine Hausgeburt an, waren aber noch immer etwas unsicher. Die endgültige Entscheidung musste erst noch in uns reifen.

Während meiner Schwangerschaft beschäftigten wir uns noch sehr eingehend mit dem Thema „Geburt". Wir besuchten einen Geburtsvorbereitungskurs bei Ilona und lernten sie und Eva, ihre Hebammenkollegin, im Laufe der Zeit gut kennen.

Im Geburtsvorbereitungskurs trafen wir auch andere Frauen, die bereits Erfahrungen mit einer Hausgeburt gemacht hatten und uns von ihren Erlebnissen berichten konnten. All das bestärkte unseren Entschluss zu einer Hausgeburt.

Ich konnte meine Ängste mehr und mehr abbauen und gewann immer mehr Vertrauen in meine eigenen Fähigkeiten, ein Kind zu gebären. Eine Hausgeburt war für uns genau das Richtige! Ich stellte mich ganz und gar auf die bevorstehende Hausgeburt ein und schaute ihr voll Zuversicht und auch mit etwas Ungeduld entgegen. Ich konnte es kaum abwarten, die Geburt selbst zu erleben und das kleine Wesen, das in mir heranwuchs, in den Armen zu halten. Wie es wohl aussehen würde?

Aber ich sollte alles früher erfahren als erwartet. Denn viereinhalb Wochen vor dem Geburtstermin wurde ich nachts immer wieder munter, weil meine Gebärmutter hart wurde. Dieses Hartwerden war zwar in den letzten Tagen schon öfter vorgekommen und war nichts Ungewöhnliches , um 5 Uhr kam mir das Ganze jedoch schon etwas seltsam vor, weil das Hartwerden in regelmäßigen Abständen auftrat – ca. alle acht Minuten. Sollten das etwa die Wehen sein?

Ich weckte Andi, er hörte mir schlaftrunken zu. „Es ist noch viel zu früh. Wir haben noch mehr als vier Wochen!", sagte er und schlief wieder ein. Als um 6 Uhr dann noch etwas Schleim abging, wurde ich wirklich unruhig und ängstlich. Sollte es wirklich heute schon so weit sein? „Das hast du jetzt von deiner Ungeduld", dachte ich mir. Vorbei der Traum von der Hausgeburt, denn die macht Ilona höchstens drei Wochen vor dem errechneten Termin. Aber vielleicht war es ja doch nur ein Fehlalarm. Hoffentlich.

Ich versuchte, mich wieder zu beruhigen und zunächst einmal auf Ilona zu warten. „Zufällig" hatten wir nämlich genau für diesen Tag (17. Januar) um 9 Uhr den Termin für den Hausbesuch mit ihr vereinbart, den sie routinemäßig vier bis sechs Wochen vor dem Geburtstermin durchführt, um sich die räumlichen Gegebenheiten anzuschauen und letzte Fragen zu beantworten.

Andi und ich frühstückten gemeinsam, er nahm die Sache noch immer nicht ganz ernst.

Mittlerweile konnte ich bei den Wehen schon gar nicht mehr sitzen bleiben, ich ging auf und ab und veratmete sie. Dann wurden sie wieder schwächer. Ich wartete nervös und gespannt. Als Ilona dann endlich kam, waren die Wehen nur mehr sehr schwach, ich dachte, es war doch nur ein Fehlalarm.

Zuerst plauderten wir nur, und Ilona führte Routinearbeiten durch. Erst kurz vor ihrem Aufbruch rückte ich mit der Sprache heraus: „Ilona, ich glaube, ich hatte schon Wehen!"

Ilona untersuchte mich sogleich. Ja, es waren wirklich bereits Wehen (die übrigens schon wieder stärker wurden), und der Muttermund war bereits einen Finger breit offen. Auf einmal nahm auch Andi alles sehr ernst.

Ilona meinte, es könne durchaus sein, dass die Geburt heute noch stattfindet. Sie würde dann aber keine Hausgeburt durchführen. Die Geburt selbst zu Hause sei kein Problem, aber es ginge um die ärztliche Versorgung, falls Komplikationen beim Kind auftreten sollten.

Ich war sehr enttäuscht und hoffte nur, dass sich alles doch noch um ein bis zwei Wochen verschieben würde, denn eines wusste ich ganz genau: Ich wollte dieses Kind auf keinen Fall im Krankenhaus zur Welt bringen. Ilona spürte anscheinend meine große Enttäuschung und meine Angst vor dem Krankenhaus. Denn sie war auf einmal im Zweifel, was sie tun sollte und ob sie doch eine Ausnahme machen sollte, konnte sich aber noch nicht entscheiden.

Sie bat mich, mich hinzulegen und abzuwarten, ob die Wehen wieder aufhören oder stärker werden würden. „Mach' dir das jetzt mit deinem Kindl aus", sagte Ilona. Weil sie momentan nichts tun konnte, fuhr sie wieder, sie wollte zu einer Fortbildung. Wir vereinbarten, in telefonischem Kontakt zu bleiben.

Ich lag den ganzen Vormittag im Bett und hoffte, dass die Wehen wieder aufhören würden. „Wenn du zu Hause geboren werden willst, dann lass dir noch ein bisschen Zeit", sagte ich zu meinem Baby. Aber die Wehen hörten nicht auf, mein Baby wusste es anscheinend besser.

Um ca. 11 Uhr läutete das Telefon. Es war Ilona. Sie war nicht zu ihrer Fortbildung gefahren, sondern nach Hause, um nachzudenken, was sie tun sollte. Sie hatte sich entschlossen, die Hausgeburt durchzuführen, wenn die Kinderärztin sich bereit erklärte, sofort zu kommen, falls Probleme mit dem Kind auftreten sollten.

Ich war total erleichtert und dankbar.

Da die Wehen bei mir noch nicht stärker geworden waren, fuhr Ilona noch zu ihrer Fortbildung, spätestens am Abend wollte sie dann bei uns vorbeischauen. So weit, so gut. Das Problem war nun, dass Samstag war und wir trotz intensiver Bemühungen die Kinderärztin nicht erreichen konnten und daher nach wie vor Unsicherheit herrschte, wo unser Kind im Falle des Falles geboren werden würde. Ich war mir auch immer noch nicht sicher, ob die Wehen nicht doch wieder vorbeigehen würden. Sie waren schon seit Stunden gleichbleibend und kamen ca. alle sieben Minuten.

Wir bereiteten aber alles für die eventuell bevorstehende Hausgeburt vor. Andi machte letzte Besorgungen in der Apotheke, ich bügelte noch Babywäsche. Zu meiner Verwunderung blieb ich trotz dieser unsicheren Situation erstaunlich ruhig und gelassen und der Tag verging wie im Flug.

Um 19.00 Uhr kam Ilona dann auf ihrem Heimweg bei uns vorbei. Sie untersuchte mich gleich. Der Muttermund war bereits fünf Zentimeter offen! Jetzt gab es keinen Zweifel mehr: Unser Baby wollte zur Welt kommen! Und zwar zu Hause! Denn obwohl wir die Kinderärztin noch immer nicht erreicht hatten, wollte Ilona die Geburt zu Hause durchführen. Mir fiel ein riesiger Stein vom Herzen, jetzt erst konnte ich mich so richtig freuen und ganz und gar auf die Geburt einlassen. Mein Körper reagierte auch sofort, denn als ob er nur auf den „Startschuss" gewartet hätte, wurden die Wehen nun stetig heftiger und traten in immer kürzer werdenden Abständen auf. Ich war bei jeder Wehe sehr konzentriert und veratmete sie, es ging mir gut dabei. Ilona und Andi trafen alle notwendigen Vorkehrungen.

Ich beschloss, eine Dusche zu nehmen. Hier erst wurde mir richtig bewusst, dass meine Schwangerschaft nun ihren Höhepunkt erreicht hatte und mit der Geburt in wenigen Stunden beendet sein würde. Bei diesem Gedanken wurde ich richtig wehmütig, denn es war eine sehr schöne Zeit gewesen. Ich verabschiedete mich in der Dusche von meinem kugelrunden Bauch, auf den ich so stolz gewesen war und den ich in den vergangenen Wochen so liebgewonnen hatte. Doch der Gedanke, dass ich seinen wundervollen Inhalt bald in meinen Armen halten würde, gab mir unendlich viel Kraft.

Ich war bereit für den letzten Schritt der Schwangerschaft – bereit für die Geburt.

Nach einer Dreiviertelstunde verließ ich die Dusche wieder. Die Wehen wurden jetzt stetig stärker. Ich suchte mir einen Platz, an dem ich mich richtig wohlfühlte – im Wohnzimmer auf einer Matte auf dem Boden. Während der Wehen kniete ich auf der Matte und legte mich vornüber auf einen Gymnastikball, so kam ich gut mit den Wehen zurecht.

Ich war vollkommen auf meinen Körper und mein Baby konzentriert. Ich brauchte sehr viel Ruhe. Selbst die Versuche von Andi, mir zu helfen, lenkten mich zu sehr von meinem Körper ab. Ich wollte nicht, dass er mich berührte oder mitatmete. Es war einfach nur gut, dass er da war. Andi verstand mich und akzeptierte meine Wünsche, ich war ihm dafür sehr dankbar.

Er verhielt sich ganz ruhig, ebenso Ilona. Es herrschte eine angenehme Atmosphäre im Raum.

Um 21.30 Uhr erreichten wir die Kinderärztin. Sie wäre bereit, jederzeit zu kommen.

Ilona untersuchte mich zwischendurch immer wieder mit dem CTG. Dem Kind ging es gut und es war bald ganz unten im Geburtskanal. „Tiefer kann es nicht mehr", sagte Ilona.

Ich dachte daran, wie ein Baby sich im Geburtskanal richtig drehen muss, um nach unten zu wandern. „Unser Kind kann das", dachte ich. Ich war sehr stolz auf unser Baby.

Die Wehen wurden immer stärker, und Ilona meinte, dass ich mich kurz vor dem Pressen befände. Aber irgendwie wollte mir das Pressen noch nicht gelingen. Die Wehen waren jetzt sehr schmerzhaft, und ich hatte sie nicht mehr richtig unter Kontrolle, zum ersten Mal bekam ich Angst. Ich suchte nach einer geeigneten Stellung, konnte aber keine finden. Ilona sagte, ich sollte versuchen, mich aufzurichten, so hielt ich die Schmerzen aber nicht aus. Für einen Moment war ich verzweifelt, die Schmerzen waren so stark, und ich kam irgendwie nicht weiter. In diesem Moment wusste ich aber ganz genau, dass ich alleine die Kraft haben musste, mein Kind zur Welt zu bringen. Ich wusste, dass ich diese Kraft besaß. Ich versuchte, mich aufzurichten und setzte mich in der Hocke auf Andis Schoß.

Auf einmal wurde mein Körper von einer ungeheuren Wucht ergriffen, jeder meiner Muskeln war angespannt, und ich hörte mich schreien. Es war aber kein Angstschrei, sondern ein sehr befreiender Schrei – er kam mir vor wie ein Urschrei. War das wirklich ich? Die erste Presswehe hatte eingesetzt. Ich war überwältigt von ihrer Macht. Der Weg war ganz klar. Bald würde mein Kind da sein. Es kam eine Presswehe nach der anderen. Ich war schweißgebadet. Andi hielt mich fest. Bei einer Presswehe platzte die Fruchtblase – es war wie eine Explosion. Ich presste aus Leibeskräften, aber das Baby war noch immer nicht da. Es war wahnsinnig anstrengend. Ilona sagte, ich solle jetzt mit mehr Gefühl pressen, denn der Kopf kam schon heraus. Ich versuchte, das Pressen mehr zu dosieren. Bei der siebenten oder achten Presswehe war es dann so weit: Unser Baby flutschte aus mir heraus auf die Matte! Unser Kind war geboren!

Ilona legte es mir in die Arme. „Das ist es also, unser Baby", dachte ich immer wieder. Wir hatten so lange und mit so viel Neugierde auf es gewartet. Es war ein Mädchen. Mit 46 cm und 2.225 g war sie zwar recht klein, aber alles war in Ordnung. Die Kinderärztin brauchte nicht zu kommen. Die Nachgeburt kam sehr rasch von ganz allein. Ilona nabelte unser Baby ab, dann badeten Andi und ich sie gemeinsam im Wohnzimmer. Nachdem wir sie dann noch angezogen hatten, legten wir uns zu dritt als neue Familie in unser Bett.

In dieser ersten Nacht konnte ich kaum schlafen aus Sorge, es könnte doch noch etwas passieren.

Unsere Tochter (ihre frühe Ankunft hatte uns so überrascht, dass wir nicht gleich einen Namen für sie hatten; erst nach sechs Tagen erhielt sie den Namen Magdalena) trank in dieser Nacht nicht von der Brust, auch nicht in der Früh und auch nicht in den nächsten drei Tagen, sie war halt doch noch etwas klein. Dank Ilonas liebevoller Nachbetreuung konnten wir gemeinsam auch dieses Problem in den Griff bekommen. Wir waren bei ihr wirklich in den besten Händen.

Magdalena konnte bald problemlos von der Brust trinken und gedieh prächtig.

Ihre Geburt wird uns ein Leben lang in wundervoller Erinnerung bleiben.

8.8. Birgit Toth

Unser erstes Kind sollte so um den 13. Juni 1991 zur Welt kommen. Umso größer war die Überraschung in der Nacht zum 15. Mai um ca. 1 Uhr früh. Ich spürte plötzlich, wie mein Bett immer nasser wurde und ich nichts dagegen tun konnte – ein Blasensprung.

Obwohl vier Wochen zu früh, weckte ich meinen Helmut ganz vorsichtig und gelassen. Der konnte es natürlich im ersten Moment gar nicht glauben. Da man aber bei einem Blasensprung nicht aufstehen soll, brachte er mir einen Kübel, da ich auf die Toilette musste – und an der Menge war es unübersehbar – die Geburt sollte losgehen.

Um ca. 1.30 Uhr brachte uns die Rettung ins Krankenhaus, bis dahin hatte ich noch keine Wehen. Im Kreißsaal, der in drei offene Kojen unterteilt war, war es mucksmäuschenstill. Die Hebamme schloss mich an den Wehenschreiber an und untersuchte mich. Der Muttermund war noch ganz zu.

Dann wurde eine Frau in den Kreißsaal gebracht, und eine Weile später hörten wir sie stöhnen und sich erbrechen. Bis dahin hatte ich mich auf die Geburt gefreut, aber als wir das mit anhören mussten, wurde uns ganz anders zu Mute. Kurz darauf Babygeschrei, wie schön das klang. Wir freuten uns sehr für diese Mutter. Und noch eine Geburt sollten wir miterleben bis zum Hebammenwechsel um 7 Uhr – nur bei uns tat sich nichts! Dann kam die Visite mit zwei Ärzten und sechs Studenten und Ärzten in Ausbildung. Einer nach dem anderen tastete meinen Muttermund und meinen Bauch ab. Ich kam mir wie bei einer „Fleischbeschau" vor – hilflos ausgeliefert. Die Hebamme versuchte – ohne Vorwarnung – meinen Muttermund mit den Fingern zu dehnen, das tat höllisch weh, dann bekam ich eine Vaginaltablette (zur Einleitung). Mein Mann und ich sollten uns in einem Zimmer ausruhen, da wir ja die ganze Nacht nichts geschlafen hatten. Als sich nach ein paar Stunden noch immer nichts tat, bekam ich eine weitere Vaginaltablette. Ich durfte weder aufstehen noch etwas essen oder trinken! Die Zeit schien stillzustehen. Andere Schwangere bekamen ihre Kinder und wurden auf die Wochenstation gebracht. Nur ich lag immer noch im Kreißsaal mit meinem übermüdeten Mann neben mir und wurde immer deprimierter. Beim nächsten Hebammenwechsel hatte ich noch immer kaum Wehen. Da es bis zur Geburt noch lange dauern konnte, schlief mein Mann zu Hause. Ich lag alleine in einem Zimmer und schlief fast nicht, da ich doch ab und zu heftigere Wehen hatte. Niemand kam in der Nacht zu mir, und als mein Mann um ca. 7 Uhr früh wieder ins Spital kam, wusste niemand, wo ich lag, da wieder einmal Schichtwechsel war. Wie er mir erst viel später erzählte, war er zu Tode erschrocken, als er in den Kreißsaal kam. Denn an ihm rasten Rettungsmänner mit einem Baby im Brutkasten vorbei, und er hörte jemanden sagen: „Die Mutter muss sofort in den OP, ihr geht es sehr schlecht!" Helmut dachte zuerst, ich sei das, aber da kam ich gerade aus meinem Zimmer.

Der Muttermund war erst zwei Zentimeter offen, aber ich durfte jetzt wenigstens herumgehen und etwas Tee trinken. Dann bekam ich einen Einlauf und duschte längere Zeit – aber auch das nutzte nichts. Also gingen Helmut und ich stundenlang auf dem Gang auf und ab. Kamen dann doch einmal stärkere Wehen, kreiste ich mit dem Becken und machte Atemübungen, die sehr halfen. Helmut massierte mich. Alle Mütter kannten und bedauerten uns schon – unser Baby wollte einfach nicht kommen. Vielleicht war ich zu gern schwanger und wollte dieses wundervolle Gefühl in mir nicht missen.

Dann duschte ich wieder, und plötzlich verspürte ich einen so starken Schmerz, dass ich einen Schrei losließ, weil ich glaubte, unser Baby würde jeden Moment auf den Boden fallen. Die Hebamme und mein Mann stürmten herbei und brachten mich ganz nass in den Kreißsaal. Ich zitterte am ganzen Körper und war schon total übermüdet – endlich durfte es losgehen. Der Muttermund hatte sich endlich sechs Zentimeter weit geöffnet, aber die Hebamme sagte um 18 Uhr, dass es immer noch dauern würde. Wenn Helmut mir nicht gut zugeredet hätte, ich glaube, ich hätte aufgegeben. So gingen wir wieder ein bisschen hin und her, um die Wehen zu fördern. Und dann spürte ich auch, dass es nicht mehr lange dauern könnte. Doch gerade da war, wie kann es auch anders sein, Dienstwechsel! Nach kurzem Blick auf meine Kartei verschwand die Hebamme. Ich fühlte unser Kind so stark nach unten drücken, hatte aber trotzdem keine richtigen Presswehen, und wir waren allein! Helmut musste die jetzt Dienst habende Hebamme holen, und die rief sofort einen Arzt, als sie den Kopf schon fast kommen sah! Ich presste so gut ich konnte, aber es tat sich nichts. Daraufhin drückte die Hebamme fest auf meinen Bauch – ohne Erfolg. Dann sagte sie: „Fest pressen, der Kopf steckt schon!", und im selben Augenblick spürte ich einen stechenden Schmerz und hörte „ratsch". Ein Dammschnitt wurde gemacht, und die Hebamme zog unser Kind am Kopf heraus. Da lag er nun, unser Sohn, mit blau-grauer Haut und voller Käseschmiere, endlich – nach 42 Stunden! Ich durfte ihn nur ganz kurz halten, dann wurde er gebadet und kam in den Brutkasten.

Aber für mich war es noch immer nicht überstanden. Die Nachgeburt wollte genauso wenig herauskommen wie unser Lukas. Nachdem sich die Hebamme erfolglos auf meinen Bauch gekniet hatte, tat dies ein Arzt von stattlicher Größe. Unter starken Schmerzen presste ich die Plazenta hinaus. Dann wurde ich noch genäht und endlich durfte ich unser Baby stillen. Aber dieser kleine Kerl mit den verschwollenen Blutergüssen um die Augen war viel zu schwach zum Trinken. Er brauchte erst mal Ruhe. Lukas verbrachte fünf Tage fast nur im Brutkasten. Ich wollte ihn unbedingt stillen. Gott sei Dank half mir wenigstens eine Säuglingsschwester dabei. Lukas brauchte zwar einige Monate, um sich von der Geburt zu erholen, aber dank meiner nahrhaften Muttermilch war er bald ein kugelrundes, zufriedenes Baby.

Nachdem ich all diese Erlebnisse und Eindrücke verarbeitet hatte, stand für mich fest: *nie* wieder Krankenhausgeburt (wenn nicht unbedingt notwendig)!

Als ich wieder schwanger war, war ich mir ganz sicher, diesmal das Kind zu Hause zur Welt zu bringen. Nur Helmut hatte so seine Zweifel. Aber ich wusste – wenn er erst Ilona Schwägerl kennengelernt hat, sind seine Sorgen beseitigt. Also gingen wir zu einem Elternabend ins Mütterstudio, um alles über die Vorbereitungen und den Ablauf einer Hausgeburt zu erfahren. Und wirklich: Schon beim Händeschütteln konnte ich Helmut ansehen, dass er Ilona vertraute und sie mochte, denn diese Frau strahlt solch eine Stärke, Sicherheit, Geborgenheit und Ruhe aus, man muss sie einfach gern haben.

Nach diesem Gespräch hatte Helmut keine Fragen und Bedenken mehr, und so freuten wir beide uns riesig darauf, unser Baby daheim zur Welt zu bringen.

Am 7. Februar 1997, sechs Tage nach dem errechneten Geburtstermin, hatte ich um 3 Uhr früh, wie schon beim ersten Mal, wieder einen Blasensprung, aber keine Wehen. Ich rief sofort Ilona an, und sie sagte: „Wenn sich vorher nichts Ernstes tut, komme ich um 9 Uhr zu euch. Geht's wieder schlafen." Das taten wir auch.

Helmut brachte Lukas noch bei dichtem Schneefall in den Kindergarten. Dann kam auch schon Ilona. Bis dahin hatte ich nur ganz leichte Wehen, ca. alle 15 Minuten.

Ilona untersuchte mich gleich. Das CTG war in Ordnung und der Muttermund schon sechs Zentimeter geöffnet! (Wenn ich da an das erste Mal denke!) Wir plauderten kurz, und schon begannen meine Wehen heftiger und öfter zu kommen. Ilona breitete im Wohn- und Schlafzimmer Unterlagen und Tücher auf und stellte den Hocker bereit. Ich hatte den Ball und andere Geburtsstellungen durchprobiert, aber in der Hocke fühlte ich mich am wohlsten. Zwischen den

Wehen tranken wir Kaffee und Tee und unterhielten uns gemütlich. Solange ich hin und her ging, hatte ich starke Wehen, aber wenn ich mich hinsetzte, hörten sie fast auf. Da mich ein Einlauf überhaupt nicht stört, beschlossen wir, einen zu machen. Dieser beschleunigte die Geburt so sehr, dass mich plötzlich ein bisschen Panik überkam. Ilona spürte das sofort, und sie redete ganz ruhig auf mich ein und ließ mir die Zeit, die ich brauchte.

Um ca. 12 Uhr begannen die Presswehen, aber ich hatte immer noch ein bisschen Angst mitzupressen (wieso, weiß ich bis heute nicht). Kurz vor 12.30 Uhr sagte Helmut, der hinter mir saß und mich ganz fest hielt: „Los, drück an, ich kann den Kopf schon sehen, mit vielen schwarzen Haaren!" Da konnte ich es natürlich kaum mehr erwarten, unser Baby in den Armen zu halten. Ich presste, so fest ich konnte. Um 12.30 Uhr hielt Ilona ein wunderschönes, kräftiges Mädchen in den Händen, 53 cm groß und 3.800 g schwer und mit 37 Zentimeter Kopfumfang. Helmut und ich weinten vor Glück, als sich Saskia zufrieden an mich schmiegte. Dieses unendlich schöne Gefühl, ein Kind zu Hause zur Welt zu bringen, die Hebamme nur für sich zu haben, diesen kleinen Wurm nicht gleich weggerissen zu bekommen – einfach unbeschreiblich!

Nach einer Weile badeten Helmut und Ilona Saskia gemeinsam und erst dann wurde sie abgenabelt. Nach einem kurzen Schrei fand Saskia auch sofort den Weg zur Brust und sie saugte auch gleich kräftig.

Währenddessen untersuchte Ilona die Nachgeburt und meine Scheide – alles in bester Ordnung und nicht der kleinste Riss!

Um ca. 15 Uhr verließ uns Ilona und zu dritt kuschelten wir uns zusammen, bis Lukas von einer Freundin gebracht wurde. Er bestaunte und streichelte seine kleine Schwester, bis wir alle vier gemeinsam einschliefen.

Nach dieser wunderbaren Erfahrung könnten wir, glaube ich, noch zehn Kinder bekommen. Na ja! Vielleicht nicht gerade zehn, aber noch einmal wollte ich das alles schon noch erleben, denn was gibt es Größeres, als das Wunder der Geburt eines neuen Menschen erleben zu dürfen?

Fast zwei Jahre später sollte es auch so weit sein. Wir erwarteten unser drittes Kind. Voraussichtlicher Geburtstermin: 26. Jänner 1998.

 Am 25. Jänner löste sich deutlich sichtbar der Schleimpfropfen. Ich verständigte vorsichtshalber die Hebamme. Die meinte aber, es könne durchaus noch einige Tage dauern, was auch stimmte.

Ilona kam am 27. Jänner m 12 Uhr zur Kontrolle vorbei und obwohl ich noch gar keine Wehen hatte, meinte sie voller Überzeugung, dass unser Baby noch heute kommen würde. Saskia war zufällig bei meinen Eltern, Lukas wollte unbedingt bei der Geburt dabei sein. Helmut sagte ich telefonisch, er solle sicherheitshalber von der Firma heimkommen.

Da ich auf einen Einlauf sehr gut anspreche, schlug Ilona vor, einen „zur Probe" zu machen. Und wirklich, schon bald hatte ich erste Wehen. Unglaublich – Ilona war bei mir, und es ging los.

Meine zwei Männer spielten im Kinderzimmer, und wir plauderten im Wohnzimmer miteinander, bis ich kaum noch reden konnte. Als ich sehr starke Wehen hatte, holte ich Helmut. Er kniete sich hinter mich, und ich ließ mich in seinen Armen total fallen. Lukas sah ganz neugierig und gespannt zu. Da meinte Ilona: „Noch drei Presswehen, dann ist euer Kind da!" Ich fühlte mich so stark und presste mit voller Kraft, dass plötzlich die Fruchtblase – und mit ihr unser Baby – „herausplatzte". Lukas lief in sein Zimmer, ihm war es zu schnell gegangen, und er musste erst die Geburt seines Geschwisterchens – und seine eigene – verarbeiten. Auch wir drei waren total erstaunt über diese „Blitzgeburt". Wir hatten eine Selina mit „Glückshaube", 53 cm und 4.000 g, bekommen.

Lukas kam erst nach einer Weile, um seine Schwester zu begutachten, aber er war sofort verliebt in seine „Prinzessin", wie er sie gleich nannte. Dann tranken wir noch Sekt mit Ilona.

Wir freuten uns auch schon auf die Tage der Nachbetreuung, denn es tut so gut, sich mit Ilona zu unterhalten und gemeinsam das Baby zu pflegen. Wir haben eine so innige Beziehung zu ihr, die wohl immer bestehen bleibt. Denn wir werden ewig dankbar sein, diese wundervollen Momente mit ihr erlebt haben zu dürfen.

8.9. Dr. Rudolf Bayer

Als Mann waren für mich bei dem Ereignis „Geburt" folgende Dinge wichtig: Neben meinem Wunsch, dem neuen Erdenbürger eine möglichst schöne Ankunft zu bereiten, stand absolut meine Frau, auch bezüglich aller Begleitumstände, an erster Stelle, sodass ich gleich zu Beginn sagen kann: Nur durch ihren Mut, ihre Freude auf die Hausgeburt bin ich dieser Geburtsform begegnet. Apropos Mut: Beim ersten Erwägen stieß ich an eine vielleicht berufsspezifische (ich bin Arzt, nicht Gynäkologe) Barriere, begann mich nach etwaigen Risiken zu erkundigen und muss eine anfängliche Skepsis eingestehen. Aber im Laufe der Schwangerschaft wuchsen neben einem schulmedizinisch geschürten Restrisiko die wärmenden Aussichten, dass das Kind in häuslicher Umgebung – quasi vor Ort – in Begleitung einer fachkundigen Hebamme zur Welt käme, die größeren Geschwister direkt dabei sein dürfen, keine störende Klinikumgebung sphärisch drücken würde und die Hebamme (bzw. der Arzt/die Ärztin) nicht drei Geburten gleichzeitig zu betreuen hat, somit alles sich auf Mutter und Kind konzentrieren könne. Von wegen Schulmedizin: Noch mit Grauen sehe ich mit meinen heutigen Augen meine Erinnerungen als Famulant bzw. Arzt auf Geburtshilfestationen, wo zwar in den letzten Jahren zugegebenermaßen viel geschehen ist, teilweise aber immer noch gereizte Hebammen und im Befehlston agierende Ärzte in wenig anheimelnder Umgebung den „Geburtsakt erledigen", ohne auf die Persönlichkeit der Mutter einzugehen (bzw. ob des Stresses eingehen zu können). Aber all diese Erlebnisse haben mich doch im Tiefen mit der Ahnung bereichert, dass die Geburt – bei all den unsäglichen Schmerzen für die Frau – auch etwas Wunderbares sein muss. Für einen Mann völlig unverständlich, lächelten die meisten Frauen unmittelbar nach der Geburt in einer unvergleichlichen Weise, schien da der neue Spross alles Vorangehende mehr als aufzuwiegen, eine Mischung aus wortloser Freude, Dankbarkeit und Liebe sich aufzutun, die mir Jahre später – bei der eigenen Frau – wieder begegnen sollte.

Neben all diesem aber waren zwei Erlebnisse letztlich für mich entscheidend: Durch die Bekanntschaft mit zwei medizinisch und menschlich überaus kompetent agierenden Frauenärzten gelang es mir, die skeptischen Stimmen – ja auch, offen gesagt, die Angst um Frau und Kind – zu relativieren bzw. abzubauen (auch mit dem Wissen, für alle Eventualitäten ein Krankenhaus in greifbarer Nähe zu haben), und schließlich überzeugte mich das Kennenlernen „unserer" Hebamme mit der Umgebung ihres Schaffens und dem gesamten Klima des Mütterstudios. Diese Form der Toleranz, Liebe, Offenheit und Sorge um das Kind und die Mutter war – und ist – eine Form von Geborgenheit und Zuversicht, dass rein gefühlsmäßig die letzten Zweifel wie weggeblasen waren und für mich feststand, in jeder mir möglichen Form den Wunsch meiner Frau zu unterstützen.

Beide „unsere" Geburten waren dann auch derart schöne Erlebnisse, die die vorangegangenen Hoffnungen in jeder Weise bestätigten. Fast wehmütig erinnere ich mich an den „letzten" Hebammenbesuch nach der Geburt, wo – paradoxerweise – so etwas wie ein Abschied spürbar wurde, ein Abschied und doch ein Neubeginn zugleich.

Rückblickend würde ich jederzeit – mit meiner Frau, den Kindern, der Hebamme und dem begleitenden Arzt – neuerlich diesen Rahmen anstreben, wo sowohl der Mutter als auch dem Kind größtmöglicher Raum gegeben wird, wo – ergänzt durch die Vorbetreuung und Nachsorge – dem neuen Menschen mit einer Form von Respekt und Wärme begegnet wird, die ich jedem Menschen für sein übriges Leben nur wünschen kann.

8.10. Christine Nohava

Als ich mit meiner ersten Tochter schwanger war und bevor ich Ilona Schwägerl kannte, dachte ich ganz anders. Um ehrlich zu sein, mir wurde beim Anblick von Geburtsfotos schlecht, ich dachte nur an die Schmerzen, die ich haben würde, und mir war klar, dass ich in einem Krankenhaus mit Hilfe eines Arztes entbinden wollte. Dies änderte sich jedoch bald, als ich Ilona kennenlernte.

Nach der ersten Geburtsvorbereitungsstunde war ich total verwirrt und betroffen. Ilona sprach vom Denken an das Kind, davon, die Schmerzen des Kindes nicht zu vergessen, vom Hinhören, wie es dem Kind geht, von der eigenen Selbstsucht, die zur Mutterliebe wachsen sollte. Ich erkannte, wie Recht Ilona hatte. Ich musste lernen, für zwei zu fühlen, nicht mehr nur für mich, wie ich es eben gewohnt war. Schon kurze Zeit später planten wir eine Hausgeburt. Leider war Ilonas Terminkalender zum errechneten Geburtstermin ausgebucht und eine Geburt bei Dr. Wolf Jaskulski in Oberpullendorf, Burgenland, konnten wir uns damals nicht vorstellen. Also blieb eine „normale" Krankenhausgeburt.

Acht Tage vor Lenas errechnetem Geburtstermin musste ich, wie so oft, um ungefähr 4 Uhr früh auf die Toilette. Da hatte ich schon einen hohen Blasensprung, d.h., ich verlor bereits etwas Fruchtwasser. Aufgeregt erzählte ich meinem Mann Martin von dem Vorfall. Da er Gott sei Dank die Ruhe in Person ist, riet er mir, noch etwas zu schlafen. Er schlief seelenruhig weiter, und auch ich fand noch ein paar Stunden Ruhe. Nach einem gemütlichen Frühstück rief ich dann doch im Krankenhaus an. Wir hatten uns vorher die Geburtsstation angesehen und waren recht angetan. Man sagte mir, ich sollte rasch und, wenn möglich, liegend kommen. (Aufgrund der vorangegangenen Untersuchungen wussten wir, dass der Kopf des Kindes richtig lag, ich machte mir daher auch keine Sorgen.)

Im Spital angekommen, stellte sich heraus, dass es sich tatsächlich um Fruchtwasser handelte, und ich wurde gleich aufgenommen. Von der freundlichen Hebamme wurde ich ebenfalls untersucht. Danach wollte sie mir ein Desinfektionszäpfchen geben, was ich allerdings ablehnte. Dies war die erste Konfrontation mit der Krankenhausroutine, doch die Hebamme zeigte Verständnis, und ich war froh, so eine „nette" erwischt zu haben. Wir baten, spazieren gehen zu dürfen, denn ich verspürte einen unheimlichen Drang danach. Der Wunsch wurde uns gewährt. Es rechnete wahrscheinlich keiner damit, dass wir in den Garten gingen. Warum auch nicht – es war wunderschönes Wetter, und Martin war doch bei mir. Martin legte sich auf eine Parkbank (seine Gelassenheit ärgerte mich damals ein bisschen), ich ging meine Runden, und die ersten Wehen setzten ein. Wir kehrten auf die Station zurück, ich ging noch ein paar Mal die Treppen auf und ab, schließlich tat es mir gut, und die Wehen wurden stärker – ein gutes Zeichen. Frohen Mutes kamen wir zurück, wo der Arzt gleich schimpfte, was wir uns erlaubten, so lange fortzubleiben. Dann rügte er noch die Hebamme, warum ich noch keine Spitalsuniform trüge. Na ja, ich zog mich um, wurde sehr lange ans Messgerät angehängt und untersucht. Der Muttermund war erst ein bis zwei Zentimeter offen. Sie waren nicht zufrieden mit mir. Schließlich entschloss ich mich, ein wenig auszuruhen, während Martin noch schnell heimfuhr, um ein paar Sachen zu holen. Er wollte auch bei Ilona vorbeischauen, um sie zu fragen, was wir machen sollten, damit der Muttermund weiter aufgeht. Leider hat er sie nicht angetroffen. Ich hatte gerade die Augen zugemacht und war ein bisschen eingenickt, als ich geweckt wurde! Das Mittagessen war da! Ich weiß schon, dass es eine gewisse Krankenhausroutine geben muss, aber bei einer werdenden Mutter so wenig einfühlsam zu sein, machte mich betroffen. Nicht nur das. Ich konnte in diesem Augenblick sowieso nichts essen, noch dazu hatte ich eine Zimmernachbarin, die in der Nacht zuvor ihr Kind zur Welt gebracht hatte und es nun zum ersten Mal (!) zu sich bekam. Schon kurze Zeit später beschwerte sie sich, dass sie das Kind nervte. Mir tat das Baby richtig leid.

Wie froh war ich, Martin wiederzusehen. Nun stand uns die Visite bevor. Wie ein Labormäuschen wurde ich von zwei Ärzten, Schwestern und Hebammen umringt, betrachtet und schließlich untersucht. Es wurde nur festgestellt: „Ha. Der Muttermund ist erst zwei Zentimeter offen." Der Arzt tat sein Bestes und massierte mir den Muttermund, alle waren zufrieden. Wie unangenehm das mitten im Zimmer vor all den Leuten war, schien niemandem aufzufallen. Wie oft ich dann an den Wehenschreiber angehängt wurde, weiß ich nicht mehr. Dazwischen bat ich (bzw. Martin – mein bestes Sprachrohr) um ein Bad für mich. Eilig veranlasste die Hebamme alles. Als ich in das Zimmer mit der Wanne kam, war das Wasser leider voll Schaum. Da das nicht gut für die Scheidenflora ist, bat ich um klares Wasser. Ohne Zögern putzten die zwei Hebammen die Wanne sauber und ließen frisches Wasser ein (mittlerweile waren wir schon für unsere Sonderwünsche bekannt!). Das Bad tat wohl, die Wehen wurden stärker, nur war mir etwas schlecht. Kein Wunder, hatte ich doch seit dem Morgen keinen Hunger verspürt und jetzt war es bereits Nachmittag! Martin bat um ein wenig Brot, doch das konnte uns die Hebamme aufgrund der Krankenhausroutine nicht geben. Wegen einer etwaigen Narkose bei einem Kaiserschnitt, hieß es. Dass mir zu Mittag sehr wohl etwas angeboten worden war, schien kein Widerspruch zu sein! Mir war schlecht vor Hunger. Während ich mich an anzog, schmuggelte mir Martin eine Semmel ins Zimmer. Wir kamen uns vor, als würden wir etwas Schlimmes anstellen, nur weil ich nach meinen Bedürfnissen handelte! Nach ein paar Bissen ging es mir sofort besser. Die Station durften wir leider nicht mehr verlassen, obwohl ich so gerne spazieren gegangen wäre. So ging ich nur den Gang auf und ab. Nach einer neuerlichen Messung am CTG kamen zwei Dinge, die es mir – im Nachhinein gesehen – unmöglich machten, im Krankenhaus mein Kind zu bekommen. Da war erstens der Hebammenwechsel und zweitens ein Gespräch mit dem Arzt. Die neue Hebamme war jung, wenig einfühlsam und roch furchtbar nach Zigaretten (ich war zu diesem Zeitpunkt extrem geruchsempfindlich). Obwohl ich gerade eine Untersuchung hinter mir hatte, bestand sie forsch auf einer neuen (Dienstwechsel!). Sie montierte den Gurt des CTGs sehr schlecht, verschwand sogleich wieder und wurde für mindestens eine halbe Stunde nicht mehr gesehen. Sie hatte wieder geraucht, wie ich später feststellte. Zu diesem Zeitpunkt war ich bereits sehr verzweifelt, Martin versuchte, mich zu beruhigen und machte mir wieder Mut. Er war es auch, der das Gespräch mit dem Arzt suchte. Dieser war ganz erstaunt, dass wir uns über die vielen Untersuchungen beschwerten. Es war mir mittlerweile unmöglich, noch länger zu liegen. Die Hebamme meinte allerdings im Vorübergehen, ich sollte bei einem Blasensprung ohnehin nur liegen. Der Arzt versprach mir längere Abstände zwischen den Untersuchungen, meinte aber dann, wegen der Infektionsgefahr müsste am nächsten Morgen die Geburt eingeleitet werden. Ich fiel aus allen Wolken. Warum durfte das Baby nicht auf die Welt kommen, wann es an der Zeit war? Warum wurde uns so wenig zugetraut?

Martin erkannte den Ernst der Situation und machte etwas, wofür ich ihm ewig dankbar sein werde: Er rief Dr. Wolf Jaskulski an, den wir aufgrund seines Buches kannten. Ich bewundere noch heute Martins Mut und seinen Einfall, dieses Telefonat zu führen. Es ist für mich der größte Beweis an Vertrauen und Liebe meines Mannes in einer der schwierigsten Situationen unseres Lebens. Er hätte mein Verhalten auch als hysterisch abtun können.

Dr. Jaskulski war sehr nett und riet uns, das Gespräch mit dem dienstführenden Arzt zu suchen, um eine für uns akzeptable Atmosphäre zu schaffen. Inzwischen traf ich meine erste Hebamme wieder, die zufällig noch da war. Sie sah meine Verzweiflung und sprach mir Mut zu. Ich konnte aber nicht mehr weiter (der Muttermund war mittlerweile von vier Zentimeter auf zwei Zentimeter zugegangen!). Die Situation spitzte sich immer mehr zu, sodass Martin neuerlich Dr. Jaskulski anrief und fragte, ob wir zu ihm kommen könnten. Er sprach mit seiner Frau und sagte uns zu, dass wir ihren Geburtsraum und ihre Hilfe beanspruchen könnten.

Wie verwundert war der dienstführende Arzt, als wir sagten, dass wir gehen wollten! Er ließ uns einen Revers unterschreiben, ich packte meine Sachen, und wir fuhren los. Ich war unbeschreiblich erleichtert! Ich wusste, nun würde ich mein Kind in aller Ruhe bekommen können. Wir wurden von Dr. Jaskulski herzlich aufgenommen. Er entschuldigte sich fast, bevor er mich noch einmal untersuchte, nach all der Aufregung im Krankenhaus. Aufgrund meiner Entspannung war der Muttermund bereits wieder vier Zentimeter offen.

Der Arzt riet uns zu schlafen. Er befand sich im Nebenraum und hatte in der Zwischenzeit eine Hebamme organisiert. Martin schlief bald ein, und auch ich konnte in einer Art Sitzsack trotz Wehen noch gut ausruhen. Mein Baby und ich hatten endlich eine Pause!

Auf unseren Wunsch hin versuchte der Arzt, Ilona zu erreichen. Als sie gegen 4 Uhr früh hereinkam, hätte ich vor Freude weinen können. Sie legte ihre Hand auf meinen Bauch. So viel Gefühl und Wärme durchströmten mich, ich werde es nie vergessen. Sie zeigte so viel Einfühlsamkeit. Welch ein Unterschied!

Ilona gab mir Globuli, ich nahm ein Bad, und Frau Jaskulski brachte mir Tees und stellte Duftlampen auf. Ich fühlte mich trotz der Wehen so wohl! Danach ging es relativ schnell voran. Ich konnte gehen, an der Sprossenwand wippen, Martin und ich waren teilweise auch allein im Geburtsraum. Zwischendurch untersuchte Dr. Jaskulski die Herztöne des Kindes – im Stehen, liegend, egal in welcher Lage ich mich befand, jedenfalls so angenehm, dass ich mich kaum noch daran erinnere.

Ich konnte auch noch draußen an der frischen Luft spazieren gehen. Ilona massierte mich mit ätherischen Ölen, ich war glücklich. Ich spürte bereits den Kopf meines Kindes zwischen den Beinen und kam kaum noch die Stufen ins Geburtszimmer hinunter. Ich probierte einige Geburtsstellungen und fühlte mich dann im Bett liegend mit Martin hinter mir am wohlsten. Am Anfang presste ich aus Angst zu vorsichtig. So dumm das auch klingt: Ich hätte gern einen Spiegel unter mir gehabt, da ich mir nicht vorstellen konnte, dass jetzt bei mir ein Baby herauskam. Dann setzten die Wehen kurz aus. Ich stand auf, ging hin und her und merkte, dass meine Angst die Geburt aufhielt. Mein Baby wollte heraus, und ich war zu feige! Als mir das bewusst war, kamen die Wehen zurück, und ich wünschte sie mir regelrecht! Kurz vor 9 Uhr früh gebar ich unsere Tochter Lena Maria. Sie weinte kurz, dann lag sie selig in meinen Armen. Auch wir weinten vor Freude, dass wir unser Kind doch noch sanft zur Welt bringen durften. Nach einem wunderbaren Frühstück, einer erfrischenden Dusche und dem Besuch des Kinderarztes fuhren wir am Nachmittag mit unserem Sonnenschein nach Hause.

Vielen Dank der Familie Jaskulski!

Die Geschichte der Geburt unserer zweiten Tochter Luca ist kürzer, nicht, weil sie weniger wichtig war, sondern weil sie von Anfang an als Hausgeburt geplant und somit weniger ereignisreich war. Durch die Betreuung von Dr. Jaskulski und Ilona während der Schwangerschaft war alles bestens vorbereitet.

Diesmal waren es drei Tage vor dem errechneten Geburtstermin (Vollmond). Bereits am Vortag verlor ich den Schleimpfropfen und in der Nacht spürte ich ein leichtes Ziehen im Bauch. Ich rief meinen Mann, der in der Arbeit war, an und bat ihn zu kommen. Da ich sehr nervös war, riet mir Ilona am Telefon, ein Entspannungsbad zu nehmen. Martin kam um 8 Uhr früh nach Hause, und wir gingen mit unserer Tochter Lena noch eine Runde spazieren. Mir war übel, und ich fühlte mich als Rabenmutter, die vorzeitig hysterisch wurde. Zu Hause angekommen, ließ ich mir sofort wieder ein Bad ein, diesmal wirkte es Wunder! Die Übelkeit war wie weggeblasen, und ich war total entspannt. Die Wehen kamen öfter, sie waren nicht sehr schmerzhaft. Ilona kam gegen 10 Uhr vorbei, was mir sehr gut tat. Als sie mich untersuchte, war mein Muttermund schon sechs Zentimeter offen! Da die Fruchtblase noch ganz war, waren die Wehen noch sehr gedämpft, und ich konnte sie sehr gut annehmen. Da Lena dabei sein wollte (sie war 21 Monate alt), nahm ich sie zu mir und erklärte ihr, was geschehen würde. Sie war zufrieden und verstand es wunderbar, dass Mama jetzt Ruhe brauchte. Selbst unter Wehen musste ich Lena zumindest etwas Reis kochen, damit ich mich wieder voll entspannen konnte. Mir war recht, dass Ilona und Martin plauderten, und ich genügend Ruhe hatte. Als ich mich erschöpft fühlte, legte ich mich ins Schlafzimmer, um auszuruhen. Die Wehen ließen in der Ruhepause etwas nach. Gestärkt kam ich ins Esszimmer zurück. Ich war für jede Wehe dankbar und sprach mit Ilona über meine Gefühle und Gedanken. Besonders vor einer Geburt tut es gut, verstanden zu werden! Gegen Mittag richtete Ilona den Geburtshocker her. Da ich keinen besonderen Pressdrang verspürte, meinte Ilona: „Probieren wir einmal!" Ich setzte mich auf den Hocker, wieder mit Martin und Lena hinter mir auf dem Sofa. Und es funktionierte. Es kam eine Wehe nach der anderen. Ich presste mit voller Kraft, bewusst nach unten denkend. Bei einer der letzten Wehen sprang die Fruchtblase. Ilona konnte schon den Kopf unseres Babys sehen – voller schwarzer Haare! Um ein Uhr zu Mittag war unsere zweite Tochter, Luca Elisa, geboren. Sie war wunderschön, alle freuten sich. Luca hatte viel Fruchtwasser in der Nase und schrie laut, bis sie den Busen entdeckte. Dann war alles in Ordnung! Lena konnte nicht gleich verstehen, was genau passiert war. Doch als sie das erste Mal ihre Schwester in den Armen hielt, hatte sie „begriffen". Heute sind die beiden unzertrennlich!

Ich bin jetzt im 4. Monat mit unserem dritten Kind schwanger und habe mich wieder für eine Hausgeburt entschieden. Ich fühle mich in gewohnter Umgebung am wohlsten, im Beisein meiner Liebsten und mit der Betreuung einer guten Freundin, meiner Hebamme Ilona Schwägerl!

8.11. Martin Nohava

Da ich in der Medizintechnik tätig bin, kam aufgrund meiner Erfahrung immer nur eine Krankenhausgeburt in Frage. Was sich eine Frau wünscht, war für mich damals nebensächlich – es ging ja um die Sicherheit „meiner Kinder". Durch die Teilnahme an den Vorbereitungskursen änderte sich meine Einstellung in Bezug auf Schwangerschaft, Geburt, Sicherheit, Babypflege usw. grundsätzlich (in positiver Weise!). Vielleicht können werdende Väter manches leichter annehmen, wenn andere Männer über ihre Erfahrungen berichten.

Ich war natürlich ebenso aufgeregt wie Christine, als bei ihr die Wehen begannen. Trotzdem versuchte ich – dank Ilonas Geburtsvorbereitung – der ruhende Pol zu sein. Lustigerweise konnte ich mich an bestimmte Details der Geburtsvorbereitung besser erinnern als Christine.

Im Krankenhaus war es interessant für mich zu beobachten, wie aus einer „Löwin", aufgrund der ungewohnten Umgebung, der Angst um das Kind und der allgemeinen Unsicherheit, eine „Maus" wurde! Umso wichtiger war es, dass ich die Geburtsvorbereitung mitgemacht hatte und ihr so helfen konnte, indem ich jeden Konflikt mit dem Krankenhauspersonal und alles andere Unangenehme von ihr fernhielt, damit sie sich besser auf das Kind konzentrieren konnte. Ganz so wie Ilona es immer gesagt hatte: „Der Mann soll zum Sprachrohr der Frau werden!"

Ebenso wichtig ist es, dass man dem Gespür der Frauen für das Gebären mehr Vertrauen schenkt als irgendwelchen „Wünschen und Normen" beteiligter Personen und dies auch die Partnerin spüren lässt.

Im Nachhinein betrachtet war die Hausgeburt wesentlich einfacher für mich. Christine war in ihrer gewohnten Umgebung und konnte machen, was sie wollte. Ich brauchte diesmal nur für sie da zu sein.

Ich glaube, dass dies die wichtigsten Punkte waren, die ich von „unseren" Geburten mitgenommen habe. Dass es die schönsten Momente meines Lebens waren, bei den Geburten anwesend sein zu dürfen, brauche ich wohl nicht extra betonen, und ich freue mich schon auf die nächste!

Zum Schluss noch ein Tipp für werdende Väter: Legt in den Monaten der Schwangerschaft nicht jedes Wort eurer Partnerin auf die Waagschale.

8.12. Gerhild Jäggle

„Geburtsvorbereitung beginnt spätestens mit der Geschlechtsreife ...", meinte mein Arzt, als er mich in der 7. Schwangerschaftswoche fragte, ob ich bereits wisse, wie und wo die Entbindung stattfinden sollte. Und er hatte recht: Nach Berichten aus dem Bekanntenkreis und nicht zuletzt durch meine beruflichen Erfahrungen auf dem Gebiet Geburt und Neugeborenenpflege hatte ich mir schon oft Gedanken darüber gemacht, was ich mir persönlich wünschte und was ich fürchtete. Da war zum einen der Wunsch, mein Kind rund um die Uhr selbst betreuen zu dürfen, ihm unnötigen Schmerz und Trennung von mir zu ersparen, die Hoffnung, erfolgreich stillen zu lernen, und die Frage nach einer ruhigen, liebevollen Atmosphäre. Auf der anderen Seite hatte ich Angst, zu wenig Selbstbewusstsein an den Tag zu legen, um für meine Bedürfnisse und die des Kindes zu kämpfen. Gerade in einer Ausnahmesituation, wie Geburt und Wochenbett es darstellen, fürchtete ich, mich zu sehr an äußere Bedingungen anzupassen, statt auf mich selbst zu hören. So wollte ich eine ambulante Entbindung ins Auge fassen – vorausgesetzt, ich wäre körperlich dazu in der Lage. Bei meinem Arzt fand ich volle Unterstützung. Da ich nun aber sowieso Kontakt zu einer Nachsorgehebamme aufnehmen wollte, die, wie ich erfuhr, auch Hausgeburten machte, war es nur mehr ein kleiner Schritt, über eine Hausgeburt nachzudenken. Nach der ersten Sprechstunde bei Ilona war für mich klar, dass ich es probieren wollte. Trotz aller Ungewissheit, die beim ersten Kind herrscht: Die Geburt sollte für mich ein aktives Erlebnis sein, bei dem ich mich kompetent für mich und mein Kind einsetzen könnte.

Mein Mann beobachtete diese Entwicklung zunächst besorgt. Bei seinen beiden Kindern aus der ersten Ehe hatte es jeweils Situationen gegeben, in denen er froh war, dass eine optimale medizinische Versorgung möglich war – und das wollte er auch diesmal nicht missen. Außerdem fürchtete er den Aufwand, in unserer Wohnung ein Geburtszimmer einzurichten bzw. nachher wieder alles in Ordnung bringen zu müssen. Doch durch meine innere Überzeugung, durch entsprechende Literatur und nicht zuletzt durch Gespräche mit Ilona und die Kompetenz, die ihm die Hebamme vermittelte, ließ er sich überzeugen, dass eine Hausgeburt für uns durchaus realistisch war. Es beruhigte ihn auch, im Falle von Komplikationen die Rettung und das nächste Spital in der Nähe zu haben. So folgte der – meist gemeinsame – Besuch des Geburtsvorbereitungskurses im Mütterstudio, wo sowohl Wissen und Tipps zu Themen rund um Geburt, Wochenbett und Neugeborenenpflege vermittelt wurden als auch die körperliche und mentale Einübung auf unsere Geburt stattfand. Die letzten Tage vor dem errechneten Geburtstermin war ich recht ruhig und vor allem neugierig, was da nun wirklich auf mich zukäme. Im Nachhinein muss ich schmunzeln, wie sehr ich mich tatsächlich auf mich und meinen Körper verlassen konnte.

Das erste Bauchzwicken in den frühen Morgenstunden war mir zwar unangenehm, aber ich ordnete es den berühmten Senkungswehen zu, versuchte mich zu entspannen und beobachtete weiter. Als die Wehen nach einem Bad immer noch vorhanden waren, wurde ich skeptisch, wartete aber noch eine Weile, bis ich gegen 11 Uhr mit Ilona Kontakt aufnahm. Als sie eine Stunde später kam und mich untersuchte, war der Muttermund bereits vier Zentimeter geöffnet, und es stand fest, dass nun der Tag X war. Ich wurde daraufhin leicht nervös, da mein Mann erst von der Arbeit heimkommen musste und ich doch eigentlich gar keine Zeit hatte. Ich bat auch meine Mutter zu kommen, da sie praktischerweise in der Nähe wohnte.

Nun versuchte ich, mich wieder auf meine Wehen zu konzentrieren und merkte bald, dass ich aus all den Übungen zum Öffnen des Beckens und Veratmen der Wehen, die ich gelernt hatte, meine eigene Mischung zusammenstellte. Kurz überkamen mich Zweifel, ob ich es „eh gut und richtig" machte, aber Ilona sprach mir Mut zu. Der Muttermund öffnete sich weiter, besonders schnell allerdings ging es erst, als ich meine Mutter fortgeschickt hatte und mit meinem Mann und Ilona alleine war.

Ich ging in der Wohnung auf und ab und hatte bei jeder Wehe das Bedürfnis, mich am Bettende niederzuknien, die Beine wie in der tiefen Hocke zu öffnen und den Oberkörper abzustützen. Auch die letzte Phase der Eröffnungsperiode verbrachte ich so. Das Bedürfnis, den Schmerz hinauszuatmen, kam von selbst. Durch die kurzen CTG-Kontrollen zwischendurch wurde ich in meinem Bewegungsdrang nicht eingeschränkt. Die Anwesenheit meines Mannes gab mir Sicherheit und war sehr wichtig für mich, Berührungen durch ihn, wie z.B. Kreuzmassage, empfand ich jedoch unangenehm. Gegen 14.30 Uhr war es laut Ilona Zeit zum Pressen – was mich sehr erstaunte, da ich selbst gar nicht das Bedürfnis verspürt hatte. Mein Mann setzte sich aufs Bettende, während ich vor ihm hockte und mich mit meinen Armen auf seinen Beinen abstützte. Das war am angenehmsten, aber anstrengend, dauerte die Pressphase doch mit sieben Presswehen ungefähr eine halbe Stunde. Deshalb bot mir Ilona den Gebärhocker an, der mir allerdings Schmerzen bereitete. Da riskierte ich lieber einen Muskelkater.

Kurz nach 15 Uhr erblickte Anna das Licht der Welt, und ich war natürlich froh, es geschafft zu haben, aber vor allem erschöpft, zitterte am ganzen Körper und fühlte mich kaum imstande, mein Kind festzuhalten. Mein Mann und Ilona halfen mir, mich ins Bett zu legen, wo ich mich in der nächsten Viertelstunde langsam beruhigte. Ab dann fing ich an, Freude über mein Kind zu spüren, das erste Stillen zu genießen und mich zu entspannen.

Mein Mann war erstaunt, wie rasch und in welcher Ruhe nicht nur Mutter und Kind bestens versorgt, sondern auch der nötige Papierkram erledigt und alle

Spuren beseitigt waren, die an eine Geburt in unserem Haus hätten erinnern können. Anna war keine zweieinhalb Stunden alt, als wir drei erstmals unter uns waren und uns in gemütlicher Umgebung miteinander vertraut machten.

Die ersten Tage des Wochenbettes bekamen wir regelmäßig Besuch von Ilona, die ein paar medizinische Routinekontrollen bei mir durchführte, bei Stillfragen und Bauchkoliken des Kindes half, aber vor allem stets Zeit für ein persönliches Gespräch fand. Bei ihr hatte ich immer das Gefühl, dass die Frage „Wie geht's dir?" ernst gemeint war. Ich glaube, die gewohnte Umgebung und die ehrliche Anteilnahme an Freuden und Problemen in gleicher Weise waren der Hauptgrund, wieso ich die vielzitierten Wochenbettheultage nicht erleben musste. Auch meinem Mann, der in dieser Zeit übrigens zum Haubenkoch avancierte, wurden dadurch viel Unsicherheit und Stress erspart.

Als ich ein Jahr später neuerlich schwanger war, meldete ich mich gleich wieder zur Hausgeburt an. Einige Fragen stellten sich diesmal ja nicht, aber ich wusste, ich durfte nicht den Fehler begehen, die erste Geburt sozusagen kopieren zu wollen. Ich musste auch diesmal offen sein für Neues und Unerwartetes, eventuell auch Komplikationen, die eine Übersiedlung ins Spital notwendig machen würden.

Diesmal gab es die ersten Anzeichen für das Einsetzen der Geburt gegen 20 Uhr am Abend, als der Schleimpfropf, der den Muttermund verschloss, abging. Richtig deuten konnte ich das Zeichen allerdings erst um 3 Uhr am Morgen, als ich starke Wehen verspürte. Noch wollte ich niemandem den Schlaf rauben, geisterte alleine durch die Wohnung und konzentrierte mich darauf, meinen Körper zu öffnen. Diesmal spürte ich die Wehen sehr stark in der Kreuzgegend und empfand es angenehm, dann im Stehen mit dem Becken zu kreisen. Um 4 Uhr entschloss ich mich, doch die Hebamme zu verständigen und meine Mutter zu bitten, unsere größere Tochter abzuholen. Als Ilona keine halbe Stunde später bei uns war und mich untersucht hatte, meinte sie, es wäre schon Zeit zum Pressen. Nur zur Sicherheit sollte ich noch ein bis zwei Wehen veratmen. Wir übersiedelten ins Schlafzimmer zur altgewohnten Bettkante, aber alleine schon dieser Umgebungswechsel bewirkte, dass die erste Wehe, bei der ich mitpressen sollte, plötzlich fort war. Außerdem war ich verunsichert, da ich eine neue Pressstellung finden musste. Das Hocken und Abstützen bei meinem Mann war diesmal unangenehm. Dafür konnte ich jetzt den Gebärhocker akzeptieren und brachte nach zwei weiteren Wehen meinen Sohn Markus zur Welt. Obwohl ich das Pressen als sehr schmerzhaft empfunden hatte und große Ängste verspürte, am Damm oder innerlich zu reißen (was bei beiden

Geburten nicht der Fall war), fühlte ich mich unmittelbar danach recht fit, aber etwas enttäuscht. Da alles so rasch vorbeigegangen war, hatte ich Probleme zu realisieren, dass unser Kind wirklich schon da war.

Die erste Zeit im Wochenbett verlief ähnlich wie beim ersten Mal: Mein Mann nahm sich Urlaub und umsorgte uns, und Ilona stand durch ihre Visiten und telefonisch mit uns in Verbindung. Der einzige Unterschied war, dass ich diesmal nicht so sehr das Bedürfnis hatte, mir selbst und allen anderen zu beweisen, wie fit ich schon wieder war, sondern mich mehr schonte und im Bett blieb, was mir körperlich sehr gut tat.

8.13. Erna und Thomas Marousek

Überglücklich erfuhr ich von meinem Frauenarzt, dass ich ein Baby erwartete. Auf die Frage nach der Geburtsvorbereitung verwies er mich an Ilona Schwägerl und bemerkte so nebenbei, dass einer Hausgeburt nichts im Wege stehen würde. Ich war zwar nicht begeistert von dieser Idee, aber mein Mann Thomas war sogleich interessiert. Vorher aber wollte ich die vielbeschäftigte Hebamme, die damals noch im Krankenhaus arbeitete, schon kennenlernen. Also machte ich mich in der 20. Schwangerschaftswoche auf den Weg nach Baden und war sofort begeistert von der Art, wie sie die Geburtsvorbereitungen gestaltete. Am Ende fragte sie mich, was ich denn für das bevorstehende Ereignis geplant hätte, und spontan kam es mir über die Lippen, dass ich auf jeden Fall mit ihrer Hilfe eine Hausgeburt machen wollte. In den folgenden Wochen gewann ich so viel Vertrauen in meine eigenen Fähigkeiten, dass ich der Geburt ganz gelassen entgegensah. Thomas begleitete mich öfter nach Baden und lernte wissbegierig die wichtigsten Dinge rund um die Geburt.

Im März 1992 war es endlich so weit. Ich hatte eine glückliche Schwangerschaft und war zwölf Tage über dem Termin. Jetzt lernte ich den für mich ziemlich schrecklichen Hebammentrunk kennen. Er hat bei mir genau das bewirkt, was er bewirken soll. In der Nacht musste ich ständig auf die Toilette und merkte allmählich, dass die Schmerzen von den Wehen kamen und nicht vom Durchfall. Nach ungefähr eineinhalb Stunden weckte ich meinen Mann, der die Badewanne einließ. Dort hatte ich schon in kurzen, regelmäßigen Abständen starke Wehen, bei denen auch Blut und Schleim abgingen. Ich dachte mir: „Jetzt tut es schon ganz schön weh, hoffentlich kommt Ilona bald." Im Wasser hielt ich es nicht mehr aus, so ging ich in der Wohnung auf und ab, die Notfalltropfen fest in der Hand. Ilona kam um halb fünf Uhr, und nach einer kurzen Untersuchung sagte sie mir erfreut, dass der Muttermund schon geöffnet sei. Ich setzte mich in den Gebärhocker, was sehr angenehm für mich war. Thomas saß hinter mir, hielt mich fest und schnaubte ordentlich in mein Ohr. Nach ein paar Presswehen fühlte ich, dass die Fruchtblase gesprungen war. Nach einiger Zeit musste ich mich noch einmal seitlich aufs Bett legen und so einige Wehen ertragen. Das war eigentlich das Schlimmste. Ilona meinte, dass der Kopf noch nicht richtig eingestellt sei. Dann durfte ich mich wieder aufsetzen. Wieder kauerte Thomas hinter mir. Und hielt meine Beine. Nachdem Ilona abermals die Herztöne abgehört hatte, schaute sie mich eindringlich an und sagte: „Noch drei Presswehen und dann muss das Kind da sein." Es war wie ein freundlicher Befehl. Dann machte sie während einer Wehe einen Dammschnitt, von dem ich nichts spürte. Endlich haben wir es geschafft! Was für ein traumhaftes Gefühl, wenn das Kind entschlüpft und man dieses weiche, warme, unfassbare „Etwas" auf dem Bauch spürt! Die Anspannung lässt nach, Erleichterung und Frieden breiten sich aus, doch dann dieser unvergessene erste lange Blick auf unser Kind. Ich hatte das vernichtende Gefühl, als ob mir jemand mitten ins Herz sticht, und das Wort *mongoloid* stand vor meinen Augen, brannte sich in mein Hirn und nahm mir die Luft zum Atmen. Ich spürte sofort Ablehnung, Angst machte sich breit, Hoffnung und wieder Zweifel. Ilona flüsterte mir ins Ohr, was ich für einen tollen Partner hätte und dass es dem Kind gut gehe, und ich dachte mir, sie verschweigt uns etwas, um Gottes willen! Ich traute mich nicht, sie zu fragen, ob ihr denn nichts aufgefallen wäre. Nachdem der herbeigerufene Arzt meinen Dammschnitt genäht hatte, blieb ich erschöpft liegen. Das Pressen hatte mich doch sehr mitgenommen. Teresa erlebte inzwischen das erste, nach Rosen duftende Entspannungsbad mit Papas Hilfe und trank dann ein bisschen von der Brust. Diese ersten Stunden waren erfüllt mit Mozartmusik, Stille, Freude und Hilflosigkeit, Angst und tausend unausgesprochenen Fragen. Am Nachmittag hielt ich es nicht mehr aus und erzählte Thomas von meinen Gefühlen. Er reagierte genauso wie ich. Die nächsten Tage erlebten wir wie im Nebel; wir standen vor einem Abgrund und warteten darauf, dass uns jemand hinunterstößt.

Am vierten Tag nach der Geburt fuhren wir gemeinsam zu Dr. Johann Moravansky, den mir eine Freundin empfohlen hatte, um Teresa zum ersten Mal untersuchen zu lassen. Ich saß dort auf der Stuhlbank und hatte Schweißausbrüche. Der Arzt war sehr gefasst – er wusste wohl, was ihm bevorstand – und teilte uns nach der langen, sehr fürsorglich durchgeführten Untersuchung auf sehr humane und liebevolle Weise mit, dass wir ein Baby mit Down-Syndrom hätten. Er sagte, dass es nicht leicht sein würde, aber dass wir sehr viel Freude mit ihr erleben könnten, wenn wir es nur zuließen. Für uns war es die Bestätigung unseres Verdachts und unsere Welt brach zusammen. Verzweifelt ließen wir den Tränen ihren Lauf, schworen uns aber gleichzeitig, gemeinsam wieder das Lachen und die Lebensfreude zu finden. Die nächste Woche war gekennzeichnet von Trauer und Schmerz und zahlreichen Besuchen von Ilona, den Lichtblicken, in denen sie mir half, das Baby zu stillen, zu baden, es einfach zu lieben, so wie es ist. Es war ein langsames Hineinwachsen in die neue Situation. In diesen Tagen schrieb ich folgenden Brief an Thomas:

> *„Meine Tränen durchtränken dieses Tagebuch, Tränen der Freude, der Liebe, des Schmerzes, der Trauer. Ich kann mich nicht so gut ausdrücken wie du, aber ich versuch' es mit einfachen Worten: Ich liebe dich für dein Du-Sein, für deine Hingabe, für deine Empfindungen mir und Teresa gegenüber. Ich habe das Gefühl, ich kann bei dir aus unerschöpflichen Kraftreserven tanken, du bist immer da, es tut so gut, ich hab' keine Worte …*

> *Es ist unsere Bestimmung, diesem süßen Mädchen zu helfen, und ich spüre ganz tief drinnen, dass wir das schaffen, gemeinsam, uns gegenseitig Kraft gebend.*

> *Es passiert jeden Tag ein paar Mal, dass mich Verzweiflung und Trauer einfach mitreißen, es tut dann so weh, aber gleichzeitig habe ich auch dieses Gefühl der Zuversicht und Hoffnung. Ich bin so glücklich über diese Hausgeburt, die wir gemeinsam erleben durften. Es war überwältigend, und das kann uns dreien niemand wegnehmen. Ich habe noch nie vorher Glück und Schmerz in so einer Einheit, so nah beieinander erlebt.*

> *Meine Tochter hat das Glück, den liebsten Vater der Welt zu haben, und ich darf daran teilnehmen – das gibt mir sehr viel Mut und Zuversicht.*

> *Ich liebe dich.*

> *Erna"*

In der Folge bestätigte sich auch Ilonas Verdacht eines Herzfehlers (Diagnose: AV-Kanal nicht operabel). Dieser nächste schwere Schock und die folgenden Krankenhausaufenthalte gaben mir zusehends die Gewissheit, welch unglaublich schönes Geschenk es war, gerade so ein Kind zu Hause bekommen zu haben. Inzwischen weiß ich auch aus den Erfahrungen anderer betroffener Eltern, was uns alles erspart geblieben ist. Wie viele Tränen musste ich sehen, wie viel Bitterkeit von Eltern, die von Schuldzuweisungen und Demütigungen durch verschiedene Ärzte in Krankenhäusern berichteten. Viele Menschen werden in ihrer Hilflosigkeit grob und ungeschickt, ein Resultat auch der diesbezüglich fehlenden Ausbildung. Auf jeden Fall war es für uns der denkbar beste Start in ein völlig neues Leben.

Nach zweieinhalb Jahren war ich wieder schwanger. Wir freuten uns sehr, dass wir noch ein Kind haben würden. In der Zwischenzeit hatte ich einiges über pränatale Diagnostik gehört. Der Gynäkologe Dr. Michael Geiger sagte uns, dass er jede diesbezügliche Entscheidung von uns akzeptieren würde. Diesen Satz rechne ich ihm sehr hoch an. Ich spürte mein wiedererwachendes Vertrauen zu meinem Körper und unserem Kind. Auch Thomas war gänzlich unbekümmert. So fassten wir recht schnell den Entschluss, keinerlei pränatale Untersuchungen außer den üblichen Ultraschalluntersuchungen machen zu lassen. Eine Entscheidung gegen das Leben kam für uns nicht in Frage, und deshalb machte ich mir auch weiterhin keine Gedanken darüber, was wäre, wenn… Anmerken möchte ich hier noch, dass Teresa eine „freie Trisomie 21" hat (wie 95 % aller Trisomiekinder) und diese Form der Chromosomenveränderung nicht vererbbar ist.

Ich begab mich bald in Ilonas Obhut und bereitete mich wieder genauso vor wie beim ersten Mal. Je näher der Termin rückte, umso überzeugter war ich, dass ich einen Buben bekommen würde und dass er genau zum Termin kommen würde. Letzteres stellte sich bald als Irrtum heraus. Ab dem errechneten Geburtstermin ging ich jeden Tag zum CTG. Mein Arzt gratulierte mir bei einer dieser Untersuchungen zu einem Mädchen. Jetzt musste ich doch sehr lachen, der Bann war gebrochen und in dieser Nacht war es dann so weit. Nach elf Tagen Terminüberschreitung, dem dritten Hebammentrunk und dem x-ten Einlauf war ich schon mehr als gespannt auf die Geburt. Aber lassen wir diesmal doch den Vater erzählen. Aus Thomas' Tagebuch, März 1995:

> *„Was für ein Morgen! Als ich um sieben Uhr das Wohnzimmer betrete, blinzeln gerade die ersten Sonnenstrahlen vom Garten herein. Die Nacht ist verschwunden, die Sonne färbt den Osten in kitschiges Orange.*
>
> *Vor einer Stunde hat Erna ein Mädchen zur Welt gebracht. Ein süßes, frisches, gesundes Baby mit tiefschwarzem Haar und kräftiger Stimme. Jetzt ist Zeit für Mozarts Geigenmusik. Und die ersten Fotos. Friedlich liegen Mutter und Kind im Bett, zusammengekauert, aneinandergedrückt, erschöpft, aber wohlauf. Johanna – für diesen Namen haben wir uns dann im Laufe des Tages entschieden – nuckelt bereits an Ernas Brust. Was für ein Tag, welches Gefühl! Diese Glückseligkeit in mir, dieses angenehm prickelnde und trotzdem irgendwie betäubende Etwas, das mich ausfüllt. Und über allem der tiefe Frieden in mir, um*

mich, in der ganzen Wohnung, im Garten, in der Luft. Erinnerungen an Teresas Geburt werden wach. Ganz deutlich nehme ich dieselben Empfindungen wahr. Einen Augenblick habe ich das Bild vor Augen, wie ich mich am Vorabend, nachdem Erna ihren Hebammencocktail hinuntergewürgt hat, im Spiegel betrachte und aus tiefer Überzeugung zu mir sage: Morgen werden wir unser Baby haben, und neugierig in mich hinein horche, um zu erfahren, wie ich denn auf diese Vorstellung reagieren würde. Ich weiß nur mehr, dass ich dabei ordentlich aufgeregt war, weil in diesem kurzen Moment die Zukunft für mich wirklich geworden war.

Begonnen hat alles damit, dass Erna irgendwann in dieser Nacht aus ihrem Bett verschwunden ist. Kurz nach fünf Uhr haben wir Ilona gebeten, zu uns zu kommen. Erna hatte bereits das Gefühl, das Baby könnte nicht mehr warten. Ich selbst war ziemlich gefasst, der Gedanke, vielleicht ohne Hebamme eine Hausgeburt mitzumachen, bereitete mir zu diesem Zeitpunkt kein Unbehagen. Ja, und um Punkt sechs Uhr war Johanna entschlüpft. Es ging wirklich sehr schnell. Und es kam mir alles sehr vertraut vor. Ein schreiendes, kleines Menschenkind, schwarze Haare, dunkle Augen, ein glattes, rosiges Gesicht ohne Spuren von Stress oder Anstrengung oder Angst. Eine halbe Stunde pulsierte die dicke Nabelschnur noch, inzwischen saugte Johanna schon an Mamas Brust. Wie rührend!

Dann war Teresa munter und kam zu uns ins Bett. Mit weit offenem Mund und staunendem Blick betrachtete sie ihre kleine Schwester, sie war ganz aus dem Häuschen vor Aufregung. Wir brauchten ihr nicht viel erklären, ich glaube, sie hat gleich verstanden, was sich an diesem Morgen ereignet hat. Seltsame, fremde Gefühle nehmen mich in Beschlag, als ich vormittags mit Teresa in der Stadt einkaufen ging. Mit meiner Prinzessin im Arm durch die Straßen zu marschieren und gleichzeitig in Gedanken zu Hause bei Erna und unserem zweiten Sprössling, dass da plötzlich noch etwas ist, etwas Großartiges, das zusätzlich mein Herz überschüttet, das ist neu für mich. Zweifacher Vater sein zu dürfen, ist schon eine Wucht.“

Diesmal durfte bzw. musste ich (Erna) nach einer Stunde aufstehen und das Baby selbst baden, was den Vorteil hatte, dass ich gleichzeitig die Nachgeburt herauspressen konnte. Teresa dachte, dass das Baby Ilona gehört und sie es auch mitnimmt. Wir ahnten noch nichts vom Ausmaß ihrer Eifersucht. Im Laufe des Tages habe ich dann meine Eltern, meine Geschwister, Dr. Geiger und Freunde angerufen und merkte plötzlich die enorme Erleichterung bei allen, dass alles glücklich ausgegangen war und wir ein gesundes Baby hatten.

Dankbar nahmen wir die vielen Glückwünsche entgegen, und an dieser Stelle möchte ich auch allen hier Genannten meinen Dank aussprechen. Dank für ihr Mitgefühl, ihr Zuhörenkönnen, ihre echte Anteilnahme und ihre Unterstützung in dieser Zeit.

Von Beginn der Geburtsvorbereitung an bis zur etwas wehmütigen „Entlassung" kam ich mir sehr beschützt vor, und es kam mir nie in den Sinn, dass etwas passieren könnte. Für alle Fälle wusste ich ja, dass das Krankenhaus in der Nähe ist.

Ich weiß heute, wie entscheidend die Umstände vor, während und nach der Geburt für die weitere Entwicklung des Kindes *und* der Eltern, insbesondere der Mutter, sind. Meine Freundin, die drei Wochen vor mir ein Mädchen mit Down-Syndrom im Geburtshaus Nussdorf bekommen hatte, sagte mir einmal: „... und die Hebamme hat mich mit meinem Schmerz aufgefangen." Ich wünsche allen Frauen, die ein Kind erwarten, solch engagierte, weise und erfahrene Hebammen.

8.14. Petra Winkelmayer

Überglücklich erfuhr ich vor 13 Jahren, dass ich schwanger war. Eine Nachricht, die das Leben insofern verändert, da ich nun auch Verantwortung für ein Kind übernehmen musste. Also begann ich mich so gut wie möglich darauf vorzubereiten. Neben gesunder Ernährung und Bewegung an frischer Luft machte ich mich auch auf die Suche nach einem guten Geburtsvorbereitungskurs. Von einer Bekannten wurde mir Ilona empfohlen. Als ich das erste Mal ihren Kurs besuchte, war ich sofort angetan von dieser bodenständigen, kraftvollen und dennoch Ruhe und Vertrauen ausstrahlenden Frau. Von nun an besuchten mein Mann und ich wöchentlich den Paarvorbereitungskurs, um für die Geburt unseres ersten Kindes so viel Wissen rund um dieses Thema zu sammeln wie nur möglich. Ich hatte durch diese Kurse auch so viel Selbstvertrauen aufgebaut, dass ich unser Kind gerne zu Hause auf die Welt gebracht hätte. Mein Mann konnte sich aber damals mit einer Hausgeburt noch nicht wirklich anfreunden. Also wählten wir den für meinen Mann sichereren Weg einer ambulanten Geburt.

Am Vormittag des 10. November 1998, zwei Tage vor dem errechneten Termin, spürte ich dann das erste Ziehen. Gespannt, was daraus werden würde, hörte ich nun umso mehr in mich hinein. Als am Nachmittag das Ziehen stärker und regelmäßiger wurde, rief ich meinen Mann an. Er kam sofort von der Arbeit nach Hause. Voller Erwartung glaubten wir nun, dass die Geburt bevorstehen würde. Aber die Wehen verschwanden nach einiger Zeit wieder und so gingen wir zu Bett. Kurz vor Mitternacht begann das Ziehen wieder. Nun in regelmäßigen Zehnminutenabständen. Wir beschlossen, ins Krankenhaus zu fahren. Dort angelangt, war ich fast enttäuscht, als mir die Hebamme nach der ersten Untersuchung mitteilte, dass der Muttermund erst drei Zentimeter geöffnet war. Also gingen wir spazieren und ich machte meine Kniebeugen zur Geburtsunterstützung. Als nach sieben Stunden der Muttermund erst acht Zentimeter geöffnet war und ein Dienstwechsel der Hebamme bevorstand, schlug mir die Hebamme das Öffnen der Fruchtblase vor, um den Geburtsvorgang zu beschleunigen. Das war das Gegenteil von dem, was ich in der Geburtsvorbereitung gehört hatte. Damals war mir nicht klar, dass ich selbst die Geburt mehr wollte als mein Kind. Von nun an dauerte es noch zwei Stunden. Nach fünf Presswehen am Geburtshocker durften wir dann endlich unseren Sohn im Arm halten. Raphael machte die ersten Trinkversuche, während die Nabelschnur auspulsierte. In der Zwischenzeit holte eine Schwester meinen Vater, der auf der Internen lag, in den Kreißsaal. Nachdem Peter unseren Sohn abgenabelt hatte, ging er mit dem Opa unseren Sohn baden, wiegen und messen. Ich wurde währenddessen genäht. Danach ging Opa wieder auf seine Station und wir durften als frischgebackene Familie im Erholungsraum kuscheln. Nach sechs Stunden verließen wir das Krankenhaus. Ilona betreute uns danach liebevoll zu Hause weiter.

Ein Jahr später wurde ich wieder schwanger. Auch dieses Mal besuchten wir den Vorbereitungskurs für Paare. Durch die Erfahrungen der ersten Geburt und das Vertrauen, das er in dieser Zeit entwickelt hatte, willigte mein Mann nun in eine Hausgeburt ein. Am 19. April 2000 war es endlich so weit. Als ich nachts regelmäßige Wehen bekam, riefen wir Ilona an. Eine Stunde später war sie bei uns und richtete in aller Ruhe alles für die Geburt her. Um mir den Geburtsvorgang zu erleichtern, machte Ilona mir einen Einlauf. Während ich mich gehend oder auf allen Vieren durch unser Haus bewegte, unterstützten mich mein Mann und Ilona durch Massagen, aufmunternde Worte oder durch einen Schluck Tee. Während der Pressphase schützte Ilona meinen Damm so, dass ich nicht einmal einen kleinen Einriss hatte. Geschafft! Um 5.58 Uhr erblickte Konstantin das Licht der Welt. Die Zeremonie des Abnabelns und des ersten Kennenlernens verlief viel ruhiger und gemütlicher als im Krankenhaus. Um 7.00 Uhr wachte Raphael auf und konnte endlich seinen Bruder in den Arm nehmen. Gemeinsam mit seinem Papa durfte er Konstantin dann auch schon baden. Danach kuschelten wir als Familie in unserem Bett. Es war ein Geburtserlebnis, wie ich es mir schon bei unserem ersten Kind gewünscht hätte!

Wieder ein Jahr später stellte sich unverhofft neuerlich ein Baby ein. Es war nun von Anfang an klar, dass wir wieder eine Hausgeburt machen wollten. Die Untersuchungen während der Schwangerschaft standen dieser auch nicht im Wege. An einem herrlichen Wintertag in Mariazell bekam ich am Abend des 8. Dezembers 2001 Wehen. Um 21.30 Uhr ging ich mich duschen. Als danach die Wehen heftiger und regelmäßiger wurden, riefen wir Ilona an. Sie kam um ca. 23.00 Uhr zu uns. Bereits bei ihrem Eintreten ins Haus meinte sie, dass es schon nach Geburt „roch". Rasch aber ohne Hektik führte sie ihre Untersuchung durch und bereitete alles für die Geburt vor. Um 23.21 Uhr war unser dritter Sohn da. Wieder genossen wir diese ersten unwiederbringlichen Momente in vollen Zügen. Lediglich das Trinken sollte nicht gleich klappen wie bei den beiden „Großen". Zwei Stunden nach der Geburt meinte Ilona dann ganz sanft, dass sie glaube, mit dem Baby sei etwas nicht in Ordnung. Sie telefonierte mit der Kinderabteilung des LKH Mödling. Danach rief sie die Rettung an und in weiterer Folge wurde auch der Notarzt alarmiert. Währenddessen organisierte mein Mann die Oma als Babysitterin für Raphael und Konstantin. Die Rettung traf ein, und die Sanitäter waren froh, dass die Geburt bereits erfolgt war. Danach kam der Notarzt. Dieser schimpfte lautstark vor sich hin, wie wahnsinnig man nur sein kann, ein Baby zu Hause zu bekommen. Ilona baute sich damals schützend vor dem Arzt auf und erklärte die Situation. Genauso unfreundlich wie der Notarzt unser Haus betreten hatte, brachte er mich und Matthäus ins Krankenhaus. Matthäus wurde in der Kinderstation versorgt und ich musste mich auf der Gynäkologie einer Nachuntersuchung unterziehen. Auch dort bekam ich den Unmut der Hebamme und der Schwestern zu spüren. Es schien, als ob sie mich für die Hausgeburt „bestrafen" wollten. Nach einer Nacht, in der ich von meinem Sohn getrennt war, durfte ich am nächsten Morgen auf die Kinderstation übersiedeln, wo Matthäus und ich noch zwei Nächte zur Beobachtung blieben. Am dritten Tag wurde ich mit einem „gesunden" Kind entlassen. Eine Woche später stellte unser Kinderarzt bei einer Routineuntersuchung einen Herzfehler fest! Von da an waren wir im AKH Wien in Behandlung. Mit einem Jahr wurde Matthäus operiert. Seit damals ist er kerngesund und sprüht vor Energie. Ilona hatte also mit ihrer Vermutung von Anfang an Recht!

Acht Jahre später wurde ich wieder schwanger. Unser Nachzügler wurde ebenfalls mit Ilona in der vertrauten Umgebung unseres Hauses geboren. Am 30.

Mai 2010 zwickte es um fünf Uhr früh das erste Mal. Da ich auch Hunger hatte, ging ich in die Küche und frühstückte gemütlich. Als kurz vor sechs Uhr die Wehen in regelmäßigen Zehnminuten-Abständen kamen, rief ich Ilona an. Doch dann ging es plötzlich los. Von dem Telefonat an kamen die Wehen in heftigen Zwei-Minuten-Abständen. Während mein Mann unsere Großen zur Oma brachte (sie wollten auf eigenen Wunsch nicht bei der Geburt dabei sein), hing ich noch die Wäsche auf, um die Wehen etwas zu „verzögern". Kurz vor sechs Uhr veratmete ich die erste Presswehe, da Ilona ja noch nicht da war. Bei der nächsten Wehe sah mein Mann schon das Köpfchen. Ilona betrat einige Minuten nach sieben Uhr unser Haus. Sie zog sich nur noch schnell ihre Handschuhe an. Mit zweimal Pressen war dann unser kleiner Kilian da. Überwältigt von der Schnelligkeit dieser Geburt und überglücklich verbrachten wir die nächsten zwei Stunden gemeinsam, bis unsere größeren Kinder wieder nach Hause kamen, um ihr Brüderchen in den Arm zu nehmen.

Rückblickend glaube ich, dass man durch die Jahre reift. Jede Geburt wurde entspannter und schöner. Wenn man es schafft, sich gedanklich ganz mit dem Baby zu vereinen, wird der Geburtsvorgang zu einer Reise, die mit dem schönsten aller Geschenke belohnt wird. Voraussetzung für eine Hausgeburt ist natürlich, dass im Vorfeld alle Untersuchungen in Ordnung sind und man eine Hebamme hat, zu der man vollstes Vertrauen hat. Ich habe in Ilona Schwägerl eine solche gefunden. Ihre Bodenständigkeit und das unerschöpfliche Wissen rund um die Geburt haben mein vollstes Vertrauen gewonnen. Mit Ilona und meinem Mann, der mir immer bedingungslos zur Seite stand, wurden meine Geburten die schönsten Augenblicke meines Lebens.

9. Akupunktur

Dr. med. Elisabeth Bischof

Die Akupunktur ist über 3.000 Jahre alt und Teil der Traditionellen Chinesischen Medizin (TCM). In China bildet die Akupunktur heute einen wesentlichen Bestandteil der Medizin und ist praktisch nicht mehr wegzudenken. Ziel ist es, den Organismus in einem dynamischen Gleichgewicht zu halten, wofür verschiedene körpereigene Regulationsmechanismen zur Verfügung stehen. Die Beeinflussung der Regulationsmechanismen erfolgt über sogenannte Akupunkturpunkte, welche auf zwölf symmetrisch verlaufenden Meridianen liegen. Meridiane sind Regionen des Körpers, die unter anderem mit einem inneren Organ in Verbindung stehen. Störungen des Organs projizieren sich an die Körperoberfläche im entsprechenden Meridian, und umgekehrt kann man das Organ über Punkte auf seinem zugeordneten Meridian beeinflussen. Nach altchinesischer Vorstellung kreist in den Meridianen die Lebensenergie QI.

9.1. Wie wirkt die Akupunktur?

Aus den zahllosen wissenschaftlichen Untersuchungen lassen sich vier wesentliche Ergebnisse erkennen:

1. Nervös-reflektorische Wirkung:

   Die Stimulation eines Akupunkturpunktes bewirkt eine messbare Modulation bestimmter Nervenstrukturen, die für das Schmerzempfinden zuständig sind, im Sinne einer Schmerzlinderung.

2. Humoral-endokrine Wirkung:

   Durch Stimulation eines Akupunkturpunktes werden an bestimmten Nervenenden Substanzen freigesetzt, die zu einer Schmerzhemmung führen (sogenannte Neurotransmitter).

3. Durchblutungsparameter:

Wird eine Nadel in einen Akupunkturpunkt eingestochen, kann man im Einstichkanal und auch im Zielgebiet einen die Durchblutung fördernden Effekt nachweisen.

4. Effekte auf die Muskulatur:

Der Nadelstich in einen verspannten Muskel bewirkt eine Tonusabnahme nicht nur lokal, sondern auch in bestimmten weiter entfernten Arealen. Es kommt nicht zu einer isolierten Tonusveränderung eines Muskels, sondern immer zur gleichsinnigen Mitreaktion aller betroffenen Funktionsketten, die wiederum mit den entsprechenden Meridianen in Verbindung stehen.

Aufgrund dieser Tatsachen ist es verständlich, dass mit dieser Methode auch Einfluss auf die Gebärmutter bzw. die Organe und Gewebsstrukturen im gesamten Beckenbereich genommen werden kann und somit auf den ganzen Geburtsmechanismus. Im Speziellen wird bei der Akupunktur-Geburtsvorbereitung der Wehenschmerz im Sinne einer Schmerzreduktion beeinflusst sowie die Entbindungsdauer reduziert.

Auch bei Übertragung kann die Akupunktur zur Einleitung beitragen und so eine natürliche Geburt ermöglichen.

Nachdem die Akupunktur praktisch nebenwirkungsfrei ist, bewährt sich ihr Einsatz bei diversen Beschwerden während der Schwangerschaft, wie beispielsweise Schwangerschaftsübelkeit und -erbrechen, Rückenschmerzen und Sodbrennen.

Auch bei Lageanomalien, speziell bei Beckenendlage, kann die Akupunktur spontane Wendungen bewirken.

9.2. Formen der Akupunktur

- ◼ *Nadeltherapie*: In genau definierte Punkte werden Nadeln gestochen.
- ◼ *Lasertherapie*: Akupunkturpunkte werden mittels Laser stimuliert.
- ◼ *Moxibustion*: Moxa (getrocknetes Beifuß- oder Wermutkraut) wird verbrannt, es ist eine Kombination von chinesischer Pharmatherapie und gezielter Wärmebehandlung. Moxibustion bewirkt bei Steißlage des Kindes sehr oft ein Drehen in die gewünschte Schädellage.

- *Schröpfkopftherapie*: Erwärmte Glaskugeln werden auf Akupunkturpunkte aufgebracht, es entsteht ein Unterdruck, wodurch es zu einer deutlichen Vermehrung der Durchblutung kommt.

- *Akupunktur mit elektrischer Stimulation*: Es werden sogenannte Punktelektroden an den Akupunkturpunkten aufgesetzt und elektrisch gereizt.

10. Craniosacrale Osteopathie

Mag.ᵃ Angelika Vogel

Craniosacral-Arbeit ist eine tiefgreifende Form von manueller Körperarbeit.

In unserem Körper gibt es verschiedene Kreisläufe, die uns am Leben erhalten, einer davon ist das craniosacrale System. Dieses System umfasst äußerlich Schädel (Cranium), Wirbelsäule und Kreuzbein (Sacrum) – daher die Bezeichnung „craniosacral" – und innerlich unsere Hirn- und Rückenmarkhäute mit ihrer Flüssigkeit, dem Liquor.

Der freie, uneingeschränkte Fluss des Liquors und die Bewegung der knöchernen Teile des craniosacralen Systems regulieren zahlreiche lebenswichtige Körperfunktionen. Der craniosacrale Puls ist am Körper tastbar.

Die Anwendung erfolgt durch sehr sanfte Berührung. Das manuelle Erspüren des craniosacralen Rhythmus ermöglicht es, Blockaden im gesamten Körper zu erkennen und in der Folge Gewebespannungen auszugleichen. Die Ursachen solcher Störungen können akut sein, aber auch Jahre zurückliegen, wie schwere Erkrankungen, Unfälle, Operationen, traumatische Ereignisse sowie auch andauernde übermäßige Stressbelastung.

Durch gezielte Impulse werden Blockaden gelöst, und der Körper wird aufgefordert, sich selbst zu korrigieren. Craniosacral-Arbeit ist eine sanfte und zugleich tief wirkende Körperarbeit, die den Menschen in seiner Ganzheit anspricht und die Selbstheilung auf allen Ebenen unterstützt.

10.1. Wirkung

Craniosacral-Arbeit
- unterstützt die Selbstheilungskräfte,
- dient der Auflösung von Blockaden und damit der Energiefreisetzung,
- wirkt entspannend auf Muskulatur, Bindegewebe, Organe und Psyche,

- fördert das Körperbewusstsein, die Konzentrationsfähigkeit, Gelassenheit, Flexibilität und ein tieferes Selbstverständnis,
- stärkt das Immunsystem,
- dient der Prävention von Krankheiten beim gesunden Menschen.

Die Craniosacral-Therapie eignet sich sowohl für Erwachsene als auch für Kinder.

In der Schwangerschaft findet die Therapie Anwendung zur

- organischen und emotionalen Unterstützung und zur Vorbereitung auf die Geburt,
- bei Rückenschmerzen,
- zur Optimierung der Beckenfunktion (Beweglichkeit des Beckens und des Kreuzbeins).

Nach der Geburt hilft die CS-Therapie

- in der Nachbetreuung der Mutter,
- in der Nachbetreuung des Kindes,
- zur Aufarbeitung des Geburtserlebnisses und zur Bewältigung der Geburtsstrapazen,
- nach einem Kaiserschnitt.

Für Säuglinge und Kleinkinder kann die CS-Behandlung als effiziente Ergänzung zur Schul- und Alternativmedizin dienen:

- bei Saugproblemen,
- bei Schlafproblemen,
- bei Bauchkrämpfen und Verdauungsstörungen,
- für unruhige Babys („Schreibabys"),
- bei Schiefhals,
- bei Hüftproblemen,
- zur Schmerzreduktion beim Zahnen,
- zur Wachstums- und Entwicklungsförderung.

Die CS-Therapie unterstützt Kinder, wenn sie aus dem Gleichgewicht geraten sind, bei

- Kopfschmerzen, Migräne,
- Problemen im HNO- und Kieferbereich,
- Bettnässen,

- Konzentrationsstörungen,
- Lernschwierigkeiten, ADHS (Aufmerksamkeitsdefizit-/Hyperaktivitätsstörung),
- Stottern,
- Rehabilitation nach Unfällen oder traumatischen Erlebnissen.

Während der Behandlung liegt die Klientin in bequemer Kleidung auf einer Behandlungsliege. Babys und Kinder bleiben je nach Wunsch und Alter auf dem Schoß der Mutter/des Vaters.

10.2. Geschichte der CS-Therapie

Die CS-Therapie geht auf die Erfahrungen und Erkenntnisse von Dr. William Garner Sutherland (1873–1954) zurück, einem amerikanischen Osteopathen, der sich in der ersten Hälfte des 20. Jahrhunderts auf die Arbeit mit dem craniosacralen System spezialisierte. Seinen Ansatz haben andere Osteopathen weiterentwickelt und in den 1980er Jahren erstmals einem größeren Publikum zugänglich gemacht.

In den letzten Jahrzehnten hat sich diese Arbeit zu einer eigenständigen und vielfältigen Methode weiterentwickelt, deren wichtigste Formen der biochemische und der biodynamische Ansatz sind.

11. Homöopathie

11. 1. Allgemeine Einführung

Dr. med. Reinhard Sellner

11.1.1. Einleitung

In den vergangenen Jahrzehnten gab es in der zivilisierten Welt ein ständig steigendes Bedürfnis der kranken Menschen nach ganzheitlich orientierten Heilmethoden. Diese Nachfrage entstand nicht zuletzt durch eine Unzufriedenheit mit der herrschenden Schulmedizin.

Wiewohl die Schulmedizin ihre unbestrittenen Erfolge in der Chirurgie und Intensivmedizin hat, so sind ihre Ergebnisse vor allem bei chronischen Krankheiten keineswegs zufriedenstellend; vor allem dann nicht, wenn der Kranke eine vollständige Heilung wünscht, nicht nur eine Unterdrückung der Symptome.

Auch in der Geburtshilfe ist der Trend zur „sanften Geburt" – d.h. Schwangerschaft und Geburt werden als natürlicher Vorgang betrachtet, wo man nur in echten Notfällen mit starken chemischen Medikamenten eingreifen sollte – so stark geworden, dass selbst die Universitätskliniken schon „rooming-in" anbieten müssen, um nicht unter spürbarem Patientenschwund zu leiden.

Diesem Trend entsprechend greift man wieder auf ganzheitliche, naturheilkundliche Methoden zurück und stellt fest, dass diese erstaunlich effizient sind und viele Probleme bei Schwangerschaft und Geburt einfach und ohne Nebenwirkungen lösen können.

Als die mit Abstand wirkungsvollste und beste Methode kann hier die Homöopathie genannt werden.

11.1.2. Was ist Homöopathie?

Die homöopathische Heilmethode beruht auf dem Ähnlichkeitsgesetz, das schon seit Jahrtausenden in der Volksmedizin seine Anwendung findet. Es wird hier nicht mit dem „Gegenmittel" behandelt, sondern mit einem ähnlichen (abgeschwächten) Reiz, der die Krankheit auch auslösen kann. Man denke z. B. nur daran, dass Erfrierungen nicht mit Hitze, sondern zuerst mit Kälteanwendungen (Schnee einreiben) behandelt werden, Erkältungsanfälligkeit behandelt man mit *kalten* Wasseranwendungen. In der Geschichte der Medizin finden sich noch viele andere Beispiele von Anwendungen des Ähnlichkeitsgesetzes.

Es blieb aber dem deutschen Arzt Samuel Hahnemann (1755–1843) vorbehalten, dieses Gesetz für die Heilkunde wieder zu entdecken. Er entwickelte daraus in 50-jähriger Forschungsarbeit eine sehr brauchbare Heilmethode, die er Homöopathie nannte, was frei übersetzt „ähnliches Leiden" bedeutet. Sie eignet sich sehr gut zur Behandlung von akuten Krankheiten, ihre wahre Domäne ist aber die erfolgreiche Behandlung von chronischen Leiden, wo ihr keine andere Therapieform gleichkommt.

Der homöopathische Arzt wählt das richtige Heilmittel nach dem Ähnlichkeitsgesetz aus. Er verabreicht dem Kranken jene Arznei, die bei der Prüfung an einem Gesunden schon einmal eine ähnliche Krankheit hervorrufen konnte. Die zu heilende Krankheit (in der Gesamtheit der Symptome) muss der am Gesunden ausgelösten „Prüfungskrankheit" möglichst ähnlich sein.

Hahnemann fand heraus, dass die Arzneiwirkung gesteigert werden kann, wenn man die Heilmittel verdünnt und dabei (sehr wichtig!) verreibt oder verschüttelt, was als Potenzieren bezeichnet wird.

Bis heute gibt es mehrere tausend Arzneien aus dem Pflanzen-, Mineral- oder Tierreich sowie aus Krankheitsstoffen hergestellte Mittel (Nosoden).

Die homöopathische Methode kennt keine Tierversuche (wohl aber Anwendung in der Tiermedizin) und wegen der hohen Verdünnung gibt es praktisch keine giftartigen Nebenwirkungen. Dennoch sollten homöopathische Arzneien nicht wahllos und ohne ärztliche Verordnung eingenommen werden. Unkontrollierte und unsachgemäße Einnahme von homöopathischen Mitteln kann zu einer Blockierung der Selbstheilungskraft des Organismus führen. Es kann sein, dass danach auch ein gut angezeigtes Mittel nicht mehr wirkt, weil der Körper nicht mehr reagiert.

Obwohl die Wirkung der Homöopathie in der Praxis eindeutig beobachtet werden kann, neigen viele Schulmediziner noch immer dazu, diese ohne weitere Nachprüfung zu negieren, da das System der Homöopathie in keine der Theorien passt, die sie während ihrer Ausbildung gelernt haben.

Für die menschliche Existenz sind Schwangerschaft, Geburt, Wochenbett und Stillzeit so eminent wichtige Phasen, dass sie vom Organismus von Natur aus durch eine besondere Konzentration und Erhöhung der Lebenskraft geschützt werden. Es ist daher verständlich, warum gerade unter diesen besonderen Umständen eine Methode, welche gewissermaßen die „beabsichtigte Wirkrichtung der Natur" noch zusätzlich unterstützt, so gut wirkt.

Ein Gradmesser für den Gesundheitszustand einer Frau ist, dass bei Schwangerschaft, Geburt, Wochenbett und Stillperiode keine schweren Komplikationen auftreten. Besitzt eine Frau diesen guten „Grundzustand", so sind Gesundheitsstörungen, so sie überhaupt auftreten, meist mit dem richtig gewählten homöopathischen Mittel zu beheben.

Schwere Komplikationen bei Schwangerschaft und Geburt sind Zeichen eines chronischen Leidens der Mutter (des Vaters) und können durch rechtzeitige homöopathische Behandlung vermieden werden.

Schwere Schwangerschaftskomplikationen, wie Fehlgeburtsneigung, chronische Nierenentzündungen, Eiweiß im Harn mit Bluthochdruck, Zuckerkrankheit, schwere chronische Scheidenentzündungen, übermäßige Übelkeit, Ohnmachten, Depressionen, Venenentzündungen, Wachstumsstörungen des Kindes, Fehllagen, Nabelschnurumschlingung, Neigung zu schweren Geburten, schwere Wochenbettdepression, Erkrankungen in der Stillzeit etc. sind Ausdruck einer chronischen Belastung der Mutter (oder des Vaters) – auch wenn sie bei den Großeltern vorkommen – und müssen rechtzeitig von einem speziell ausgebildeten homöopathischen Arzt behandelt werden, am besten noch vor einer Schwangerschaft, spätestens aber zu Beginn.

Es ist ganz erstaunlich, welche Langzeiterfolge man mit einer korrekten homöopathischen Behandlung für Mutter und Kind erzielen kann, und es ist sicher, dass die Homöopathie die Medizin der Zukunft sein wird.

11.1.3. Was schaden kann

Keinesfalls dürfen bei solchen chronischen Leiden irgendwelche Mittel nach wohlfeilen Indikationslisten gegeben werden, nicht selten von Laien verordnet.

(Manchmal agieren auch Ärzte/Ärztinnen, welche die Homöopathie nebenbei betreiben, nur weil sie gerade modern ist, wie Laien.) Grundsätzlich ist jede routinemäßige Verordnung – sehr oft sind das Niederpotenzen in D4 oder D6 in mehrmaliger täglicher Gabe über längere Zeit – ohne genaue Befragung und Aufzeichnung der Symptome potenziell schädlich und daher abzulehnen. Besonders zu warnen ist vor der routinemäßigen Verabreichung von Krankheitsnosoden (wie z.B. Tuberkulin) an Schwangere. Man schadet der Patientin, dem Kind und obendrein noch dem guten Ruf der Homöopathie. Hier gilt der Satz, dass ein schlechter Homöopath gefährlicher ist als ein guter Schulmediziner.

11.1.4. Auswahl eines/einer homöopathischen Arztes/Ärztin

Nur ein Arzt/eine Ärztin, der/die sich ausschließlich der Homöopathie widmet, wird imstande sein, chronische Krankheiten auszuheilen. Man sollte daher eher keine Ärzte konsultieren, die zusätzlich eine Kassenordination betreiben.

Der Zeitaufwand für die Erstordination sollte mindestens zwei Stunden betragen. Es darf immer nur ein einziges Mittel verabreicht werden (meist als Hochpotenz in Einmalgabe), dessen Wirkung dann in weiteren Kontrollen genau beobachtet und dokumentiert wird. Ohne Einmalgaben von Hochpotenzen ist die Heilung von chronischen Krankheiten nicht möglich. Die tägliche Verordnung von Niederpotenzen, die auch heute noch gelegentlich praktiziert wird, stellt eine veraltete Methode dar, die Hahnemann selbst in seiner Frühzeit anwandte, diese bald wieder wegen Wirkungslosigkeit bei chronischen Krankheiten verließ.

11.1.5. Die rechtzeitige Behandlung nutzt Mutter und Kind

Die Behandlung chronischer Leiden (auch des Vaters, wenn nötig) sollte möglichst schon vor einer Schwangerschaft begonnen werden. Sie hat zusätzlich eine positive Wirkung auf das Kind, weil chronische Belastungen von der Mutter nicht mehr auf das Kind übergehen. Sind beide Eltern (und deren Vorfahren) frei von chronischer Krankheit, so dürften bei normalen Lebensbedingungen keine schweren Komplikationen bei Schwangerschaft und Geburt auftreten. Leichte Belastungen sollten dann mit Akutmitteln zu beherrschen sein, die auch von speziell ausgebildeten Hebammen in Absprache mit einem homöopathischen Arzt verabreicht werden dürfen. Keinesfalls sollten jedoch Laien selbständig Arzneien verordnen oder einnehmen.

11.1.6. Einnahme der Arzneien

Die empfohlenen Potenzen sind C30 oder C200 (die C200 sollte in der Schwangerschaft nicht überschritten werden), wobei die C200 etwas schneller wirkt. Die Einnahme der sorgfältig ausgewählten Arznei erfolgt als Einmalgabe von fünf Globuli (Milchzuckerkügelchen), die unter der Zunge zergehen sollen. Eine Viertelstunde vorher und nachher sollte man nichts essen, nicht Zähne putzen und außer Wasser nichts trinken. (Bei sehr akuten Zuständen gilt das nicht so streng). Ist das Mittel richtig gewählt, so *genügt eine Einmalgabe*. Es stellt sich nach angemessener Zeit eine Besserung ein, wobei die Regel gilt, dass sehr akute Beschwerden schnell – innerhalb von Stunden – eine Besserung zeigen sollten, weniger akute Beschwerden länger – bis zu einigen Tagen – brauchen können. Vor einer Besserung kann es auch zu einer sogenannten homöopathischen Erstverschlimmerung kommen, was immer ein gutes Zeichen ist. Man unterscheidet eine solche Reaktion, die ein Vorbote der Heilung ist, von einer gewöhnlichen Verschlechterung der Krankheit dadurch, dass eine Erstverschlimmerung nur kurz dauert und eigenartigerweise vom Kranken als sinnvoll und nicht bedrohlich empfunden wird. Bei sehr akuten Zuständen gibt es keine Erstverschlimmerung durch homöopathische Mittel.

Die gleichzeitige Anwendung von anderen Arzneien (das gilt auch für andere homöopathische Mittel, Bachblüten etc.), Kräutertees und stark riechenden Mitteln (z.B. Aromatherapie, Einreibungen bei Husten) wird auch bei Akuterkrankungen die Wirkung der homöopathischen Arznei stören.

11.1.7. Lagerung der Arzneien

Die homöopathischen Arzneien verlieren ihre Wirkung, wenn man sie über Körpertemperatur erhitzt (z.B. bei Sonnenhitze im Auto – daher immer in der Kühltasche aufbewahren!) oder einer starken Strahlung aussetzt (z.B. in der Nähe von Elektrogeräten wie Mikrowellenherd, Trafo im Spiegelschrank, Radio, TV und Mobiltelefon). Die Arzneien sollte man lichtgeschützt und nicht neben anderen Arzneimitteln, insbesondere stark riechenden, aufbewahren. Homöopathische Mittel muss man auf Flugreisen bei sich tragen, um sie nicht der Röntgenstrahlung bei der Gepäckkontrolle auszusetzen. Der Metalldetektor bei der Personenkontrolle schadet nicht.

11.1.8. Zusammenfassung

Die Homöopathie bietet sich hervorragend als ganzheitliche Behandlungsmethode bei Gesundheitsstörungen in Schwangerschaft, Geburt, Stillperiode und für den Säugling an. Bei zu erwartenden schweren Komplikationen, die immer Zeichen einer chronischen Krankheit der Mutter (des Vaters) sind, muss unbedingt rechtzeitig mit einer homöopathischen Kur begonnen werden.

11.1.9. Mittel, die man auf jeden Fall für die Geburt bereithalten sollte

Für die Geburt, bei der keine Komplikationen zu erwarten sind, empfehle ich, sich folgende vier Mittel rechtzeitig zu besorgen und bereitzuhalten:

- Arnica C200,
- Caulophyllum C200,
- Aconit C200 und
- Chamomilla C200.

Arnica C200 – Bergwohlverleih

Unmittelbar vor oder nach der Geburt einmalig fünf Globuli unter der Zunge zergehen lassen. Hilft bei der raschen und schmerzarmen Heilung der „Geburtswunde". Verhindert übermäßige Blutungen und lindert die Schmerzen bei den Nachwehen. Dieses Mittel kann ausnahmsweise bei ungenügender Wirkung als Einmalgabe wiederholt werden.

Diese Arznei ist außerdem noch sehr wirksam bei jeder Verletzung (innere und äußere), besonders nach Quetschung, Schlag, Stoß, Fallen, Gehirnerschütterung, wenn blaue Flecken entstehen oder wenn man eine große Beule vermeiden oder eine Beule rasch verkleinern will. Nach einem Schlag auf die Nase wird durch Arnica C200 die Blutung gestillt, ebenso allgemein zur Blutstillung bei Weichteilverletzungen, nach Knochenbrüchen oder Verrenkungen. Selbstverständlich muss der Verletzte auch nach den Regeln der Ersten Hilfe versorgt werden (Arzt!).

Besonders bewährt hat sich Arnika auch bei Operationen und Zahnextraktionen (eine Einmalgabe kurz davor oder danach). Arnica kann ausnahmsweise auch ohne Rücksprache genommen werden.

Caulophyllum C200 – Blauer Hahnenfuß

Einmalig fünf Globuli unter der Zunge zergehen lassen.

Hat sich bewährt bei Wehenschwäche oder wenn die Wehen wegen der langen Dauer der Entbindung nachlassen. Bei ungerichteten „falschen" Wehen unterbindet Caulophyllum die falschen und entwickelt die *echten* Wehen.

Aconit C200 – Sturmhut

Einmalig fünf Globuli unter der Zunge zergehen lassen.

Sollte plötzliche Angst bei der Geburt auftreten und die Gebärende ist nicht zu beruhigen, ist Aconit sehr wirkungsvoll.

Chamomilla C200 – Kamille

Einmalig fünf Globuli unter der Zunge zergehen lassen.

Wenn die Geburtsschmerzen unerträglich sind und keine medizinischen Ursachen dafür gefunden werden können, sollte Chamomilla gegeben werden.

11. 2. Homöopathie während Schwangerschaft, Geburt, Wochenbett und Stillzeit
Dr. med. Rosemarie Hebenstreit

11.2.1. Magen-Darm-Beschwerden

11.2.1.1. Übelkeit, Erbrechen, Verdauungsstörungen

Sepia (Flüssigkeit, die vom Tintenfisch zur Tarnung ausgestoßen wird)

Sepia ist eines der wichtigsten Mittel in der Konstitutionsbehandlung und hat ihren Schwerpunkt im gynäkologischen Bereich.

Die Sepia-Übelkeit besteht bereits morgens bei nüchternem Magen. Der Anblick, Geruch, ja sogar das Denken an Speisen rufen Brechreiz hervor. Andererseits existiert aber auch ein Gefühl von Leere und Schwäche im Magen mit dem Bedürfnis, immer wieder zu essen. Fleisch, fette Speisen, Milch werden nicht vertragen. Eine Empfindung von Schwere und Schlaffsein kann im gesamten Körper und auch im Gemüt als Antriebslosigkeit auftreten. Sie und alle anderen Beschwerden werden durch anstrengende körperliche Tätigkeit gebessert. Oft ist oder war die Patientin sehr sportlich. Die Menstruation kam immer etwas zu spät und war von Schmerzen begleitet, die von der Gebärmutter nach unten drängen. Während der Schwangerschaft tritt häufig Verstopfung auf. Übelkeit und Erbrechen dauern oft über die ersten drei Monate hinaus. Auftreten von gelblicher oder brauner Pigmentierung im Gesicht und zwischen Nabel und Scham (Chloasma uterinum).

Nux vomica (Brechnuss)

Häufiger gebraucht von Männern, ist Nux vomica doch ein bewährtes Mittel für Übelkeit, Aufstoßen, Sodbrennen während der Schwangerschaft.

Grundzüge sind Reizbarkeit und Verlangen nach Reizen (wie Kaffee, Zigaretten, Alkohol, aber auch Beschäftigung, vgl. workaholics). Die Reizbarkeit besteht im Gemütsbereich (man/frau wird leicht ärgerlich) und körperlich gegen alle äußeren Eindrücke wie Licht, Geräusche, Musik, Gerüche usw. Man/frau reagiert darauf mit krampfhafter Verspannung, und so entstehen das Aufstoßen, Sodbrennen, Erbrechen (vor allem ein bis zwei Stunden nach dem Essen) und die spastische Verstopfung. Die Magengegend ist druckempfindlich. Übelkeit wird durch Erbrechen erleichtert. Durch kurzen Schlaf kann in allen Bereichen Besserung eintreten.

Nux Moschata (Muskatnuss)

Es herrscht Übelkeit und Völle im Magen, als ob jede Speise sich in Gas auflöst. Sowohl in der Schwangerschaft als auch zur Menstruationszeit tritt eine ungewöhnliche Schläfrigkeit und Schwäche auf, eventuell bis zur Ohnmacht. Häufig ist der Mund deutlich trocken, frau hat jedoch trotzdem keinen Durst.

Ignatia (Ignazbohne)

Das Krankheitsbild ist charakterisiert durch widersprüchliche oder wechselhafte Zustände, z.B. Brechreiz, Übelkeit, die während des Essens vergehen, wobei sich feste Nahrung leichter schlucken lässt als flüssige. Weitere Kennzeichen sind Luftschlucken, starker Speichelfluss und ein Pflockgefühl im Hals. Die Betroffene seufzt unwillkürlich. Oft werden die Beschwerden ausgelöst durch Kummer, Kränkung und Ärger. Die Stimmung kann sich rasch ändern.

Ipecuanha (Brechwurzel)

Die Schwangere klagt über ständige Übelkeit, selbst bei leerem Magen. Nicht einmal durch Erbrechen bessert sich der Zustand; nach dem Übergeben tritt Schläfrigkeit auf. Nachvornebeugen verstärkt die Übelkeit. Die Zunge bleibt feucht und ist nicht belegt. Vermehrter Speichelfluss geht mit Ekelgefühl einher. Es handelt sich hier oft um Frauen, die auch während der Menstruation unter heftiger Übelkeit leiden und deren Regelblutung heftig und in plötzlichem Schwall auftritt.

Cocculus (Früchte einer vor allem in Indien vorkommenden Schlingpflanze)

An dieses Mittel ist zu denken, wenn bereits Geschwister da sind. Die jetzt wieder schwangere Mutter ist durch den chronischen Schlafmangel nervös, überreizt, erschöpft, ja sogar paradoxerweise trotz Müdigkeit schlaflos.

Die morgendliche Übelkeit ist von Schwindel begleitet. Die Schwangere hat das Gefühl, als ginge die Übelkeit vom Kopf aus. Jede Bewegung des Kopfes verschlimmert den Zustand, ebenso wie der Aufenthalt im Auto, Schiff oder Flugzeug. Auch der Anblick und Geruch von Speisen verursachen Übelkeit. Ein Gefühl von Leere, Hohlheit in Kopf oder Magen tritt auf. Verstopfung, Blähungen und/oder Afterkrampf sind ebenfalls Krankheitsbilder, die auf Anwendung von Cocculus hinweisen.

Colchicum (Herbstzeitlose)

Die Schwangere ist äußerst geruchsempfindlich und wird oft von Ekel erfasst. Übelkeit und Erbrechen machen ihr das Leben schwer. Auffällig ist ihr reichlicher Speichelfluss, der bitter schmeckt. Colchicum ist ein wichtiges Gicht- und Rheumamittel.

Pulsatilla (Küchenschelle)

Ähnlich wie Sepia ist Pulsatilla ein häufig eingesetztes Mittel in der Konstitutionsbehandlung mit breitgefächerter Indikation. Vom Ausfluss bei kleinen Mädchen über die verspätete erste Periodenblutung, aber auch zahlreiche Menstruationsbeschwerden, Unfruchtbarkeit und Wehenschwäche, Stillprobleme bis zu Beschwerden in den Wechseljahren kann dieses Mittel erfolgreich eingesetzt werden, wenn die Art der Beschwerden Pulsatilla-Charakter besitzt.

Zentrales Thema ist die Wechselhaftigkeit der Leiden und auch der Stimmungen. So kann sich z.B. die Menstruationsblutung in Rhythmus, Stärke, Schmerzen ständig ändern, ebenso der Appetit, der Stuhlgang usw.

Pulsatilla eignet sich besonders für Frauen, die sanftmütig, anpassungsfähig, manchmal auch entscheidungsschwach sind. Sie verlangen oft nach Gesellschaft; ihr Zustand bessert sich durch Trost.

Auffallend ist auch das fehlende Durstgefühl. Übelkeit und Aufstoßen treten durch fette Speisen, Schweinefleisch, Eis auf. Die typische Pulsatilla-Frau friert leicht, braucht aber trotzdem ständig frische Luft. Sämtliche Absonderungen der Schleimhäute (z.B. Schnupfen, Ausfluss) sind dick, mild und gelb.

Tabacum (nicht fermentierte Blätter der Tabakpflanze)

Typische Beschwerden, die an die Verwendung von Tabacum denken lassen, sind Übelkeit mit Speichelfluss, Schwindel, Würgen und Erbrechen. Kalte Haut und kalter Schweiß sind weitere Kennzeichen. Die Schwangere fühlt sich elend und leidet unter großer Schwäche und Ohnmachtsgefühl. Sie will sich trotz Kältegefühl nicht zudecken. Besserung tritt durch Erbrechen, Harnlassen und Stuhlgang und frische Luft ein.

11.2.1.2. Sodbrennen

Nux vomica

Aufstoßen und Sodbrennen ein bis zwei Stunden nach dem Essen machen der Schwangeren zu schaffen. Sie leidet unter einem sauren oder bitteren Geschmack im Mund. Ihre Magengegend ist auch äußerlich sehr empfindlich. Sie ist übersensibel und reizbar.

Capsicum (spanischer Pfeffer)

Man spürt ein Brennen vom Magen bis in den Mund herauf. Es treten Schmerzen auf, bei denen sich der Hals beim Schlucken und noch stärker beim Nichtschlucken wie entzündet anfühlt. Trotz brennender Empfindung kommt es zu einem Kältegefühl im Magen. Die Schwangere erträgt äußere Kälte nicht und fröstelt nach jedem Trinken. Weitere Merkmale sind Durst nach Stuhlgang, Afterbrennen und Hämorrhoiden.

Tabacum

Die Frau wird von krampfartigem Aufstoßen, kaltem Schweiß, Schwindel und Gefühlen der Ohnmacht geplagt.

Robinia (Robinie oder falsche Akazie)

Dieses Mittel hat eine spezielle Wirkung auf den Magen. Es tritt eine ausgeprägte Übersekretion von Magensäure mit Sodbrennen vor allem nach dem Niederlegen auf. Saure Flüssigkeit macht die Zähne „stumpf".

Pulsatilla

Sodbrennen tritt hier bei Speisen auf, die vor der Schwangerschaft gut vertragen wurden, insbesondere aber nach fetten, gehaltvollen Lebensmitteln (Cremetorten, Eis, Schlagobers). Der Zustand verschlimmert sich im Sitzen und Liegen und bessert sich beim Spazierengehen oder anderen Beschäftigungen.

11.2.1.3. Blähungen

Nux vomica

Die Schwangere leidet unter „zwickenden" Blähungen mit krampfartigen Schmerzen und Verstopfung. Ihr Verdauungstrakt reagiert sensibel auf Medikamente, auf Durcheinanderessen, auf Reiz- und Genussmittel (obwohl starkes Verlangen danach besteht) und auf Stress. Durch den Abgang von Winden und Stuhl bessert sich der Zustand.

China (Chinarindenbaum)

Der gesamte Bauch ist aufgebläht. Die Frau muss oft aufstoßen, ohne dass der Zustand dabei besser wird.

An China ist vor allem dann zu denken, wenn den Beschwerden ein lang dauernder oder heftiger Flüssigkeitsverlust vorangegangen ist: Durchfall, Erbrechen, Absonderung von Schleimhäuten, Blutungen, Erkrankungen mit viel Schwitzen, starke oder zu häufige Periodenblutungen, langes Stillen, chronischer Ausfluss. Dieser Säfteverlust kann einen Zustand großer Schwäche mit nervöser Überempfindlichkeit und wiederum Neigung zu Schwitzen auslösen. Licht, Lärm, Gerüche, Berührung, kalte Luft werden nicht ertragen; selbst die Haarwurzeln schmerzen beim Kämmen.

Blähende und saure Speisen, Milch, Fett, Obst erzeugen Blähung und Koliken. Weder Aufstoßen noch Windabgang erleichtern. Ebenso wenig bessert sich auch die Erschöpfung durch Ruhe, Schlaf oder Essen.

Weitere Kennzeichen, die an China denken lassen: neuralgischer Zahnschmerz bei Stillenden, bitterer Mundgeschmack, Herzklopfen bei jeder Bewegung, Mutlosigkeit und Ängstlichkeit. Bei regem Gedankenandrang und überaktiver Phantasie fühlt sich die Schwangere körperlich schwach.

Lycopodium (Bärlapp)

Es kommt meist am späten Nachmittag und frühen Abend (zwischen 16 und 20 Uhr) zu Blähungen im Unterbauch. Die Frau erträgt keine Gürtel und keine eng anliegende Kleidung. Sie hat großen Appetit, ist aber nach wenigen Bissen satt. Die Schwangere hat starkes Verlangen nach Süßigkeiten. Ihr Zustand verschlimmert sich durch das Essen von Zwiebeln, Knoblauch und Hülsenfrüchten. Nach dem Essen wird sie von Müdigkeit erfasst und hat in der Lebergegend Schmerzen. Nächtlicher Hunger und Durst rauben ihr den Schlaf. Der Stuhl ist zuerst klumpig, dann weich.

Lycopodium ist auch eines der „großen" und häufig gebrauchten Mittel; es ist umso erfolgreicher, je mehr die Gesamtheit der Symptome dem Arzneimittelbild entspricht.

Sepia

Blähungen und Verstopfung mit Schweregefühl, Nachuntendrängen der Beckenorgane und des Enddarms plagen die Schwangere. Ein Ballgefühl im Enddarm stellt sich ein. Die Frau ist reizbar und verschlossen. Durch anstrengende Bewegung (Laufen, Tanzen, Schwimmen, ...) tritt Besserung ein.

11.2.2. Venöse Beschwerden

11.2.2.1. Hämorrhoiden

Pulsatilla

Die Hämorrhoiden sind blind oder blutend mit einem Gefühl der Wundheit; Linderung tritt durch kalte Anwendungen und Bewegung ein.

Sepia

Sepia eignet sich zur Behandlung von Hämorrhoiden, die hervorquellen, die stechen und ein Ballgefühl im Enddarm erzeugen. Auch bei Mastdarmvorfall ist an Sepia zu denken.

Aesculus (Rosskastanie)

Die Hämorrhoiden bluten kaum oder gar nicht, verursachen aber heftige, wie mit Nadeln stechende Schmerzen.

Collinsonia (Grießwurzel)

Die Hämorrhoiden werden durch Verstopfung mit harten voluminösen Stühlen verursacht und gehen mit Krampfadern im Scheidenbereich einher.

Paeonia (Pfingstrose)

Diese Arznei ist angezeigt, wenn die Hämorrhoiden groß und purpurrot sind, wenn sie stark hervortreten und entzündet und nässend sind. Aftereinrisse und heftige, wie von Splittern verursachte Schmerzen machen der Schwangeren zu schaffen.

Aloe (Aloe)

Traubenartige Hämorrhoiden mit Blutungen gehen mit brennendem und stechendem Schmerz einher. Das Schmerzgefühl wird durch kalte Umschläge gelindert. Oft gehen die Hämorrhoiden mit einem Gefühl von Unsicherheit im After einher: Bei Winden oder beim Urinieren geht unwillkürlich Stuhl ab.

Nux vomica

Die Hämorrhoiden werden durch spastische Verstopfung, die wiederum auf Bewegungsmangel, Stress und falsche Ernährung zurückzuführen ist, ausgelöst.

11.2.2.2. Krampfadern

Pulsatilla

Die Varizen (Krampfadern) haben die Form eines netzartigen Geflechts und entstehen bzw. treten durch die Schwangerschaft vermehrt auf. Schwere Beine und ziehende Schmerzen werden durch das Herunterhängenlassen der

Beine und durch Hitze verschlimmert. Eventuell treten auch andere Pulsatilla-Beschwerden auf.

Sepia

Sepia ist eines der Hauptmittel für venöse Stauungen, daher auch ein Varizenmittel. Charakteristik siehe bei anderen Sepiabeschwerden.

Hamamelis (virginische Zaubernuss, Hexenhasel)

Die Varizen, die in Form von „Paketen" auftreten, sind sehr empfindlich und schmerzhaft. Sie entzünden sich leicht, und es treten spontane punktförmige Blutungen durch hohe Verletzbarkeit auf.

Calcium fluoricum (Flussspat)

Dabei handelt es sich um ein wichtiges Mittel für das gesamte Bindegewebe. Es wirkt tonisierend auf erschlaffte elastische Fasern.

Besondere Merkmale, bei denen diese Arznei hilft, sind: Varizen jucken; es kommt zu nächtlichen Wadenkrämpfen, Schwangerschaftsstreifen, brüchigen Nägeln, hypermobilen Gelenken, Fersensporn und anderen Exostosen (Verknöcherungen).

Lachesis (Gift der Buschmeisterschlange)

Grundzüge dieses „großen" Mittels sind die leichte Erregbarkeit und die Unverträglichkeit jeglicher Einengung, sei sie nun geistiger, psychischer oder körperlicher Natur. Alles bessert sich durch In-Gang-Kommen von Absonderungen (vom Redefluss bis zum Menstruationsfluss). Lachesis wird daher häufig bei prämenstruellen Beschwerden gebraucht, wenn das Einsetzen der Periode diese Beschwerden deutlich bessert. Auch der Wechsel (Menopause) mit dem Aussetzen der Blutungen kann für Lachesis-Frauen sehr unangenehm verlaufen, weil sie möglicherweise unter Hitzewallungen, verbunden mit Schweißausbrüchen und Beklemmungsgefühlen, die mit Frieren abwechseln, leiden.

Erkrankte Körperstellen verfärben sich blaurot, auch die Umgebung der sehr empfindlichen Krampfadern. Hitze und auch nur leichte Berührung sind unerträglich. Die Varizen neigen zu Entzündungen.

Eine Verschlimmerung des Krankheitsbildes tritt durch Schlaf bzw. am Morgen nach dem Schlaf ein. Alle Beschwerden betreffen mehr die linke Körperhälfte, oder sie beginnen links und wandern erst dann nach rechts.

Bei Schmerzen und Zysten am linken Eierstock ist Lachesis ebenfalls in Erwägung zu ziehen.

11.2.3. Verletzung durch die Geburt

Arnica (Bergwohlverleih)

Arnica ist das Verletzungsmittel Nummer eins, besonders, wenn die Verletzung durch stumpfe Gegenstände erfolgte (eine Rissquetschwunde oder die Geburtswunde der Frau).

Die Blutung tritt weniger nach außen, vielmehr verteilt sie sich im Gewebe (blauer Fleck, Hämatom) und verursacht den typischen Schmerzcharakter „wie zerschlagen".

Staphysagria (Rittersporn)

Diese Arznei ist spezialisiert auf Schnittwunden, wie sie durch eine Episiotomie (Dammschnitt) oder andere Operationen entstehen.

11.2.4. Nachwehen

Arnica

Der für Arnica typische Schmerz ist der „Wie-zerschlagen"-Schmerz. Haben nach einer lang dauernden traumatischen Geburt die Nachwehen diesen Schmerzcharakter, wird Arnica helfen.

Caulophyllum (Frauenwurzel)

Ein Gefühl großer Erschöpfung hält im Wochenbett noch lange an und wird von krampfartigen Schmerzen im kleinen Becken begleitet. Dunkle, verlängerte Nachblutungen treten auf. Nervöse Überreizung beeinträchtigt das Wohlbefinden.

Cimicifuga (Wanzenkraut)

Krampfartige oder schießend-reißende Schmerzen, wie von elektrischen Schlägen, ziehen im Becken von einer Hüfte zur anderen hin und her. Die Schmerzen beginnen im Rücken und strahlen zu den Hüften und in die Oberschenkel aus. Die Frau im Wochenbett ist voller Angst, dabei unruhig und geschwätzig.

Sepia

Die Nachwehen äußern sich mit typischem nach unten drängendem Schmerz. Die Frau hat das Bedürfnis, allein gelassen zu werden.

Pulsatilla

Die Nachwehen können wie alle Pulsatilla-Beschwerden in Stärke und Art des Auftretens (z.B. einmal durch Stillen ausgelöst, dann wieder nicht usw.) abwechseln. Die Frau weint oft, vor allem, wenn sie nach ihrem Befinden befragt wird. Tröstet man sie, kann sie diese Zuwendung gut annehmen und sogar ihren Schmerz vergessen.

Nux vomica

Heftige krampfartige Nachwehen, eventuell mit Stuhldrang vor und während der Blutung, treten auf. Der Schmerz macht die Frau ungeduldig und reizbar (siehe auch andere Nux-vomica-Beschwerden).

Chamomilla (Kamille)

Krampfartige Schmerzen werden als unerträglich empfunden und lösen bei der betroffenen Frau Wutanfälle aus. Sie will nicht berührt werden und ist, trotz der ihr angebotenen Hilfe, unzufrieden.

Colocynthis (Koloquinte, ein Kürbisgewächs)

Heftiger krampfartiger Schmerz tritt in Wellen auf, dazwischen besteht Schmerzfreiheit. Die Frau krümmt sich zusammen und drückt mit beiden Fäusten gegen den Bauch, was die Schmerzen erleichtert.

Dioscorea (Yamswurzel)

Im Bauch herrscht ein ständiger dumpfer Schmerz, der zeitweilig scharf und heftig wird und sich durch nach hinten Beugen bessert.

China

China hilft bei Nachwehen mit starker verlängerter Blutung und darauf folgender Schwäche und Reizbarkeit (siehe auch Blähungen).

11.2.5. Harninkontinenz

Arnica

Diese Arznei sollte nach einer schwierigen Geburt genommen werden, wenn das Geburtstrauma Ursache für die Harninkontinenz war.

Causticum

Wenn es zu Harnverlust bei Husten, Lachen und Niesen kommt, ist Causticum die richtige Arznei. Beim Urinieren setzt der Harnstrahl aus und die Frau muss lange warten, bis der Urin fließt. Die Harnröhre fühlt sich wie taub an; die Frau spürt den Harnabgang nicht.

Pulsatilla

Häufiger Harndrang und Harnverlust beim Gehen, Sitzen und Husten machen der Frau zu schaffen. Harnverlust tritt ein, wenn der Drang unterdrückt wird und Winde abgehen. Sobald die Frau auf dem Rücken liegt, verspürt sie das Bedürfnis, auf die Toilette zu gehen.

Sepia

Hier kommt es zu Harnverlust beim Stehen, Husten und wenn die Aufmerksamkeit intensiv auf andere Dinge konzentriert ist. Zu achten ist, wie immer bei Sepia, auf das Schweregefühl und das Abwärtsdrängen der Beckenorgane. Oft stehen und sitzen diese Frauen deshalb mit überkreuzten Beinen.

11.2.6. Beginnende Brustentzündung (Mastitis)

Mit dem passenden homöopathischen Mittel muss bei einer akuten Erkrankung wie der Mastitis innerhalb einiger Stunden eine deutliche Erleichterung eintreten. Ist dies nicht der Fall, muss ein anderes Mittel gewählt werden. Da es bei dieser Entzündung auch zur Abszessbildung kommen kann, ist eine professionelle Hilfe angeraten.

Belladonna (Tollkirsche)

Belladonna ist eines der wichtigsten Mittel für die beginnende Entzündung, wo immer sie auftritt. Belladonna passt zu hellroter Schwellung mit Hitze und pulsierenden Schmerzen. Die Brust ist sehr empfindlich bei Berührung und Erschütterung. Abends und nachts tritt eine Verschlimmerung ein.

Fieber tritt auf und steigt hoch an. Der Kopf ist hochrot und heiß, während Hände und Füße aber kalt sind. Die Pupillen sind weit, der Blick wirkt starr.

Trotz des Fiebers tritt wenig Schweiß auf, die Haut fühlt sich samtartig an. Es besteht mäßiger Durst auf kaltes Wasser oder Fruchtsäfte. Der Schlaf ist unruhig, begleitet von schweren Träumen und Fieberphantasien.

Bryonia (Zaunrübe)

Eine Entzündung, die mit Bryonia behandelt werden soll, entwickelt sich langsamer als die Belladonna-Entzündung. Auch hier ist die Brust rot, geschwollen und heiß, der Schmerz hat jedoch stechenden Charakter. Die Brust ist sehr empfindlich bei leichter Berührung und jeglicher Bewegung; fester Druck ist jedoch angenehm. Daher besteht das Verlangen, einen fest sitzenden BH zu tragen oder beim Liegen in Seitenlage auf der betroffenen Seite zu liegen. Die Brust ist schwer und hart. Verschlimmerung tritt morgens ein. Es besteht heftiger Durst nach kaltem Wasser. Die Frau ist während einer Erkrankung ärgerlich und abweisend.

Phytolacca (Kermesbeere)

Dieses Mittel ist hilfreich, wenn die Mastitis bei „schwer gehenden" Brüsten auftritt. Die Frau hat zu wenig und zu dicke Milch. Der Schmerz strahlt beim Saugen des Babys über den ganzen Körper aus. Die Schwellung ist hart und knotig und oft von Rissen im Bereich der Brustwarze begleitet.

11.2.7. Rissige Brustwarzen

Phytolacca

Siehe Brustentzündung.

Rathania

Hier handelt es sich um ein „kleines" bewährtes Mittel für Risse der Brustwarzen, Afterrisse und Hämorrhoiden.

Croton tiglium

Die Frau leidet unter Rhagaden (kleine Einrisse in der Haut) mit ziehenden Schmerzen von der Brustwarze nach hinten in den Rücken, sobald sie das Kind angelegt.

Castor equi

Die ganze Brustwarze ist gerötet, trocken, wund. Tiefe und schmerzhafte Risse machen das Stillen zur Qual. Anfallsartiges inneres Jucken in den Brüsten wird durch Reiben und Kratzen erleichtert.

Graphites (Reißblei)

Dies ist ein Mittel für Menschen, die allgemein zu trockenen Ekzemen neigen. Bekommen die Ausschläge Risse, dann sondern diese ein dickes honiggelbes Sekret ab. Bevorzugte Stellen sind Gelenkbeugen, Augenlider, hinter den Ohren, Mund, Nase, Brustwarzen und After.

Borax

Dieses Mittel ist vor allem bei Aphten (kleinen Geschwüren) im Bereich der Mundhöhle und auch an der Brustwarze indiziert. Es hat ein auffallendes Brustsymptom, weshalb es hier erwähnt werden soll. Borax hilft auch, wenn beim Stillen die gegenüberliegende Brust schmerzt. Die Milch ist dick und fließt reichlich.

11.2.8. Geburtsgeschwulst

Arnica

Entsteht durch eine lang dauernde Geburt ein ausgedehntes Hämatom, ist Arnica das Mittel der Wahl.

11.2.9. Koliken der Säuglinge und Milchunverträglichkeit

Chamomilla

Für den Chamomilla-Schmerz ist kennzeichnend, dass er als unerträglich empfunden wird. Die Babys weinen zornig mit hochrotem Gesicht und strampeln wild. Nur wenn sie auf dem Arm getragen werden, kommen sie etwas zur Ruhe. Die Blähungsschmerzen sind eventuell begleitet von wässrig-schleimig grünen Stühlen, die nach faulen Eiern riechen.

Wärme bessert die Bauchschmerzen, ansonsten aber wird Hitze nicht gut vertragen.

Chamomilla hilft auch bei Zahnungsproblemen, vor allem, wenn das sonst ausgeglichene Kind plötzlich launisch und wütend wird. Treten während der Zahnung Fieber und Durchfälle auf und ist die betroffene Backe hochrot, wird Chamomilla helfen.

Colocynthis

Colocynthis ist, ähnlich wie Chamomilla, angezeigt bei heftigen und schneidenden Schmerzen, die von zornigem Schreien begleitet werden. Sie sollten immer dann an Colocynthis denken, wenn starker Druck die Schmerzen bessert. Das Baby fühlt sich z.B. am wohlsten, wenn es mit dem Bauch nach unten übers Knie gelegt wird, oder man drückt ihm seine Beinchen gegen den Bauch oder massiert den Bauch mit einigem Druck.

Magnesium carbonicum

Auch dieses Mittel hilft bei heftigen und krampfartigen Schmerzen. Das Baby zieht die Beine an und weint wütend; sein Schweiß riecht säuerlich. Der Bauch ist aufgetrieben, wobei lautes Rumpeln zu hören ist. Der Abgang von Winden verbessert den Zustand. Saures Erbrechen der Brustkinder ist ebenfalls ein Hinweis auf Magnesium carbonicum. Wässrige, saure hinausschießende Durchfälle quälen den Säugling, der säuerlich riecht. Die Milch geht geronnen und unverdaut wieder ab. Das Baby lehnt die Muttermilch ab.

Nux vomica

Nux vomica wirkt gegen Koliken bei nervösen Babys mit Neigung zu Verstopfung. Immer wieder drückt das Baby wie beim Stuhlgang, aber ohne Erfolg.

Der Stuhl ist klein, kugelförmig, hart und dunkel. Der Säugling ist eher mager und hat einen dunklen Teint. Er erschrickt leicht bei Geräuschen und hellem Licht.

Dioscorea

Dioscorea sollte bei Koliken angewendet werden, bei denen der Säugling Erleichterung empfindet, wenn er sich rückwärts durchstreckt.

Lycopodium

Babys, denen Lycopodium helfen kann, sind meist zart und zeichnen sich durch feine Gesichtszüge und häufiges Stirnrunzeln aus. Dadurch wirken diese Babys älter als sie sind. Sie werden beim Saugen rasch müde und schlafen immer wieder ein.

Der Abgang von Winden bessert die Bauchschmerzen nur kurzzeitig. Die Kinder werden von häufigem, quälendem Aufstoßen geplagt. Außerdem besteht eine Neigung zu Verstopfung mit harten, trockenen Stühlen und Schmerzen vor der Entleerung. Die Koliken treten typischerweise zwischen 16 und 20 Uhr auf.

Calcium phosphoricum

Dabei handelt es sich um ein wichtiges Mittel, wenn der Säugling die Muttermilch verweigert. Das Mittel passt zu schlanken Babys, die schnell wachsen, ängstlich und oft unzufrieden sind. Sie lernen spät laufen und sprechen. Auch die Zahnung tritt später als gewöhnlich ein.

12. Traditionelle Chinesische Medizin während Schwangerschaft, Geburt und Wochenbett

Dr. med. Eva Pavelka

Das Siegelschrift-Zeichen „Yun":
Der Uterus als Haus für den Fötus = schwanger sein

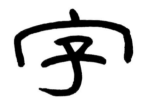

Die Traditionelle Chinesische Medizin (TCM) beruht auf dem Grundprinzip des Gleichgewichtes zwischen Yin und Yang. Gesundheit bedeutet, dass sich der Körper in einem ausgewogenen Gleichgewicht befindet. Um dieses Gleichgewicht zu erlangen beziehungsweise zu erhalten, gibt es in der TCM unterschiedliche Herangehensweisen: Die Basis bilden eine bewusste Ernährung sowie regelmäßige Bewegung an der frischen Luft. Bestehen bereits Ungleichgewichte, gibt es die Möglichkeit, mit Massage (Tuina), Akupunktur und chinesischen Kräutern den Körper und die Psyche zu unterstützen. Grundsätzlich gilt jedoch: eine Schwangerschaft ist keine Krankheit!

12.1. Die Zeugung

Wenn wir ein Kind zeugen, ist die konstitutionelle Verfassung von Vater und Mutter grundlegend an der Konstitution des Kindes beteiligt. In der TCM spricht man von „Vorgeburtlichem Qi" (Qi ist die Energie), das in den Nieren gespeichert wird. Das „Vorgeburtliche Qi" nimmt im Laufe eines Lebens ab, wir werden alt und schwächer. Um einem Kind möglichst viel dieses Qis mitzugeben, bereiten sich Paare in China mindestens sechs Monate auf eine Schwangerschaft vor. Dabei achten sie in dieser Zeit besonders darauf, ihr Nieren-Qi zu stärken. Dies gelingt durch gesunde Ernährung, regelmäßigen Schlaf, Vermeidung von Nikotin oder Alkohol und emotionale Ausgeglichenheit. In Zeiten, in denen die berufliche Verwirklichung oberste Priorität hat, ist das oft kein leichtes Unterfangen. Es gilt jedoch zu bedenken, dass wir mit der Zeugung eines Kindes die volle

Verantwortung für das Wohlbefinden eines neuen Lebewesens übernehmen und eine solche Vorbereitung auch der eigenen Gesundheitsvorsorge dient. Sollte aus irgendeinem Grund ein Kinderwunsch über mehrere Monate unerfüllt bleiben, gibt es die Möglichkeit, den Körper mit chinesischen Kräutern oder Akupunktur zu stärken und die Psyche zu entspannen.

12.2. Die Schwangerschaft

In der Schwangerschaft nährt die Mutter ihr Kind mit ihrem Qi und Blut. Eine ausgewogene Ernährung, das sogenannte „Nachgeburtliche Qi", verhindert, dass die Mutter zu viel ihres Nieren-Qis verbraucht und garantiert somit, dass sie eine weitgehend beschwerdefreie und genussvolle Schwangerschaft erleben kann. In der TCM sind Milz und Magen für die Produktion des „Nachgeburtlichen Qis" verantwortlich. Besonders stärkend für Milz und Magen sind regelmäßige warme Mahlzeiten, wobei nicht für zwei gegessen werden soll! Die Speisen sollten allgemein leicht verdaulich und wenn möglich frisch gekocht sein. Besteht eine Schwäche in dem Organsystem Milz/Magen, kann es zu Übelkeit, Sodbrennen, Müdigkeit und Durchfällen oder aber auch Verstopfung kommen. Die Milz ist in der chinesischen Medizin für die Versorgung des Bindegewebes verantwortlich. Ist die Haltefunktion der Milz beeinträchtigt, kann es zum Auftreten von Hämorrhoiden, Krampfadern, Gebärmutterhalsverkürzung und Ödemen kommen.

Hier einige Nahrungsmittel, die besonders Milz und Magen stärken:

Getreide: Hirse, Reis, Mais, Dinkel, Weizen

Hülsenfrüchte: Azukibohnen, Linsen, Erbsen

Gemüse: Kürbis, Karotten, Erdäpfel, Pastinaken, Süßkartoffel, Mais, Fenchel, Petersilwurzel

Obst: Birnen, Äpfel, Zwetschken (bevorzugt heimisches Obst)

Trockenobst: Rosinen, Feigen, Pflaumen, Datteln, Marillen

Fleisch: Rind, Huhn

Gewürze: Vanille, Kardamon, Zimt, Ingwer, Muskatnuss, Oregano, Thymian, Rosmarin, alle frischen Kräuter (vor allem Petersilie)

Sonstiges: Eier, Nüsse, Ziegen- und Schafmilchprodukte, Reismilch

Getränke: warmes Wasser, roter Traubensaft, Gewürztee aus Zimt, Nelken, Fenchel, Kardamon, Sternanis, Melissentee

Grundlage einer milzstärkenden Ernährung sollte ein tägliches warmes Frühstück sein:

Hirsefrühstück mit Birnenkompott

In einem Topf zwei Tassen Wasser erhitzen und eine Tasse Hirse (vorher gründlich unter fließendem Wasser waschen) einstreuen. Mit Rosinen (oder klein geschnittenem Trockenobst), geriebenen Walnüssen oder Haselnüssen, etwas Zimt, einem TL geriebenen Ingwer, dem Saft einer halben Zitrone oder der Schale einer unbehandelten Zitrone würzen.

Mit geschlossenem Deckel 20–30 Minuten quellen lassen. Nach Belieben kann noch etwas Gerstenmalz, 1 TL Sahne pro Portion oder etwas Butter untergemengt werden.

Dazu passt Birnenkompott, der wie folgt hergestellt wird:

Zutanten: süße Birnen, evtl. roter Traubensaft oder Birnensaft, Honig oder Gerstenmalz, Vanillepulver, Salz, Zitrone, Kakao, Zimt.

Eine Tasse Wasser (evtl. gemischt mit Trauben- oder Birnensaft) erhitzen, klein geschnittene Birnen, Honig und Gewürze dazugeben und zugedeckt köcheln, bis das Obst weich ist. Das Kompott kann heiß in Schraubgläser abgefüllt werden und im kalten Wasserbad abgekühlt werden. So hält es im Kühlschrank ein bis zwei Wochen – und ein wohlschmeckendes und gesundes Frühstück ist immer verfügbar.

Grundrezept für Reis-Congée

Zutaten: Vollkornreis oder weißer Reis (Jasminreis), Wasser.

Man kocht 1 kleine Tasse Reis und Wasser in einem Verhältnis von 1:6. Die Menge des Wassers und die Kochdauer bestimmen die Dicke des Breis. Wichtig ist es, den Reis nach kurzem Aufkochen nur auf kleinster Flamme köcheln zu lassen, da er sonst anbrennt beziehungsweise überkocht. Kochen Sie den Reis zwei bis vier Stunden. Je länger er kocht, umso mehr stärkt er Qi und Blut. Nach Belieben können dem Reis-Congée Gewürze (Ingwer, Kardamon, Zimt), chinesische Datteln oder Azukibohnen beigefügt werden. Das fertige Reis-Congée können Sie portionsweise mit unterschiedlichen Zutaten verfeinern:

Kompott oder Mus aus Äpfeln, Birnen, Marillen, Pfirsichen, Zwetschken, Weintrauben, Maroni, gedünstetes Gemüse (Karotten, Fenchel, Kürbis, Spinat, Mangold, Zucchini) und weiches Ei, Kräuter (Petersilie, Schnittlauch, Basilikum, Rosmarin u.a.) und wenig Wakame-Alge (sehr jodhaltig), Gomasio (Sesamsalz), Nüsse und Samen, hochwertige Öle (Leinöl, Weizenkeimöl, Kürbiskernöl, Sesamöl, Walnussöl) oder Butter.

Die chinesische Medizin (Akupunktur, chinesische Kräuter, Tuina) zeigt hohe Wirksamkeit bei der Therapie von Schwangerschaftsbeschwerden, wie Übelkeit, Sodbrennen, Rückenschmerzen oder Erschöpfung. Nehmen Sie mit gut ausgebildeten Therapeuten Kontakt auf und beziehen sie chinesische Kräuter nur aus der Apotheke (dort werden sie auf Schadstoffe und Pestizide geprüft).

12.3. Die Geburt

Sollte sich Ihr Kind in der 33. Schwangerschaftswoche noch in Beckenendlage befinden, gibt es die Möglichkeit, das Drehen des Kindes in Schädellage durch Moxibustion zu unterstützen. Das Wort Moxibustion setzt sich aus dem japanischen Wort *mog(u)sa* (dies bezeichnet die getrockneten und fein geriebenen Fasern von Blättern des Beifußes) und dem Nomen *combustio (lat.) Verbrennen* zusammen. Mit der Moxazigarre wird Akupunkturpunkten Wärme zugeführt, was den Qifluss anregt. Bei der Behandlung der Beckenendlage mit Moxibustion wird die angezündete, glimmende Spitze der Zigarre langsam an den Akupunkturpunkt Bl 62 (am äußeren Nagelfalz der beiden kleinen Zehen) angenähert, bis sich ein kräftiges Wärmegefühl einstellt, jedoch kein Schmerz und vor allem keine Verbrennung. Danach wird die Moxazigarre zurückgezogen und erneut an den Akupunkturpunkt angenähert. Auf diese Weise kommt es zu einer pulsativen Erwärmung des Akupunkturpunktes mit entsprechender Reizsetzung. Der ideale Zeitpunkt für eine Moxabehandlung ist zwischen der 33. und der 36. Schwangerschaftswoche und sollte jeden zweiten Tag über ungefähr zehn Minuten (je fünf Minuten auf jeder Zehe) durchgeführt werden. Bekannt ist Akupunktur auch in der Geburtsvorbereitung. Dabei wird von der 34. bis zur 42. Schwangerschaftswoche jeweils einmal pro Woche therapiert. Ziel ist es, den Muttermund zu erweichen und so zu einer Verkürzung der Eröffnungsphase der Geburt beizutragen. Diese Wirkung wurde durch zahlreiche Studien belegt. Gleichzeitig konnte auch gezeigt werden, dass ein nicht wehenbereiter Uterus durch Akupunktur nicht zu Wehen angeregt werden kann. Akupunktur kann bei Terminüberschreitung zur Geburtseinleitung angewandt werden beziehungsweise zur Schmerzlinderung während der Geburt.

12.4. Das Wochenbett

Nach der Geburt geht es darum, einen Mangel an Qi und Blut möglichst rasch wieder zu beseitigen, damit der stillenden Mutter genügend Energie zur Verfügung steht, ihr Kind zu nähren und das Wochenbett zu genießen. Ist das Blut kräftig, wird der Geist/Shen gut genährt und der Babyblues bleibt aus. Zu diesem Zwecke sollte die Mutter nach der Geburt täglich eine Tasse stärkende Hühnerkraftbrühe zu sich nehmen.

Hühnerkraftbrühe

Zutaten Kräuter: Fr. Jujubae (Dazao) 5 g, Rx. Rhemanniae praep. (Shudihuang) 5 g, Fr. Lycii (Gouqizi) 5 g, Rx. Angelicae sin. (Danggui) 5 g, Rx. Astragalus (Huangqi) 5 g. Diese Menge reicht für einen großen Suppentopf (ca. 5 Liter). Zutaten für die Suppe: Suppenhuhn, Petersilie, Wacholderbeeren, Karotten, Sellerieknollen, Petersilienwurzel, frischer Ingwer oder Pfefferkörner, Lorbeerblätter, Salz, chinesische Kräuter.

Zubereitung: Alle Zutaten zum Kochen bringen und zwei bis vier Stunden köcheln lassen, Fett nach Bedarf abschöpfen. Die Suppe kann noch heiß in Gläser gefüllt werden, welche dann im kalten Wasserbad abgekühlt werden. So ist die Suppe im Kühlschrank ein bis zwei Wochen haltbar. Vegetarierinnen können die Kräuter in einer Gemüsesuppe mitkochen.

13. Bach-Blüten

Dr. med. Christa Roberts

Alles Wahre ist einfach – zu dieser Erkenntnis kam der englische Arzt und Homöopath Dr. Edward Bach (1886–1936), nachdem er jahrelang mit dem Mikroskop in der komplexen Vielfalt der kleinsten lebenden Einheiten, den Mikroorganismen, die Antwort auf seine Fragen gesucht hatte.

Edward Bach wurde in Moseley bei Birmingham in England geboren. Nach einem Studium der Medizin vertiefte er sein Wissen, indem er sich der bakteriologischen Forschung zuwandte. Sein tiefster innerer Wunsch war es, den Leidenden und Kranken zu helfen.

Mit großem Einfühlungsvermögen übte er sich in der Kunst des Zuhörens und des Beobachtens und erkannte mehr und mehr seelische Konflikte als häufige Ursachen von Krankheiten.

Als er dann die Lehre Hahnemanns und damit die homöopathische Medizin kennenlernte, wurden seine Theorien bestätigt. Im homöopathischen Krankenhaus in London lag der Schwerpunkt seiner Arbeit auf der Erforschung der menschlichen Darmflora. Schon bald konnte er aus der Menge der Darmbakterien sieben große Gruppen herausfiltern. Er fand heraus, dass jede Gruppe dieser Bakterien, wenn sie in der Darmflora eines Patienten überwiegen, einer ganz bestimmten Persönlichkeitsstruktur zugeordnet werden konnte.

Mit dieser Erkenntnis entwickelte er die sieben Bach-Nosoden, eine homöopathische Behandlung, die ganz hervorragende Erfolge zeigte. Immer deutlicher wurde es für Bach, dass Patienten, die eine ähnliche emotionale Problematik aufwiesen, stets gut auf die gleichen Nosoden reagierten, ungeachtet ihrer körperlichen Symptome.

Bachs Liebe zur reinen Natur, das Erkennen der großen Zusammenhänge in der Schöpfung und deren geniale Einfachheit ließen ihn weiter suchen, nach etwas Vollkommenem, weg von den Bakterien hin zu den wild wachsenden Pflanzen.

Mit seiner hoch entwickelten Intuition gelang es ihm, Pflanzen ausfindig zu machen, die seine sieben Nosoden ersetzen bzw. in ihrer Wirksamkeit übertreffen konnten. So fand er 38 verschiedene Pflanzen, aus denen er mittels Sonnenbestrahlung Blütenessenzen herstellte.

Diese Essenzen verabreichte er Patienten/innen, nur Bezug nehmend auf ihre emotionale und psychische Situation, ohne auf ihre körperliche Symptomatik einzugehen.

Die Essenzen teilte er in sieben große Gruppen ein. Für Menschen mit Angst, Unsicherheit, Menschen mit ungenügendem Interesse für die Gegenwartssituation, für einsame Menschen, für solche, die gegenüber Einflüssen und Ideen überempfindlich sind. Weiters für mutlose und verzweifelte Menschen und schließlich für solche, die um das Wohl anderer allzu besorgt sind.

In seinem Buch *Heal Thyself* (*Heile Dich selbst*) widmete sich Bach nun der Beziehung zwischen Eltern und Kindern und beschrieb die Elternschaft als eines unserer größten göttlichen Privilegien. Eltern zu werden heißt, einer Seele die Möglichkeit zu geben, um ihrer Entwicklung willen in einem physischen Körper auf diese Erde zu kommen und diesem Kind die geistige, seelische und körperliche Führung und Fürsorge zu geben.

Eine allgemein anerkannte Erkenntnis ist, dass die meisten psychischen Störungen in den ersten sieben Lebensjahren, vor allem aber im ersten, verursacht werden. Durch frühzeitiges Einsetzen der Blüten können viele manifeste Störungen im späteren Leben verhindert werden.

Gerade in der Schwangerschaft, wo Stimmungslagen oft schneller wechseln oder alte Verhaltensmuster neu auftauchen, können Bach-Blüten schnell und sanft wirkungsvolle Stabilisierung bewirken.

Das Ungeborene kann ganz klar fühlen, in einer sprachlosen Intensität, die es sein ganzes Leben begleiten wird.

Die stärksten Informationen kommen natürlich von der Mutter. So können andauernde Angst, Unsicherheit, Zwiespältigkeit bezüglich der Schwangerschaft, Probleme in der Partnerschaft usw. emotionale Narben im Kind hinterlassen.

Vor und während der Geburt hat sich der Einsatz der Rescue Remedy, der Notfallstropfen, sehr bewährt. Auch für das Neugeborene ist die Gabe von Rescue eine Wohltat nach den Strapazen seiner überstandenen Reise. Oft werden auch ein paar Tropfen dem ersten Badewasser beigemengt.

Wenn nun aber die Geburt nicht planmäßig abläuft und zusätzliche Eingrif-fe notwendig werden, wie Kaiserschnitt, Einsatz von Zange oder Saugglo-cke, künstliche Einleitung der Geburt, oder wenn es sich um eine Frühgeburt oder Übertragung (das Kind bleibt deutlich mehr als 280 Tage im Mutterleib) handelt, kann man jeweils spezifische Blüten nach den daraus resultierenden Gefühlen wie Schock, Angst, Panik, Wut etc. verabreichen. Damit wird den Kin-dern eine Hilfestellung geboten, die großen emotionalen Belastungen noch einmal gründlich durch- und aufzuarbeiten.

> *„Behandle die Ursachen – und ein Problem wird gelöst werden. Das Wahre ist einfach"*, um Edward Bach nochmals zu zitieren.

In der Natur hat er unsere größten Helfer gefunden, um uns selbst zu heilen.

14. Aromatherapie – Düfte verzaubern

Im Mütterstudio in Bad Fischau (Niederösterreich) werden zahlreiche hochwertige Qualitätsöle angeboten, die Frauen während der Schwangerschaft und der Geburt und Babys in den ersten Lebensmonaten wertvolle Unterstützung bieten. Alle Produkte sind frei von jeglichen chemischen Farb-, Duft- oder Konservierungsstoffen. Sie werden *nur* aus 100 % naturreinen ätherischen Ölen sowie Basisölen gemischt und mit Haltbarkeitsdatum versehen.

Die aufgelisteten Öle können im Mütterstudio Bad Fischau erworben und von Mutter und Kind *vor* bzw. *nach* der Geburt eingesetzt werden. Wer nicht in der Nähe des Mütterstudios zu Hause ist, kann die Duftöle auch zugesandt bekommen. Die selbstgemischten Öle werden von Elisabeth Wilfinger, einer diplomierten Aromapraktikerin mit ärztlicher Prüfung, zusammengestellt. Die Mitarbeiterinnen des Mütterstudios bitten um Ihr Verständnis, dass die Tropfenanzahl sowie das zugefügte ätherische Öl Betriebsgeheimnis sind und daher hier nicht veröffentlicht werden. Die verwendeten ätherischen Öle sind beim Kauf auf den jeweiligen Fläschchen natürlich angegeben. Die angegebenen Preise sind derzeit gültig, Änderungen vorbehalten.

Baby-Badeöl

Basisöl: Mandelöl (100 ml)

Dieses besondere Öl wirkt auf zarte Babyhaut sehr pflegend. Zusätzlich wirken die darin enthaltenen ätherischen Öle beruhigend, Angst lösend und ausgleichend.

Preis: € 12,-

Babys erstes Bad

Basisöl: Mandelöl (20 ml)

Babys erstes Bad wirkt aufgrund des Mandelöls hautpflegend und durch die Zusätze der ätherischen Öle sehr beruhigend und harmonisierend. Dieses spezielle Öl ist zur Unterstützung in den ersten drei Wochen gedacht, damit das Baby sich gut „erden" kann.

Preis: € 9,-

Babymassageöl extra

Basisöl: Mandelöl (50 ml)

Dieses hochwertige Öl wird speziell zur Babymassage verwendet. Es wirkt beruhigend, ausgleichend, verdauungsfördernd, schlaffördernd und vor allem durch das Mandelöl hautpflegend.

Preis: € 10,-

Blähungsöl

Basisöl: Johanniskrautöl (30 ml)

Dieses stark entkrampfende Massageöl für den Bauch wird vor allem bei (starken) Blähungen und Koliken verwendet. Es wirkt zusätzlich verdauungsfördernd und schmerzlindernd.

Preis: € 8,-

Brustentzündungsöl

Basisöl: Johanniskrautöl (50 ml)

Dieses stark entzündungshemmende Öl wird vor allem von stillenden Müttern verwendet. Zusätzlich wirken die darin enthaltenen ätherischen Öle stark antibakteriell, hautregenerierend, schmerzlindernd und hautpflegend.

Preis: € 9,-

Dammöl

Basisöl: Sesamöl (30 ml)

Dieses Öl wird zur Dammmassage eingesetzt, um den Damm für die Geburt elastischer zu machen. Die darin enthaltenen ätherischen Öle wirken öffnend, entspannend, ausgleichend, hautregenerierend und beruhigend auf Hautnerven.

Dieses Öl kann ab der 34. Schwangerschaftswoche verwendet werden.

Preis: € 8,-

Einleitungsöl

Basisöl: Sesamöl (5 ml)

Das Einleitungsöl kann dann eingesetzt werden, wenn der Geburtstermin überfällig ist. Die ätherischen Öle können dabei die Wehen auslösen und wirken somit geburtsfördernd – das Basisöl wirkt öffnend.

Preis: € 5,-

Erkältungsöl

Basisöl: Johanniskrautöl (30 ml)

Dies ist ein ideales Öl für Schwangere und Säuglinge bei Erkältungskrankheiten der oberen Luftwege. Durch die ätherischen Öle wirkt es auswurffördernd, antibakteriell, antiviral und vor allem schleimlösend.

Preis: € 9,-

Geburtsöl

Basisöl: Sesamöl (50 ml)

Das Geburtsöl kann sowohl als Massageöl als auch als Badeöl genutzt werden. Die ätherischen Öle wirken besonders krampflösend, stimmungsaufhellend und vor allem beruhigend. Weiters wirkt es noch kreislaufstabilisierend und stark psychisch „erdend".

Dieses Öl kann ab der 34. Schwangerschaftswoche verwendet werden, damit die Wehenhormone aktiviert werden.

Preis: € 11,-

Geburtsschmerz

Basisöl: Sesamöl (30 ml)

Dieses hochwertige Öl wird vor allem während der Geburt verwendet. Es wirkt stark schmerzlindernd, krampflösend, beruhigend und ausgleichend. Es löst Ängste und Anspannungen.

Preis: € 9,-

Hämmorrhoidenöl

Basisöl: Sesam-/Mandelöl (30 ml)

Dieses Öl wirkt entstauend auf das venöse System und hat schmerzstillende Eigenschaften.

Preis: € 10,-

Kreislauföl

Basisöl: Olivenöl (30 ml)

Dieses den Kreislauf stabilisierende Öl wird von (werdenden) Müttern verwendet, die zu niedrigem Blutdruck neigen.

Preis: € 6,-

Kreuzschmerzöl

Basisöl: Johanniskrautöl (50 ml)

Das Kreuzschmerzöl wird vor allem von Schwangeren verwendet. Es wirkt stark entkrampfend, beruhigend, schmerzlindernd und antirheumatisch.

Preis: € 11,-

Milchbildungsöl

Basisöl: Sesamöl (50 ml)

In Verbindung mit den ätherischen Ölen regt dieses Öl die Durchblutung, Stoffwechselprozesse und Wärmebildung harmonisch an. Verkrampfungen werden gelöst und die Drüsentätigkeit wird unterstützt.

Weiters wirkt es stimulierend auf das Hormonsystem (östrogenähnlich) und fördert den Milchfluss.

Preis: € 10,-

Milchschorföl

Basisöl: Olivenöl (50 ml)

Das Milchschorföl bietet eine einfache und sanfte Hilfe, um Hautschuppen und Milchschorf leicht und ohne Schmerzen zu entfernen. Die Hautzellen regenerieren sich.

Preis: € 9,-

Milchüberflussöl

Basisöl: Olivenöl (30 ml)

Dieses Öl bremst übermäßige Laktation (Milchbildung), wirkt zusammenziehend und entstauend.

Preis: € 7,-

Narbenöl

Basisöl: Johanniskrautöl (50 ml/100 ml)

Das Narbenöl dient der Pflege und Regeneration von verletztem Hautgewebe und ist für frisch verheilte und alte Narben geeignet. Durch den Zusatz der ätherischen Öle wirkt es hautregenerierend, hautpflegend, antibakteriell und fördert gezielt die Wundheilung.

Preis: 100 ml – € 20,-/50 ml – € 12,-

Nasenöl (Baby)

Basisöl: Sesam-/Mandelöl

Eingesetzt wird dieses effektive Öl bei Erkältungen der oberen Atemwege. Es befreit Babys verstopfte Nasen und führt dadurch zu einer leichteren Nasenatmung.

Preis: € 5,-

Schwangerschaftsöl

Basisöl: Sesamöl (100 ml)

Dieses Öl und wird für die tägliche Intensivpflege während der Schwangerschaft verwendet und trägt zur Reduktion von Dehnungs- bzw. Schwangerschaftsstreifen bei. Die darin enthaltenen ätherischen Öle sind speziell auf die Bedürfnisse empfindlicher und sensibler Haut abgestimmt, zusätzlich wirkt es stabilisierend auf schwangerschaftsbedingte Stimmungsschwankungen.

Preis: € 17,-

Venenöl

Basisöl: Johanniskrautöl (100 ml)

Dieses sehr wirksame Öl wird von Frauen verwendet, die unter Venenproblemen leiden. Es wirkt zusammenziehend bei Varizen und Ödemen, entwässernd, stärkt das venöse System und wirkt entstauend auf das lymphatische und venöse System.

Preis: € 15,-

Vorzeitige Wehen

Basisöl: Johanniskrautöl (100 ml)

Dieses Öl kommt bei vorzeitigen Wehen zum Einsatz. Es wirkt krampflösend, beruhigend, ausgleichend und hat eine regulierende Wirkung auf den Uterus.

Preis: € 18,-

Windeldermatitis (Soor)

Basisöl: Olivenöl (50 ml)

Eine Windeldermatitis äußert sich durch das Wundsein im Bereich der Windelregion und wird auch Windelausschlag genannt. Das Öl beruhigt entzündete Hautstellen, die Hautnerven und wirkt entzündungshemmend sowie schmerzlindernd.

Preis: € 9,-

Wochenbettöl

Basisöl: Olivenöl (100 ml)

Das Wochenbettöl fördert die Gebärmutterrückbildung, unterstützt die Straffung der Bauchhaut und der Bauchmuskulatur und fördert eine schnelle Abheilung von Geburtsverletzungen. Weiters hellt es die Stimmung auf.

Preis: € 15,-

Wunde Brustwarzen

Basisöl: Johanniskrautöl (5 ml)

Dieses intensiv die Haut pflegende Öl wird vorwiegend von stillenden Müttern verwendet. Es wirkt entzündungshemmend, antibakteriell, beruhigt die Hautnerven, wirkt schmerzstillend und unterstützt die Wundheilung.

Preis: € 8,-

Zahnungsöl

Basisöl: Johanniskrautöl (5 ml)

Dieses Öl wurde speziell für zahnende Babys zusammengestellt. Es wirkt abschwellend und schmerzstillend.

Preis: € 8,-

Kontakt:

www.muetterstudios.at
Mütterstudio Bad Fischau
Institutsgasse 11
2721 Bad Fischau
Tel.: 0675/5061998

15. Exkurs in die Geschichte der Geburtsheilkunde

Als Historikerin und kritische Beobachterin der gesellschaftlichen Vorgänge erscheint es mir sehr wichtig, auf einige Tatsachen und Entwicklungen rund um die Geburt hinzuweisen. Vielleicht gelingt es Frauen durch dieses Wissen besser, sich gegenüber „Hardcore"-Schulmedizinern/innen zu behaupten.

Über den weitaus größten Teil der Geschichte der Menschheit waren Schwangerschaft und Geburt immer eine weibliche Domäne. Erst seit ganz kurzer Zeit glauben wir Frauen, auf das (männliche) Fachpersonal bei der Geburt nicht verzichten zu können. Sie mögen hier einwenden, dass früher ja wesentlich mehr Kinder bei oder kurz nach der Geburt gestorben sind. Das stimmt natürlich, allerdings konnten viele Probleme rund um die Geburt einfach durch die Fortschritte der Zivilisation, wie beispielsweise bessere Hygienebedingungen, gelöst werden. Selbstverständlich will niemand ins Mittelalter zurück, die medizinischen Erkenntnisse des 19., 20. und 21. Jahrhunderts müssen genutzt werden, allerdings nicht ver*herr*licht.

Dass heute die meisten Gynäkologen Männer sind, ist durchaus kein Zufall, sondern das Resultat einer Jahrhunderte dauernden Entwicklung, die den Ausschluss der Frauen aus ihrer ehemals eigenen großen Domäne zum Ziel hatte. Vielen Männern (und auch Frauen) ist das heute nicht bewusst, sie werden dieser Behauptung wahrscheinlich auf das Heftigste widersprechen. Und doch: Ärzte und damit Männer haben den erfahrenen Frauen die Kompetenz abgesprochen und ihnen die Geburtshilfe sukzessive entzogen, in den Städten früher, auf dem Land später. Doch wie kam es dazu?

In unserem Raum waren Hebammen bis zum Ende des sechsten Jahrhunderts den Ärzten gleichgestellt und bezogen auch die gleichen Honorare. Sie waren allseits geachtet, von den Männern auch gefürchtet, weil sie über ein Wissen verfügten, zu dem Männer keinen Zugang hatten. Hebammen waren nicht nur Geburtshelferinnen, sondern Ratgeberinnen, Freundinnen für das ganze Leben und Heilerinnen. Sie waren erfahrene Frauen, die über ein immenses Wissen verfügten und gleichzeitig viel Gespür mitbrachten.

Die Bezeichnung Hebamme ist in unserem Sprachraum seit dem 12. Jahrhundert belegt. Sie leitet sich von dem althochdeutschen Wort *hevianna* (hevi = heben und ana = Großmutter) ab. Daneben gab es in den verschiedenen Regionen des deutschen Sprachraumes folgende andere Bezeichnungen: Hebeamme, Hebemuoter, Wehfrau, Wehmutter, Kindermutter und weise Frau.[25] War ursprünglich ein und dieselbe Frau für Geburtshilfe und Heilkunst zuständig, so unterschied man ab dem Mittelalter zwischen dem Beruf einer Ärztin und einer Hebamme. Nur adelige Frauen und Nonnen hatten in den Klöstern Zugang zu den medizinischen Werken aus der Antike. Bedauerlich ist allerdings, dass viel wertvolles Wissen um die Frauenheilkunde verloren ging, weil die Mönche, die jene antiken Werke übersetzten, in ihren Arbeiten die Gynäkologie aus Schamhaftigkeit verschwiegen.[26] Nach der Gründung der ersten Universitäten wurde es für Frauen immer schwieriger, theoretische Werke zu studieren, da ihnen der Zutritt zu Universitäten verwehrt war. Den sogenannten Buchmedizinern fehlte wiederum jedes emotionale Verständnis für den weiblichen Körper und das Wissen um die weibliche Psyche. Besonders in den Städten wurden Hebammen zu Hilfskräften der männlichen Ärzte degradiert.

Ab dem 18. Jahrhundert hat sich der Ablauf des Geburtsgeschehens drastisch verändert. Die Geburtsbetreuung erfuhr eine „Professionalisierung" durch die Anwendung medizinischen Fachwissens, was allgemein als „Medikalisierung" bezeichnet wird. Erklärtes Ziel war es, die Geburt sicherer zu machen und die Mutter- und Säuglingssterblichkeit zu senken. Von diesem Prozess der Institutionalisierung der Geburtshilfe waren Hebammen nicht ausgeschlossen.[27] Damit gab es ab diesem Zeitpunkt zwei Klassen von Hebammen: die gebildeten einerseits und die unerwünschten, angeblich „unwissenden, abergläubischen, habgierigen, unmoralischen und kriminellen" andererseits.[28] In ganz Europa entstanden eigene Entbindungshospitäler oder Gebärabteilungen. Die Geburtshilfe wurde damit ein Zweig der akademischen Medizin. Das Ziel, die Geburt für Frauen und Kinder sicherer zu machen, wurde allerdings nicht erreicht. Im Gegenteil: Die Müttersterblichkeit in Entbindungsanstalten war um

---

25 Barbara Berewinkel: Hexen – Geschichte einer dunklen Zeit in Bildern und Berichten. Augsburg 2002, S.111

26 Marianne Grabrucker: Vom Abenteuer der Geburt. Frankfurt 2001

27 Jürgen Schlumbohm: Hat die Medikalisierung der Geburt die Müttersterblichkeit reduziert? In: Gabriele Dorffner, Sonia Horn (Hg.): Aller Anfang. Geburt, Birth, Naissance (Sozialgeschichte der Medizin). Wien 2004, SS 63–79

28 Ebenda: S. 64

ein Vielfaches höher als bei Hausgeburten in ärmlichsten Verhältnissen. Hunderttausende Frauen starben in den Spitälern an dem gefürchteten Kindbettfieber. Wenn Ihnen jetzt der Name Ignaz Philipp Semmelweis als Retter der Frauen einfällt, weil er die Ursache für diese Krankheit in mangelnder Hygiene erkannt hat, ist das kein Zufall. Es zeigt einmal mehr, dass „männliches" Wissen weit besser vermarktet wurde und wird. Semmelweis war zweifellos ein bedeutender Mann, doch was er Ende des 19. Jahrhundert entdeckte, war für Hebammen auf dem Land schon lange zuvor eine Selbstverständlichkeit gewesen. Erst in den von Männern dominierten Krankenhäusern wurden Infektionen übertragen, weil Ärzte Leichen sezierten und anschließend Gebärende untersuchten, was Abertausende Frauen das Leben kostete. Gesellschaftspolitisch interessant ist dabei, dass die Männer, trotz der allseits bekannten hohen Sterblichkeitsrate in den Entbindungsanstalten und auch in ihren Privatpraxen, weiterhin unangefochten hoch geachtet waren. Sie verstanden es, trotz ihrer Misserfolge und Niederlagen als wahre Experten aufzutreten. Ich glaube, auch heute noch sind die meisten von uns eingeschüchtert, wenn ein älterer Herr als Gott in Weiß auftritt und selbstsicher und bestimmt Dinge vertritt, die vielleicht gar nicht stimmen. Umgekehrt wird vielen Frauen sehr schnell ihre Kompetenz abgesprochen, weil ihr Aussehen, ihre Frisur oder ihr Alter missfällt. Es hat bestimmt etwas mit unserer immer noch zutiefst patriarchalen und paternalistischen (= autoritär, vaterrechtlich, obrigkeitlich, bevormundend, herrisch) Gesellschaft zu tun.

Selbstverständlich gibt es heute schon viele Gynäkologinnen (in Österreich beträgt das Verhältnis von Frauen zu Männern derzeit ca. 660 zu 950), doch das ist keinesfalls eine Garantie, als Patientin automatisch anders, nämlich besser behandelt zu werden. Auch diese Ärztinnen sind durch ein „männliches" Studium gegangen, das auf das Wissen „weiser und erfahrener " Frauen verzichtet. Das heißt selbstverständlich nicht, dass Frauen automatisch auf Grund ihres Geschlechtes besser sind, es geht vielmehr um Systeme, die unsere Gesellschaft prägen. Immer wieder werden in der Geschlechterdiskussion die individuelle und die strukturelle Ebene miteinander verwechselt, was einer Weiterentwicklung sehr entgegenwirkt.

Aus dem Ereignis Geburt, das ursprünglich mit Feiern und Festen verbunden war, ist heute im besten Fall die sogenannte „komplikationslose" Geburt geworden. Selbst diese ist „bedroht" von der stetig zunehmenden Anzahl von Kaiserschnitten. 2011 wurden 29 % aller in Österreich geborenen Kinder mit Kaiserschnitt auf die Welt geholt. Die WHO geht von einer medizinisch indizierten (notwendigen) Kaiserschnittrate von maximal 15 % aus. Daraus folgt, dass in Österreich doppelt so viele Kaiserschnitte gemacht werden als medizinisch nötig.[29] Das ist eine aufgrund der damit verbundenen Risiken nicht unbedingt wünschenswerte Entwicklung, deren Ende nicht absehbar ist. Zusatzversicherungen, Privatärzte/innen und Privatkliniken tragen zu besonders hohen Kaiserschnittraten bei. Es ist natürlich kein Zufall, dass in Privatspitälern fast 50 % der Kinder per Sectio zur Welt kommen. Im Jahr 2010 wurden für eine Kaiserschnittgeburt inklusive der rund sieben Tage Spitalsaufenthalt etwa € 5.500,- bezahlt. Eine „Normal- oder Spontangeburt" mit vier Tagen Spitalsaufenthalt schlägt mit ca. € 3.000,- zu Buche. Für eine Hausgeburt mit einer Hebamme bezahlt die Sozialversicherung rund € 500,- brutto.[30]

Somit spielen also definitiv auch finanzielle Aspekte eine wesentliche Rolle, die keinesfalls übersehen werden dürfen. Es sei hier aber auch nicht verschwiegen, dass viele Frauen einen Kaiserschnitt wünschen, weil die Geburt dadurch besser planbar ist. Idealerweise sollten wir aber in einer Gesellschaft leben, wo dem elementaren Ereignis Geburt genügend Zeit und damit Bedeutung geschenkt wird.

Meine Vision für die Zukunft wäre, den Frauen die Hälfte der Macht in allen Bereichen zu überlassen, damit wir friedlicheren Zeiten entgegengehen, in denen andere politische Entscheidungen gefällt werden. Denn entgegen anders lautenden Gerüchten ist es immer noch eine Männerwelt, in der wir leben.

Gerade auf dem Gebiet der Frauenheilkunde müsste es doch jedem Menschen einleuchten, dass Frauen hier mehr bestimmen sollten, es geht immerhin um *ihren* Körper und um *ihr* Leben. Es ist höchste Zeit, sich diese Domäne wieder zurückzuerobern.

---

29 Salzburger Nachrichten, 22. August 2012, S. 12
30 Salzburger Nachrichten, 22. August 2012, S. 12

Nachwort

Dr. med. Andrea Nöllner

Ich freue mich, in Ilonas Buch für Frauen ein paar Zeilen schreiben zu dürfen.

Ich habe Ilona während meiner ersten Schwangerschaft kennengelernt. Sie hat unseren Sohn Fabian auf seinem Weg in die Welt begleitet. Es war trotz aller Schmerzen das schönste Erlebnis in meinem Leben. Mit der Geburt unseres zweiten Sohnes Felix, den meine liebe Hebamme Beatrix entbunden hat, durfte ich das Wunder noch einmal erleben.

Beide Kinder haben das Licht der Welt zu Hause erblickt. Für mich war die vertraute Umgebung zu dieser Zeit der einzig richtige Ort, die Geburt zu erleben. Gott sei Dank ist alles gut gegangen! Wir Frauen können von Glück reden, dass wir die Möglichkeit haben, einen sicheren Ort für die Geburt unserer Kinder frei wählen zu können. Es gibt eine Vielzahl von Entbindungskliniken, die uns für dieses besondere Erlebnis zur Verfügung stehen.

In der heutigen Zeit kann die Medizin viele Erkrankungen heilen. Vor einigen Jahrzehnten war diese Entwicklung unvorstellbar, vielen Kindern und ihren Eltern kann heute bei verschiedenen Problemen geholfen werden. Für mich gelten Geburt und Tod, die ich als Einheit erlebe, als wichtigste Erlebnisse im menschlichen Leben. Und der Umgang damit zeigt die gesellschaftlichen und politischen Dimensionen in einem Land auf. Unseren Dienst, den der Hebammen und Ärzte/innen, sehe ich als wichtigen Beitrag, um die Geburt und den Tod in Geborgenheit und Würde zu ermöglichen und damit Freude und Liebe in die Welt zu bringen.

Mein Wunsch ist es, dass Frauen diese wichtigen Entwicklungsphasen zu Hause in vertrauter Umgebung vollziehen zu können. Ein weiterer Wunsch für die Frauen ist es, dass ihr Vertrauen in die eigene Stärke, die Geburt zu schaffen, mit dem Wachstum des Kindes von Woche zu Woche zunimmt.

Die Hebammen stärken uns in der Zeit der Schwangerschaft. Darum ist die Hebamme neben dem sicheren, frei gewählten Geburtsort die wichtigste Begleiterin auf diesem Weg. Und dieses Buch unterstützt uns dabei. Ich bin glücklich darüber, zwei mich „im Frausein" bestärkende Frauen gefunden zu haben. Ein großes Dankeschön an meine lieben Hebammen Ilona und Beatrix, die mich bei den Geburten meiner Kinder begleitet haben.

In Liebe

Andrea Nöllner

Literaturempfehlungen zum Weiterlesen

Amendt, Gerhard: Die bevormundete Frau oder die Macht der Frauenärzte. Frankfurt/Main 1985

Adam, Michael/Daimler, Renate/Korbei, Volker: Kinder kriegen. Schwangerschaft, Geburt und Stillen ohne Angst und Zwang. Köln 1986

Bingen, Hildegard von: Hl. Hildegard Frauenheilkunde. Körper und Seele ganzheitlich behandeln. Augsburg 1995

Blaurock-Busch, Eleonore: Allergien. Selbst erkennen und selbst behandeln. Gesunde Nahrung und gesundes Leben. München 1993

Gaugler, Almut/Brehm, Burkhard: Mit Hildegard von Bingen durch das Jahr. Heilkräfte aus der Natur. München 1997

Grimm, Hans Ulrich: Die Suppe lügt. Die schöne neue Welt des Essens. Stuttgart 1997

Handbuch für die stillende Mutter. La Leche Liga International. Kilchberg 1986

Hertzka, Gottfried: Kleine Hildegard-Hausapotheke. Stein am Rhein 1994

Hollerbach, Elisabeth und Karl: Kraut und Unkraut zum Kochen und Heilen. München 1998

Jaskulski, Wolf: Kämpfer für das verlorene Glück. Für die gewaltfreie Geburt in Geborgenheit. Bad Sauerbrunn 1992

Kitzinger, Sheila: Das Erlebnis der Geburt. Väter und Mütter berichten. München 1992

Kitzinger, Sheila: Hausgeburt. Ein Ratgeber für werdende Eltern. München 1994

Leboyer, Frederic: Sanfte Hände. München 1979

Leboyer, Frederic: Fest der Geburt. München 1982

Leboyer, Frederic: Die Kunst zu atmen. München 1983

Lothrop, Hannah: Gute Hoffnung – jähes Ende. Fehlgeburt, Totgeburt und Verluste in der frühen Lebenszeit. Begleitung und neue Hoffnung für Eltern. München 1998

Marcovich, Marina/Jong, Theresia de: Frühgeborene – zu klein zum Leben? Die Methode Marina Marcovich. München 2008

Oblasser, Caroline: Luxus Privatgeburt: Stolze Mütter über die Kunst des Gebärens in den eigenen vier Wänden. Eine fotografische Liebeserklärung an Hausgeburt und neue Weiblichkeit. Salzburg 2012

Oblasser, Caroline: Der Kaiserschnitt hat kein Gesicht: 60 Kaiserschnitt-Mütter in Wort und Bild. Salzburg 2008

Pliss, Gabriela/Ilies, Angelika: Schlank und fit durch Trennkost: Frei nach Dr. Hay. München o.J.

Rieder, Beate/Wollner, Fred: Der Duftführer. Börwang 1992

Rockenschaub, Alfred: Gebären ohne Aberglaube: Fibel und Plädoyer für die Hebammenkunst, Wien 2005

Schilcher, Heinz: Kleines Heilkräuter-Lexikon. Weil der Stadt 1994

Sichtermann, Barbara: Leben mit einem Neugeborenen. Ein Buch über das erste halbe Jahr. Frankfurt am Main 1981

Stacherl, Sonja: Nähe und Geborgenheit. Durch Körperkontakt Säuglinge fördern. Zürich, Düsseldorf 1997

Temelie, Barbara/Trebuth Beatrice: Die Fünf Elemente Ernährung für Mutter und Kind. Sulzberg 1994

Weidinger, Hermann-Josef: Kräuter für die Seele. St. Pölten, Wien 1993

Weidinger, Hermann-Josef: Guter Morgentip vom Kräuterpfarrer. St. Pölten, Wien 1994

Register

ISBN 978-3-99052-002-4

Format 16,5 × 22 cm
444 Seiten, gebunden
zahlr. Farbabbildungen

Preis: € 24,90

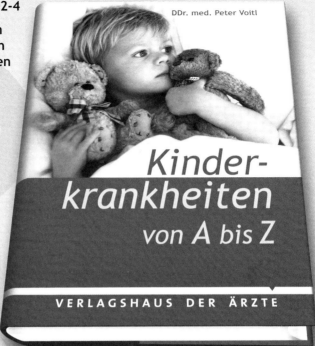

DDr. med. Peter Voitl

Kinder-krankheiten
von A bis Z

VERLAGSHAUS DER ÄRZTE

Peter Voitl

Kinderkrankheiten von A bis Z

Kompetentes Nachschlagewerk für Eltern

Kranke, aber auch gesunde Kinder werfen viele Fragen auf. Oft ist man unsicher, was dem Kind fehlt bzw. ob man bereits einen Arzt aufsuchen sollte. In diesem Nachschlagewerk finden Sie alle wichtigen Kinderkrankheiten und Befindlichkeitsstörungen ausführlich und kompetent erklärt, damit Sie als Eltern bestens informiert sind. So können Sie Ihrem Nachwuchs die richtige Pflege und Hilfe bieten, damit er rasch gesund wird und sich optimal entwickelt.

Darüber hinaus finden Sie in diesem Buch auch wertvolle Tipps zu Fragen der Erziehung bzw. zu wichtigen Problemen, mit denen Ihr Kind und Sie konfrontiert werden können, wie etwa Rauchen, Alkohol und Drogen oder Leistungsstörungen.

Dieses Nachschlagewerk bietet durch ein detailliertes Register und die übersichtliche Gestaltung der einzelnen Beiträge rasche und verlässliche Erstinformation mit vielen Hinweisen zu Hausmitteln, aber auch zur Frage, ab wann ein Arzt hinzuzuziehen ist.

Verlagshaus der Ärzte GmbH

1010 Wien, Nibelungengasse 13
www.aerzteverlagshaus.at

Telefon: 01/512 44 86-19
Fax: 01/512 44 86 24
E-Mail: buch.medien@aerzteverlagshaus.at

VERLAGSHAUS DER ÄRZTE

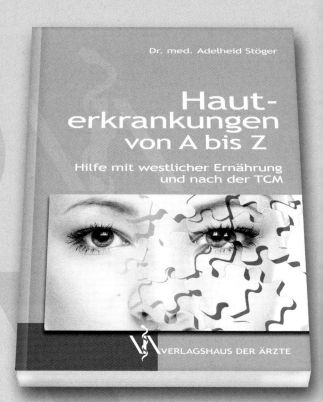